高等医药院校教材

伤 寒 论 讲 义

（供中医专业用）

主　　编　李培生
副主编　刘渡舟
编　　委　陈亦人　高　德

上海科学技术出版社

图书在版编目(CIP)数据

伤寒论讲义/李培生主编. —上海：上海科学技术出版社,1985.5(2025.10重印)
高等医药院校教材. 供针灸类专业用
ISBN 978-7-5323-0489-9

Ⅰ. 伤… Ⅱ. 李… Ⅲ. 伤寒论—医学院校—教材
Ⅳ. R222.2

中国版本图书馆CIP数据核字(2007)第045365号

伤寒论讲义
主编　李培生

上海世纪出版(集团)有限公司
上 海 科 学 技 术 出 版 社 出版、发行
(上海市闵行区号景路159弄A座9F-10F)
邮政编码 201101　www.sstp.cn
常熟市兴达印刷有限公司印刷
开本 787×1092 1/16 印张 14.75
字数 351千字
1985年5月第1版　2025年10月第54次印刷
ISBN 978-7-5323-0489-9/R·128
定价：35.00元

前　言

由国家组织编写并审定的高等中医院校教材从初版迄今已历二十余年。其间曾进行了几次修改再版，对系统整理中医药理论、稳定教学秩序和提高中医教学质量起到了很好的作用。但随着中医药学的不断发展，原有教材已不能满足并适应当前教学、临床、科研工作的需要。

为了提高教材质量，促进高等中医药教育事业的发展，卫生部于一九八二年十月在南京召开了全国高等中医院校中医药教材编审会议。首次成立了全国高等中医药教材编审委员会，组成32门学科教材编审小组。根据新修订的中医、中药、针灸各专业的教学计划修订了各科教学大纲。各学科编审小组根据新的教学大纲要求，认真地进行了新教材的编写。在各门教材的编写过程中，贯彻了一九八二年四月卫生部在衡阳召开的“全国中医医院和高等中医教育工作会议”的精神，汲取了前几版教材的长处，综合了各地中医院校教学人员的意见；力求使这套新教材保持中医理论的科学性、系统性和完整性；坚持理论联系实际的原则；正确处理继承和发扬的关系；在教材内容的深、广度方面，都从本课程的性质、任务出发，注意符合教学的实际需要和具有与本门学科发展相适应的科学水平；对本学科的基础理论、基本知识和基本技能进行了较全面的阐述；同时又尽量减少了各学科间教材内容不必要的重复和某些脱节。通过全体编写人员的努力和全国中医院校的支持，新教材已陆续编写完毕。

本套教材计有医古文、中国医学史、中医基础理论、中医诊断学、中药学、方剂学、内经讲义、伤寒论讲义、金匮要略讲义、温病学、中医各家学说、中医内科学、中医外科学、中医儿科学、中医妇科学、中医眼科学、中医耳鼻喉科学、中医伤科学、针灸学、经络学、腧穴学、刺灸学、针灸治疗学、针灸医籍选、各家针灸学说、推拿学、药用植物学、中药鉴定学、中药炮制学、中药药剂学、中药化学、中药药理学三十二门。其中除少数教材是初次编写外，多数是在原教材，特别是在二版教材的基础上充实、修改而编写成的。所以这套新教材也包含着前几版教材编写者的劳动成果在内。

教材是培养社会主义专门人才和传授知识的重要工具，教材质量的高低直接影响到人才的培养。要提高教材的质量，必须不断地予以锤炼和修改。本套教材不可避免地还存在着一些不足之处，因而殷切地希望各地中医药教学人员和广大读者在使用中进行检验并提出宝贵意见，为进一步修订作准备，使之成为科学性更强、教学效果更好地高等中医药教学用书，以期更好地适应我国社会主义四化建设和中医事业发展的需要。

全国高等中医药教材编审委员会

一九八三年十二月

编 写 说 明

遵照一九八二年衡阳会议精神，卫生部所属“全国高等中医药教材编审委员会”于同年十月在南京召开全国高等中医院校中医药教材编审会议，讨论各学科编审计划并成立各编审小组。其中《伤寒论讲义》编审小组，由李培生、刘渡舟两位教授分别担任正、副主编，由陈亦人、高德副教授任编委，及时制订了教学大纲和编写计划。迄今已春秋二度，三易其稿，始得以和读者见面。在编写和审订过程中，一贯得到全国高等中医药教材编审委员会副主任委员裘沛然教授的大力支持与指导，谨致谢意。兹将有关问题说明如下。

一、是书以辩证唯物主义、历史唯物主义为指导思想，忠于《伤寒论》原著精神，有所阐述，有所发挥，力求突出重点，层次分明，通俗易懂，理论联系实际，便于教学和自学，从而提高学生分析问题和解决问题的能力。

二、是书以明·赵开美复刻宋本《伤寒论》为蓝本，断目自《辨太阳病脉证并治》至《辨阴阳易差后劳复病脉证并治》，共计八篇，凡条文字句，仍依赵本之旧，复缀《伤寒杂病论·原序》于篇首。书后附方剂索引、条文索引、古今剂量对照表。

三、是书仍按分类编写方式，即条文号码依赵本不变，因归类关系，其位置可以前后调动。每篇列概说于前，小结殿后，条文诠释居中。

四、每条原文一律用繁体字印刷，以提高学生阅读古代医籍之能力。〔原文〕下又分〔词解〕〔提要〕〔释义〕〔治法〕〔方药〕〔方义〕〔参考资料〕之顺序行文。其中的〔释义〕及〔方义〕项中，多附有选注内容，供学生参考，以广见闻。

是书在编写过程中，刘渡舟教授曾得到傅世垣副教授、聂惠民副主任的大力协助。初稿完成后，在统稿期间由梅国强副教授负责协助李培生教授定稿，鲁家法同志负责全书缮写工作。一并致谢。

目　录

張仲景原序

論曰：余每覽越人入虢之診，望齊侯之色，未嘗不慨然嘆其才秀也。怪當今居世之士，曾不留神醫藥，精究方術，上以療君親之疾，下以救貧賤之厄，中以保身長全，以養其生。但競逐榮勢，企踵權豪，孜孜汲汲，惟名利是務；崇飾其末，忽弃其本，華其外而悴其内。皮之不存，毛將安附焉？卒然遭邪風之氣，嬰非常之疾，患及禍至，而方震栗；降志屈節，欽望巫祝，告窮歸天，束手受敗。賫百年之壽命，持至貴之重器，委付凡醫，恣其所措。咄嗟嗚呼！厥身已斃，神明消滅，變爲異物，幽潜重泉，徒爲啼泣。痛夫！舉世昏迷，莫能覺悟，不惜其命，若是輕生，彼何榮勢之雲哉？而進不能愛人知人，退不能愛身知己，遇灾值禍，身居厄地；蒙蒙昧昧，蠢若游魂。哀乎！趨世之士，馳競浮華，不固根本，忘軀徇物，危若冰谷，至於是也！

余宗族素多，向餘二百，建安紀年以來，猶未十稔，其死亡者，三分有二，傷寒十居其七。感往昔之淪喪，傷横夭之莫救，乃勤求古訓，博采衆方，撰用《素問》、《九卷》、《八十一難》、《陰陽大論》、《胎臚藥録》，并平脉辨證，爲《傷寒雜病論》合十六卷。雖未能盡愈諸病，庶可以見病知源。若能尋余所集，思過半矣。

夫天布五行，以運萬類，人禀五常，以有五藏；經絡府俞，陰陽會通；玄冥幽微，變化難極。自非才高識妙，豈能探其理致哉！上古有神農、黄帝、岐伯、伯高、雷公、少俞、少師、仲文，中世有長桑、扁鵲，漢有公乘陽慶及倉公。下此以往，未之聞也。觀今之醫，不念思求經旨，以演其所知；各承家技，始終順舊。省疾問病，務在口給，相對斯須，便處湯藥。按寸不及尺，握手不及足；人迎、趺陽，三部不參；動數發息，不滿五十。短期未知决診，九候曾無仿佛；明堂闕庭，盡不見察，所謂窺管而已。夫欲視死别生，實爲難矣。

孔子云：生而知之者上，學則亞之。多聞博識，知之次也。余宿尚方術，請事斯語。

1 概　　论

1.1 《伤寒论》沿革

《伤寒论》是一部阐述多种外感疾病及杂病辨证论治的专书，是我国第一部理法方药比较完善，理论联系实际的古代重要医学著作。

《伤寒论》是东汉末期张仲景所著，张仲景是一位很有作为的医学大家，后人尊之为医中之圣。他曾愤慨地斥责“当今居世之士，曾不留神医药，精究方术”，“但竞逐荣势，企踵权豪，孜孜汲汲，惟名利是务”的恶劣作风。同时感伤由于疾疫流行，而造成人民大量死亡的惨景，于是发奋学医，“乃勤求古训，博采众方，撰用《素问》、《九卷》、《八十一难》、《阴阳大论》、《胎胪药录》并平脉辨证，为《伤寒杂病论》合十六卷”。其内容包括伤寒和杂病两部分，约成书于东汉末年（公元200~210年）。当时，由于统治阶级对于农民进行残酷的政治压迫和经济剥削，迫使农民多次举行起义，以反抗地主阶级的统治。同时，地主阶级为了维护其统治地位，以致形成封建割据，并相互侵夺，战争频繁，而使该书散佚不全。后经晋・王叔和将原书的伤寒部分，整理成册，名为《伤寒论》。自此以后，又经东晋、南北朝分裂对立的局面，该书时隐时现。至唐・孙思邈撰《千金要方》时，对该书少数有所征引，似未窥全貌，故有江南诸师秘仲景方而不传之语。惟孙氏晚年撰《千金翼方》，则《伤寒论》全书已大体载于卷九、卷十之中，亦为《伤寒论》中最早之版本。到了宋代复经林亿等加以校正，全书分为十卷，共三百九十七条，除重复和佚方外，计一百一十二方。现在通行的《伤寒论》有两种版本，一是宋版本，一是成注本。宋版本国内已无原刻本，只有明代赵开美的复刻本，也称赵刻本。成注本是金・成无已注解的。至于原书的杂病部分，后经整理为《金匮要略》。明、清两代，继成氏之后，整理和注解《伤寒论》者，日益增多，如王肯堂、方中行、张隐庵、张路玉、钱天来、柯韵伯、尤在泾诸家，或循原书之旧而加以阐解，或本仲景故说而间附后世类方，或以法类证，或以方类证，虽仁智之见各异，而醇中有疵，瑕不掩瑜，均对仲景学说有所昌明。特别值得提出的是清代所纂的《医宗金鉴》，各科齐备，而编排次序以仲景全书为首，实昭示《伤寒论》在中医学中之重要地位。民国元年以后，恽铁樵《伤寒论辑义按》，陆渊雷《伤寒论今释》，衷中参西，颇多发挥。解放以来，在党的中医政策光辉照耀下，对继承与发扬祖国医药学遗产非常重视，中央卫生部主持编写的中医各科教材，一九五九年、一九六三年和一九七八年曾三次编写了《伤寒论讲义》，作为教材，供全国中医学院教学和西医学习中医之用。目前，在卫生部领导下，《伤寒论讲义》又为中医系主要课目之一。编好学好这本《伤寒论讲义》，为四个现代化服务，为中医教学服务，是有其重要意义的。

1.2 《伤寒论》的学术渊源与成就

祖国医学有着悠久的历史和丰富的内容。在《伤寒论》成书以前，就有《内经》、《难经》、《本草经》等古典医药典籍，医学家张仲景继承了《内经》等基本理论和丰富的医药知识，结合自己的临床实践，总结了汉代以前的医学成就和劳动人民同疾病作斗争的宝贵经验，写成了《伤寒杂病论》,对祖国医学的发展作出了重要贡献。

张仲景根据《素问·热论》六经分证的基本理论,创造性地把外感疾病错综复杂的证候及其演变加以总结,提出较为完整的六经辨证体系,还把《内经》以来的脏腑、经络和病因等学说,以及诊断、治疗等方面的知识有机地联系在一起。还运用了汗、吐、下、和、温、清、消、补的治疗方法及各个方剂和具体药物的选择使用。对于外感热病的产生、发展和辨证论治提出了切合实际的辨证纲领和具体的治疗措施,使祖国医学的基本理论与临床实践密切地结合起来,从而奠定了辨证论治的基础,是我国第一部理法方药比较完备的医学专著。《伤寒论》不仅为诊疗外感疾病提出了辨证纲领和治疗方法,同时也给中医临床各科提供了辨证和治疗的一般规律,对后世医家有很大的启发作用,如明清时代的温病学说,就是在《伤寒论》的基础上进一步发展起来的。书中所载的方药,尤其是许多有名方剂,经过长期的实践考验,至今还在临床上广泛运用,而且行之有效。现在中西医结合研究出的某些成果,也从《伤寒论》中吸取了不少有益的经验。但由于历史条件限制,书中不可避免地掺杂了少数不符合实际的观点,因此,我们应该批判地继承,并加以整理提高。

1.3 伤寒的涵义

《伤寒论》以伤寒命名,伤寒二字的涵义有广义和狭义之分。如《素问·热论》说:“今夫热病者,皆伤寒之类也。”又如《难经·五十八难》说:“伤寒有五,有中风,有伤寒,有湿温,有热病,有温病。”由此可见,广义伤寒是一切外感疾病的总称,即包括上述五种。狭义伤寒是指外感风寒感而即发的疾病,即五种中的伤寒。从《伤寒论》的篇幅来看,似以讨论风寒之邪所引起的病变和证治较多。但《伤寒论》主要是讨论广义伤寒的,以六淫为病因,并结合内外致病因素来讨论病机、病证、治则。所以《伤寒论》是外感疾病并包括某些杂病在内的辨证论治专书。此外,《伤寒论》所说的伤寒与西医学的“伤寒”,涵义完全不同,这是必须明确的。

1.4 六经的概念

六经是指太阳、阳明、少阳、太阴、少阴、厥阴而言。《伤寒论》以六经作为辨证论治的纲领,它是在《素问·热论》六经分证的基础上进一步发展起来的。不过两者又有所不同,《素问·热论》中的六经,虽以六经作为分证的纲领,但只论述了六经的热证、实证,未具体论述六经的虚证、寒证。在治疗上也只简单地提及汗、下两法。而《伤寒论》的六经则概括了脏腑、经络、气血的生理功能和病理变化,并根据人体抗病力的强弱,病因的属性,病势的进退缓急等因素,将外感疾病演变过程中所出现的各种证候进行分析、综合、归纳,从而讨论病变的部位、证候特点、损及何脏何腑、寒热趋向、邪正消长以及立法处方等问题。因此,《伤寒论》的六经,既是辨证的纲领,又是论治的准则。

1.5 《伤寒论》的辨证方法

1.5.1 六经辨证

六经辨证,其主要根据则是来源于六经中病证、脉象等各方面,所以《伤寒论》每篇首,载有“辨××病脉证并治”。六经病证,是六经所属脏腑经络的病理变化反映于临床的各种证候。因此,综合病之部位、性质、病机、病势等加以分析、归纳,别为某经病证,这是《伤寒论》的主要内容,也就是辨证论治的重要依据。现就六经病证依次简述于下:

太阳统摄营卫，主一身之大表，为诸经藩篱。凡外感风寒之邪，自表而入，每先入犯太阳，故太阳病多出现于外感疾病的早期阶段。太阳病以“脉浮，头项强痛而恶寒”为提纲，凡外感初起出现此项脉证的，叫做太阳病。太阳病可分为表证和里证两大类型。太阳表证，又因病人体质不同，虽然同是感受风寒之邪，却有中风与伤寒两种不同证型：中风的主要脉证有恶风寒、发热、头项强痛、自汗、鼻鸣、干呕、脉浮缓等。其病机为营卫不和，卫强营弱。由于具有自汗、脉缓的特征，故又称为表虚证。伤寒的主要脉证有恶寒、发热、头项强痛、周身或骨节疼痛、无汗而喘、呕逆、脉浮紧等。其病机为卫阳被遏，营阴凝滞。由于具有无汗、脉紧的特征，故又称为表实证。太阳里证，有蓄水和蓄血两种证候。蓄水证是表邪不解，内入于膀胱之腑，阳气不得煦化，水蓄不行，主要脉证为发热、汗出、烦渴，或渴欲饮水，水入则吐，小便不利，少腹满，脉浮数等。蓄血证是邪热深入下焦，与血相结。其临床证候为少腹急结或少腹硬满，如狂或发狂，小便自利等。此外，太阳病有兼证，如表虚证兼项背强、兼咳喘、兼水饮等。又有因汗下火法误治后所引起之变证，如阳虚、火逆、结胸、痞证等。

阳明病在外感病的过程中，每多出现于阳亢热盛的极期阶段。阳明病的发生可由它经传来，亦有从本经自发为病。阳明病属于里热实证，以“胃家实”为提纲。其典型脉证是身热、汗自出、不恶寒、反恶热、脉大等。凡见此类脉证，就是阳明病。阳明病分为热证与实证两大类型。阳明热证，其病机为外邪入里化热，胃中燥热炽盛，消灼津液。其主要脉证除身大热、汗自出、不恶寒、反恶热、脉洪大外，并兼口干舌燥，大渴而引饮不解。若外邪入里化热，与肠中糟粕相结成实，这就是阳明实证，亦称阳明腑证。其主要脉证为潮热、谵语、手足濈然汗出、腹胀满疼痛、大便硬、脉沉实等。甚者还可以出现循衣摸床、微喘、直视等严重症状。又有脾约或津液内竭而大便硬者，亦归于阳明篇。此外，阳明病还有湿热发黄、血热致衄、蓄血、阳明中寒证等。

少阳病是半表半里的证候。少阳病的发生可由它经传来，也可由本经自受发病。少阳病以“口苦、咽干、目眩”为提纲。其主要脉证并有往来寒热、胸胁苦满、默默不欲饮食、心烦喜呕、舌苔白、脉弦细等。其病机为病入少阳，枢机不利，正邪分争，进而导致脾胃功能失常之故。少阳为枢，故少阳病常有兼表、兼里两种病况。如症见发热、微恶寒、肢节烦疼、微呕、心下支结，即少阳兼表未解之证。症见往来寒热、热结在里，或呕不止、心下急、郁郁微烦，或兼潮热、不大便等，即少阳兼里热实证。若伤寒八九日，下之，胸满烦惊，小便不利、谵语，一身尽重，不可转侧者，是少阳病表里相兼、虚实错杂之证。又有往来寒热、心烦、胸胁满微结、小便不利、渴而不呕、但头汗出者，则是少阳病兼寒饮内结之证等。

太阴病属里虚寒，以“腹满而吐、食不下、自利益甚、时腹自痛”为提纲，也就是太阴本证。太阴病可由三阳治疗失当损伤脾阳而发病，也可由风寒外邪直接侵袭而发。太阴病的病机为脾阳虚弱，寒湿内盛，运化失常。若太阴病进一步发展，演变为脾肾虚寒，亦可形成少阴虚寒之证。

少阴病属里虚证，多值伤寒六经病变过程中后期危重的阶段，故少阴病多死证。少阴病可由表证转变而来，也可因体虚外邪直接侵入而发病。少阴病以“脉微细，但欲寐”为提纲。但少阴病当分为寒化证与热化证两大类型：少阴寒化证的病机为心肾阳气虚衰，而呈现虚寒证象，也就是少阴病本证。其主要脉证除脉微细、但欲寐外，并有无热恶寒、踡卧、心烦、吐利、口中和或渴喜热饮、饮亦不多，小便清利，甚至手足厥逆等。也有因阳气被阴寒格拒，反见不恶寒、发热、面赤、烦躁等真寒假热的严重症状。少阴热化证为少阴阴虚而呈现热化征象。其主要脉证为心中烦不得卧、咽干、咽痛、或下利口渴，舌质绛、脉细数等。总之，少阴病变化较复杂，有阳虚、有阴虚，甚至阴阳两虚。有里虚寒兼表的发热证，也有转阳明燥化的里实证。

厥阴病多出现于伤寒末期，病情较为复杂而危重，临床上可归纳为上热下寒证、厥热胜复证及辨厥逆、下利、呕、哕四大类证。厥阴病以“消渴，气上撞心，心中疼热，饥而不欲食、食则吐蛔，下之，利不止”为提纲。当是代表着上热下寒、寒热错杂的证候。其厥热胜复证的临床特点，一般以厥逆（下利）与发热交错出现，厥利为阴胜，发热为阳复。从厥或热出现时间的长短，用日数来概括，以推测厥热的消长，邪正的胜负，及其相互演变趋势。如厥热相等，或热多于厥，是表示正能胜邪，主病退，为向愈之机。若厥多于热，则是邪胜正衰，主病进。但也有阳复太过转为热化而为喉痹或下利便脓血证。厥逆证是厥阴篇主要证候之一，其病机为“凡厥者，阴阳气不相顺接，便为厥”。厥逆，即指手足逆冷而言。轻者仅清冷至指（趾）节，重者不过腕踝，更严重的手冷至肘，脚冷至膝。厥阴篇有脏厥、寒厥、蛔厥及热厥、水停致厥、痰实为厥等，当综合其他证候而辨。厥阴下利有寒利、热利、寒热错杂之下利。呕有下焦阴寒或厥阴浊阴上逆之寒呕，亦有转出少阳之呕而发热证。哕证有虚寒之证，亦有实热之证，均须详细审辨。

综上所述，可知六经病证病之部位、性质、病机、病势等必须用中医基本理论阴阳、表里、寒热、虚实、邪正进退等进行分析、综合、归纳，而后加以概括，方能得出辨证论治正确的结论，是知六经辨证与八纲之关系密切。其次，历代医家有从脏腑、经络、气化、部位、阶段等方面来探讨六经的，这些研究方法虽各有发挥，但也各有其片面性。因为脏腑是人体机能活动的核心，脏腑机能活动必然会影响全身各部，而全身各部之机能活动也必然从属或影响脏腑，所以脏腑的病变应从多方面的因素去进行研究。经络根源于脏腑，网络全身，运行气血，既有独立的功能，又有从属脏腑的一面。因此，对经络在发病过程中所起作用的研究，决不能离开脏腑气血等因素。所谓气化，是脏腑经络功能活动的概括。人体一旦发生疾病，则气化活动必然有明显变异。从这一角度进行研究，固然有利于了解在各个不同时期的生理病理状况，但若探本求源，仍然责之于脏腑经络，可见气化离开了脏腑经络，就失去了物质基础；脏腑经络离开了气化，就反应不出功能活动。至于疾病的部位和阶段，在临床上虽有显著的特征，是诊断学上不可缺少的部分，但是反应在外的部位和阶段，多属表象，还须参合各种因素，寻求其根源所在。因此，必须从临床实际出发，把六经证候和脏腑、经络、气化、部位等有机地结合起来，进行研究，才能正确理解《伤寒论》六经辨证的意义。

1.5.2 六经辨证与八纲辨证的关系

六经辨证是《伤寒论》辨证论治的纲领，八纲辨证是对一切疾病的病位和证候性质的总概括，两者关系是不可分割的。因为外感疾病是在外邪的作用下，正邪斗争的临床反映，正邪斗争的消长盛衰，决定着疾病的发展变化，关系着疾病的证候性质，所以六经辨证的具体运用，无不贯串着阴阳、表里、寒热、虚实等内容，后世所说的八纲辨证，来源虽出于《内经》，也是从《伤寒论》中得到启发，而加以系统化的。

一般来说，《伤寒论》六经中太阳、阳明、少阳，叫做三阳；太阴、少阴、厥阴，叫做三阴。从病的属性来讲，三阳病多属于热证、实证，概为阳证；三阴病多属于寒证、虚证，概为阴证。从邪正盛衰的关系来讲，三阳病表示病人正气盛，抗病力强，邪气实，病情一般都呈现亢奋的状态；三阴病表示病人正气衰，抗病力弱，病邪未除，病情都呈现虚衰的状态。故曰：“病有发热恶寒者,发于阳也;无热恶寒者,发于阴也。”此即六经与八纲中阴阳总纲的关系。

表里是分析病位的纲领。就六经中表里而言,一般太阳属表,其余各经病变属里。但表里的概念又是相对的。例如三阳病属表,三阴病属里;阳明病属表,太阴病属里等。六经病证的发表攻里,就是根据病位的在表在里决定治则的。如太阳表证,宜解表发汗;阳明里证,宜清泄里热或攻下里实。所以在临床上出现表里证候有疑似的时候,或者表里证同时出现的情况下,分辨病之在表在里,对治疗的正确与否有着重要关系。如论中“伤寒不大便六七日,头痛有热者,与承气汤;其小便清者,知不在里,仍在表也,当须发汗”,又如“伤寒医下之,续得下利,清谷不止,身疼痛者,急当救里;后身疼痛,清便自调者,急当救表”,都是这一类的实例。

寒热是辨别疾病性质的纲领。凡病势亢进,阳邪偏盛者,多属热证;凡病势沉静,阴邪偏盛者,多属寒证。同样,寒热的证候,也是比较复杂的。如同一下利之证,有属寒属热的不同,若自利不渴者,为内有寒;而下利欲饮水者,则为里有热。又有寒热真假之辨,如“伤寒,脉滑而厥者,里有热”,为阳明热证,是真热假寒之证。又如“少阴病,下利清谷,里寒外热,手足厥逆,脉微欲绝,身反不恶寒,其人面色赤”,为少阴寒化证,是真寒假热之证。由此可见,六经病的寒热,也是辨证论治的重要内容。

虚实是辨别邪正盛衰的纲领,虚是指正气虚,实是指邪气实。辨别邪正的虚实,是治疗时选择扶正或攻邪的关键。如“发汗后恶寒者,虚故也;不恶寒但热者,实也”。前者为汗后阳虚之证,治疗当选用芍药甘草附子汤以顾其虚;后者为汗后邪盛内传之里实证,故治法选用调胃承气汤以攻其实。

上述例证,可以说明八纲辨证是各种辨证方法的总概括,故无不贯串于六经病证治法之中。但《伤寒论》六经辨证,则又是八纲辨证的系统化、具体化。例如六经病证中的太阳病,有恶寒、发热、头痛、项强、脉浮等证。从八纲辨证来分析,属于表证。但仅据表证,还不能指导治疗,必须结合其有汗、无汗来进一步辨别,如有汗为表虚,无汗为表实。只有这样,才能准确地运用解肌或发汗的治疗方法。又如少阴病有但欲寐、脉微细等证,从八纲来分析,属于里证、虚证。但仅据里证、虚证,仍不能指导治疗,必须进一步分析其阴阳的偏盛、偏衰,如表现为无热恶寒、四肢厥逆、脉沉微等阳衰阴盛者,则为少阴寒化证;如表现为心烦不得眠,咽干或痛、脉细数等阴虚内热的脉证,则为少阴热化证。只有这样,才能准确地运用扶阳抑阴或育阴清热的治疗方法。由此可见,六经辨证与八纲辨证的关系是相辅相成的,必须充分理解到这一点,才能有效地进行临床辨证和治疗。

1.5.3 六经辨证与脏腑辨证的关系

脏腑经络是人体不可分割的整体,六经证候的产生,则是脏腑经络病理变经的反映。因此,六经辨证不能脱离这些有机的联系。以脏腑的病理反映而论,在疾病的进展过程中,各经病变常会累及所系的脏腑,而出现脏腑的证候。如膀胱为太阳之腑,太阳表邪不解,传入于腑,影响膀胱气化功能失常,以致水气内停,可见小便不利、少腹里急、烦渴或渴欲饮水、饮水则吐等证。胃与大肠为阳明之腑,邪入阳明,胃燥热甚,津液受伤,则见身大热、汗自出、不恶寒、反恶热、口干舌燥、烦渴不解、脉洪大等证。若肠胃燥热结实,腑气不通,就会出现潮热、谵语、手足濈然汗出、腹胀满疼痛、拒按、大便秘结等证。胆与三焦为少阳之腑,胆火上炎,则有口苦、咽干、目眩。三焦水道失于通调,或水停心下,则心下悸、小便不利;或水寒犯肺,则为咳;或少阳枢机不利,寒饮留中不化,则可见往来寒热,心烦,胸胁满微结,小便不利,渴而不呕，但头汗出等证。脾为太阴之脏，病则脾阳不振，运化失常。脾虚脏寒，寒湿停滞，可出现腹满而吐、食不下、自利、时腹自痛等证。心肾为少阴之脏，病则心肾虚衰，气血不足，可出现脉微细，但欲寐，恶寒，踡卧，甚至手足厥冷、下利或呕逆等一系列阳气虚衰、阴寒内盛之证。如果心火过亢，肾阴不足，则见心中烦，不得眠，咽干，舌质绛，脉细数等阴虚热甚之证。肝为厥阴之脏，病则寒热错杂，肝气上逆，可见消渴，气上撞心，心中疼痛，饥不欲食，食则吐蛔，或下利等证候。此外，经络内属于脏腑，外络于肢节。以经络的病理反映而论，例如，足太阳经起于目内眦，上额交巅，下项挟脊抵腰至足，循行于人体之背部，故太阳经受邪，则见头项痛、腰脊强等证。足阳明经起于鼻梁凹陷处两侧，络于目，并从缺盆下行经胸腹，循行于人体之前面，故阳明经受邪，则见目痛、鼻干等证。足少阳经起于目外眦，上抵头角，下耳后，入耳中，并从缺盆下行胸胁，循行人体之侧面，故少阳经受邪，可见耳聋、目赤、胸胁苦满等证。三阴病属里证，其经络所反映的证候虽不像三阳经那么显著，但其所表现的某些证候，如太阴病的腹满痛；少阴病的咽痛、咽干；厥阴病的头项痛等，均与其经络循行部位有关。

1.5.4　六经病的传变规律(合病、并病、直中)

六经病证既是脏腑经络病理变化的临床反映，而脏腑经络又是不可分割的有机整体，故某一经的病变，常会涉及另一经，从而出现相互传变，或为合病，或为并病等证候。

传，是指病情循着一定的趋向发展；变，是指病情在某些特殊条件下，不循一般规律而起着性质的转变。但多传变并称。大凡外感疾病传变与否，关系着下列几个因素：如正气的强弱，感邪的轻重，治疗的当否，以及患者体质差异与有无宿疾等而作决定。疾病是否传变要据证而变，不可拘于日数与六经的次序。外感疾病的发生与传变规律，一般在邪盛正衰的情况下，多属自表而里，由阳而阴。反之，如正复邪衰，则能由里达表，由阴出阳。惟前者是病情进展的传变，而后者则是向愈的转归。

合病和并病，都是不能单独用一经来归纳的复杂证候。凡两经或三经的证候同时出现者，称为合病。《伤寒论》中有太阳阳明合病、太阳少阳合病、阳明少阳合病和三阳合病四种。凡一经的病证未罢，而又出现另一经证候者，称为并病。《伤寒论》中有太阳阳明并病和太阳少阳并病两种。此外，尚有素体虚衰，外邪不经三阳，而直接表现出三阴的证候，称为直中。

1.6　六经病证的治则

《伤寒论》六经病证的治则，总的说来，不外祛邪与扶正两方面，而且始终贯穿着“扶阳气”和“存阴液”的基本精神，从而达到邪去正安的目的。在治法的具体运用上，实际上已包含汗、吐、下、和、温、清、消、补等法。三阳病以祛邪为主，然不同的病情又当施以不同的祛邪方法。例如太阳病在表，一般使用解表法，如表实证宜开泄腠理，发汗散寒；表虚证宜调和营卫，解肌祛风。阳明病是里、热、实证，有气热证、燥结证之分。前者用清法，后者用下法。邪入少阳，枢机不利，为半表半里证，其治法以和解为主。三阴病多属里、虚、寒证，治法以扶正为主。例如太阴病属脾虚寒湿证，治法以温中散寒燥湿为主。少阴病多属心肾虚衰，气血不足，但有寒化、热化之分。寒化证宜扶阳抑阴；热化证宜育阴清热。厥阴病，证候错综复杂，治法亦相应随之变化，如热者宜清下，寒者宜温补，寒热错杂者宜寒温并用。

在疾病的发展过程中，各经证候往往混杂出现，在表里同病时，宜按表、里证的先后缓急，而采用相应的治疗措施，可选用先表后里、先里后表、表里同治之法。先表后里，是治疗常法。一般说来，表里同病，应先解表，表解方可治里，否则易致外邪内陷，造成变证。然而在具体运用上，本法多适用于表里同病而以表证为主的病情。先里后表，是治疗的变法。在表里同病，里证已急的情况下，应先治其里，后治其表。表里同治，是表证里证同时治疗的方法，有时表里同病，单解表则里证不去，单治里则外邪不解，故用本法以兼顾表里。但表里同治法中，有表里兼顾而不分孰轻孰重者；有偏重于表者；亦有治法偏重于里者，可根据病情选择施用。

2 辨太阳病脉证并治

概　　说

“辨太阳病脉证并治”提示本章的主要内容是讨论太阳病的临床表现，证候类型及其治疗。

太阳，指足太阳膀胱经与手太阳小肠经而言。足太阳膀胱经，起于目内眦，上额，交巅，络脑，下项，挟脊抵腰，络肾属膀胱。体现主人体一身之表。故以太阳命病，意在反映人体皮毛、肌腠等浅表层受邪发病的特点。由于肺合皮毛，所以太阳病与手太阴经肺的病变，也有密切的关系。

太阳病，是人体感受外邪，正邪交争于人体浅表出现的病证，为外感病的初期。故《伤寒论》把太阳病列为六经证治的第一阶段。

由于“表”是人体防卫病邪侵袭的第一道屏障，其卫外功能的强弱，决定于卫气的盛衰和营卫的协调，故后世有“太阳统摄营卫，主一身之表，抗御病邪侵袭，故为六经藩篱”之说。

仲景把太阳病的基本特点概括为“脉浮，头项强痛而恶寒”。其病理机制是卫外不固，营卫不调，卫阳浮盛于外以抗邪，同时为风寒外邪郁遏，并太阳经气不利。由于病人的体质强弱不同，感受外邪有轻有重，其病情轻重有别，病理变化亦各有特点，所以太阳病本证有三种证候类型。其一，以发热，汗出、恶风，脉浮缓为基本表现。病理特点是营卫不调，卫强营弱，称为太阳中风证。其二，以恶寒，无汗，脉浮紧为基本表现，病理特点是外邪束表，卫阳被遏，营阴郁滞。称为太阳伤寒证。其三，是患表证时日较久，不得汗解，以发热恶寒呈阵发性为表现特点的风寒表证，称为表郁轻证。

太阳表证虽然比较轻浅，但若治失及时，或治不如法，甚或误治，每致表邪不解又兼其他证候；或表证虽罢而出现新的病证，即出现各种各样的兼变病证。《伤寒论》的太阳病篇有较多的内容论述兼变证。变证已不属太阳病，把其列于太阳病章，提示太阳病具有复杂多变的另一面，和仲景强调对表证早期正确治疗的思想，值得认真体会。

某些病证的早期，可能出现一些类似太阳病的表现，而其实质不是太阳病。如十枣汤证、瓜蒂散证等，称其为太阳病类似证，应注意与太阳病相鉴别。

太阳病本证的治疗原则是辛温解表。太阳中风证治以解肌祛风、调和营卫，方用桂枝汤。太阳伤寒证治以辛温发汗、宣肺平喘，方用麻黄汤。表郁轻证治以辛温小发其汗，方如桂枝麻黄各半汤。

太阳病兼证的治疗原则是在主治方中随兼证进行加减。对于变证则应根据变化了的病情，重新辨证，然后依证定法选方，即“观其脉证，知犯何逆，随证治之”。

2.1 太阳病纲要

2.1.1 太阳病脉证提纲

【原文】

太陽之爲病，脉浮，頭項强痛①而惡寒②。（1）

【词解】 ① 头项强痛：即头痛项强。强，音疆。强硬不柔和。项强，指项部拘急牵引不舒，并非颈项强直。吴人驹说："项为太阳之专位，有所障碍，不得如常之柔和，是为强痛。"

② 恶寒：恶，音"悟"。讨厌，憎恨。在此作畏、怕解。恶寒，即怕冷。

【提要】 提出太阳病的基本脉证作为提纲。

【释义】 太阳主一身之表，功能固护于外。风寒之邪侵袭人体，体表受邪，则可出现太阳病。本条提出的脉浮，为外邪袭表，卫气向外抗邪的一个外在反映，提示病位在表，正气未虚。头项强痛，乃沿太阳经脉循行部位出现强痛，为风寒外束，太阳经脉受邪，经气运行受阻。恶寒，与脉浮、头项强痛并见，为卫阳被寒邪郁遏，不能温煦分肉。诸证反映外邪侵袭，太阳经脉、人体之表受邪，致卫外不固，正邪交争于浅表，故为太阳病的主要脉证。凡有太阳病者多包括以上脉证，堪为太阳病提纲。

太阳病往往恶寒与发热并见，但有时在早期可能尚未发热而只见恶寒，故《伤寒论》未把发热列为太阳病的基本表现。

《医宗金鉴》说："太阳主表，表统营卫，风邪中卫，寒邪伤营，均为表病也。脉浮，表病脉也，头项强痛、恶寒，表病证也。太阳经脉上额交巅，入络脑，还出别下项，连风府，故邪客其经，必令头项强痛也。恶寒者，因风寒所伤，故恶之也。首揭此条，为太阳之提纲，凡称太阳病者，皆指此脉证而言也。"

徐大椿说："脉浮头项强痛恶寒八字，为太阳一经受病之纲领，无论风寒湿热，疫疠杂病，皆当仿此，以分经定证也。"

陆渊雷说："恶寒既常与发热俱，且伤寒以发热为主证，则知经文恶寒二字，即暗含发热在内。"

2.1.2 太阳病分类

【原文】

太陽病，發熱，汗出，惡風①，脉緩②者，名爲中風③。(2)

【词解】 ① 恶风：为遇风则恶，无风则安，实属恶寒之轻者。章虚谷说："恶寒必兼恶风，恶风必兼恶寒，但有微甚之别……"

② 脉缓：以句首有太阳病三字，知指脉象浮缓。

③ 中风：中，音"仲"。中风，是中医证名，指外感风邪的表证，与脑血管意外之中风病不同。徐大椿说："此太阳中风之脉证，非杂病经络脏腑伤残之中风耳。"

【提要】 指出太阳中风证的主要脉证。提出太阳病的一种证型。

【释义】 本条言明太阳病，当包括第 1 条脉证。又提出发热、恶风，为风邪犯表，正邪交争于浅表。汗出，为风邪伤卫，卫不外固，致营不内守，营卫不调。因病理性出汗，故脉象虽浮而缓怠。对太阳病中具有营卫不调病理特点的证型，仲景名为太阳中风证。可见，太阳中风证是有汗、脉浮缓的表寒证。又可称为表虚证。

徐大椿说："风为阳邪，最易发热，内鼓于营则邪自出，风性散漫，故令脉缓，此太阳中风之脉证，非杂病经络脏腑伤残之中风耳。"

章虚谷说："此风伤卫为病发于阳，故先标发热而恶风，风为阳邪，性疏泄，故腠开而自汗。自汗尤为风伤卫之确证，下凡称中风者，皆指此条之脉证也。"

【原文】

太陽病，或已發熱，或未發熱①，必惡寒，體痛，嘔逆，脉陰陽俱緊②者，名爲傷

寒[③]。(3)

【词解】 ① 未发热，为暂时没有发热，与无热不同。方有执说："未发热者，始初之时，郁而未争也。"

② 脉阴阳俱紧：阴阳在此指脉的部位，即尺部脉和寸部脉。脉阴阳俱紧，指寸关尺三部脉都见紧象。以句首有太阳病三字，知指脉象浮紧。方有执说："阴谓关后，阳谓关前，俱紧，三关通度而急疾，寒性强劲而然也。"

③ 伤寒：证名，指伤于寒邪的表证。

【提要】 指出太阳伤寒证的主要脉证。提出太阳病的另一种证型。

【释义】 本条言明太阳病，恶寒是必有之证，为外邪犯表，正邪相争于浅表证。身体疼痛、脉阴阳俱紧，为风寒外束，卫阳被遏，营阴郁滞，太阳经气运行不畅。条文未言有汗无汗，依其营阴郁滞的病理方面与上条营不内守比较，自寓无汗之意。寒邪犯表，影响胃气和降而上逆，则可见呕逆。对太阳病中具有卫阳郁遏、营阴郁滞病理特点的证型，仲景名为太阳伤寒证。

太阳病或已有发热，或尚未发热，是指发热出现的迟早，反映感邪轻重不同，病人体质强弱有异。然而不论发热出现的迟早，以见恶寒无汗、体痛、脉浮紧，即可辨为太阳伤寒证。

柯韵伯说："太阳受病，当一二日发，故有即发热者，或有至二日发者。盖寒邪凝敛，热不遽发，非若风邪易于发热耳。然即发热之迟速，则其所禀阳气之多寡，所伤寒邪之浅深，因可知矣。虽然有已未发热之不齐，而恶寒体痛呕逆之证，阴阳俱紧之脉先见，即可断为太阳伤寒。"

尤在泾说："故论太阳伤寒者，当以脉紧无汗，身不即热为主，犹中风以脉缓多汗身热为主也，其恶寒、体痛、呕逆，则以之合证焉可耳。不言无汗者，以脉紧该之也。"

【原文】

太陽病，發熱而渴，不惡寒者，爲温病[①]。若發汗已，身灼熱[②]者，名風温[③]。風温爲病，脉陰陽俱浮[④]，自汗出，身重，多眠睡，鼻息必鼾，語言難出。若被下者，小便不利，直視失溲[⑤]。若被火[⑥]者，微發黄色，劇則如驚癇，時瘛瘲[⑦]，若火熏之[⑧]。一逆尚引日，再逆促命期。(6)

【词解】 ① 温病：外感病中的一种病证。属广义伤寒范畴。

② 身灼热：形容发热很高，犹如烧灼。在此有指发热加重之意。方有执说："灼热，谓热转加甚也。"

③ 风温：在此指温病误用辛温发汗剂引起的一种变证，不同于后世温病学的风温。但方有执说："风温，谓既犯于温而有风也。"此又一说，可供参考。

④ 脉阴阳俱浮：阴阳指尺寸，浮代表阳脉，实指脉象有力。

⑤ 失溲：溲，指大小便。仓公传说："使人不得前后溲""难于大小溲"。本条之失溲，指二便失禁。

⑥ 被火：火，指灸、薰、熨、温针等治法。被火，指误用火法治疗。

⑦ 时瘛疭：瘛，音"赤"，指收缩。疭，音"纵"，指舒伸。时瘛疭，指阵发性四肢抽搐。

⑧ 若火熏之：像火熏一样，描述病人的皮肤颜色暗晦。

【提要】 指出温病的主要特点及误治引起的变证。

【释义】 外感病证见发热,口渴、不恶寒,是发病即为邪热内蕴之证,与恶风寒、口不渴的中风、伤寒证不同,故仲景名为温病,以提示鉴别辨证。

如果对温病误用辛温发汗法治疗,可引起以发热很高,脉象有力,自汗出,身体沉重,神昏多寐,呼吸气粗,语言困难为主要表现的病证,为邪热充斥表里内外,热盛气津两伤,名为风温。

风温病以邪热内盛,但无有形实邪而禁用攻下和火法治疗,否则可能引起多种变证。如果风温误下,因重伤津液、水源不足而出现小便不利;因津伤热炽,精气不上注于目,且热扰神志则出现两目直视,大便失禁。若风温误用火攻,因以火治热,火热相长,熏灼肝胆,轻者肝失疏泄、胆汁不循常道而发黄;严重者皮肤暗晦,并因热动肝风而出现惊痫、阵发抽搐等危重证候。若一误再误,病人就有生命危险,故仲景告诫后人“一逆尚引日,再逆促命期”。

从本条不难看出,仲景早在一千七百年前就已指出狭义伤寒与温病在病因、证候特点、病理机制、治疗方法等多方面有重要区别,提示两者既密切相关又当鉴别辨证。无可置疑,对后世温病学家极有启发。

尤在泾说:“此温病之的证也,温病者,冬春之月,温暖太甚,所谓非节之暖,人感之而即病者也,此正是伤寒对照处,伤寒变乃成热,故必传经而后渴,温邪不待传变,故在太阳而即渴也,伤寒阳为寒郁,故身发热而恶寒,温病阳为邪引,故发热而不恶寒也,然其脉浮,身热头痛,则与伤寒相似,所以谓之伤寒类病云。”

程应旄说:“温病之源头,只是阴虚而津液少,汗下温针,莫非亡阴夺津液之治,故俱属大忌。未发汗只是温,发汗已,身灼热,则温病为风药所坏,遂名风温。”

2.1.3 辨病发于阳、病发于阴

【原文】

病①有發熱惡寒者,發于陽也;無熱惡寒者,發于陰也。發于陽,七日愈,發于陰,六日愈,以陽數七、陰數六故也。(7)

【词解】 ① 病:此处指病人及其所患病证。

【提要】 指出外感病初期分辨阴阳的要点,举例提示辨证的原则。

【释义】 发热恶寒发于阳,无热恶寒发于阴,是根据疾病初期有无发热的表现,以分辨不同的病证类型。感受外邪,发热与恶寒并见,为阳气能与邪相争,称病发于阳;若邪气侵入人体,病人只恶寒而尚未发热,为阳气尚未与邪相争,为病发于阴。指出太阳病分辨阴阳不同证候类型的要点,也提示根据病人临床表现进行辨证的一般原则。

发于阳七日愈,发于阴六日愈。是对疾病预后的一种预测,其方法是依据伏羲氏的河图“水火成数”推演而来,所以仲景自注说这是阳成数为七,阴成数为六的缘故。这种预测方法的实际意义,尚待进一步研究。

方有执说:“凡在太阳,皆恶寒也。发热恶寒者,中风既发热,以太阳中风言也……风为阳,卫中之,卫亦阳,其病是起于阳也;无热恶寒者,伤寒或未发热,以太阳伤寒言也……寒为阴,营伤之,营亦为阴,其病是起于阴也。”

《医宗金鉴》说:“病谓中风伤寒也,有初病即发热而恶寒者,是谓之病发于卫阳者也;有初病不发热而恶寒者,是谓伤寒之病发于营阴者也。”

后世医家对“发于阳”“发于阴”持不同看法,主要观点有:

(1) 认为发于阳发于阴是辨外感病阴证阳证的总纲。如:《金匮玉函经》把该条列为

“辨太阳病形证治上”的首条。钱潢《伤寒溯源集》列为“阴阳发病六经统论”首条。当代湖北中医学院主编《伤寒论选读》、南京中医学院《伤寒论教学参考资料》则明确地列为总纲条。

（2）认为发于阳是发于太阳，发于阴是发于少阴：如《外台》说：“病发热而恶寒者，发于阳；无热恶寒者，发于阴。发于阳者可攻其外，发于阴者可温其内，发表以桂枝汤，温里宜四逆汤。”

（3）认为发于阳是发于阳经，发于阴是发于阴经：如钱潢说：“发于阳者，病入阳经而发也，发于阴者，邪入阴经而发也。即《阴阳应象大论》所谓‘阳胜则身热，阴胜则身寒’，阴阳更胜之变也。”

2.1.4 辨传变与欲解时

【原文】

傷寒一日①，太陽受之，脉若静②者，爲不傳。頗欲吐，若躁煩，脉數急③者，爲傳也。（4）

【词解】 ① 伤寒一日：伤寒，指外感风寒之邪。一日，沈金鳌说：“一日，约辞，非定指一日也。”系指初期。伤寒一日，指受邪之初。

② 脉若静：静，静止，未变之意。脉若静，指脉象与证相符尚未发生变化。沈金鳌说：“脉静者，太阳伤寒脉浮紧，仍是浮紧之脉，未尝他变也……”

③ 脉数急：相对脉静而言，代表脉象已发生改变。

【提要】 根据脉证，辨太阳病传与不传。

【释义】 初感外邪，多犯太阳而发病。太阳病虽属轻浅之证，但有多变的可能。如何辨别太阳病是否发生传变？仲景提出根据病人的临床表现而不拘于患病时日的方法。如果病人的脉象仍与太阳病的其他见证相符，则知病证仍在太阳，还没有发生传变；若病人出现恶心欲吐，烦躁不安，又见脉象数急已不属太阳病之脉，则反映病邪已经入里，发生了传变。

喻昌说：“脉静者，邪在本经，且不能遍，故不传经，颇欲吐，外邪内搏，躁烦脉数，寒邪受热，必传经也。”

沈明宗说：“此凭脉辨证，知邪传与不传也。脉浮而紧，为太阳正脉，乃静是不传他经矣，若颇欲吐，或躁烦，而脉数急，则邪机向里已著，势必传经为病也。”

【原文】

傷寒二三日，陽明少陽證不見者，爲不傳也。（5）

【提要】 承上条辨太阳病未发生传经。

【释义】 本条仲景采用《素问·热论》计日传经的方法，假设外感病二日、三日阳明、少阳当受病，如果患病时日已至当传经之日，而不见身热，汗自出，不恶寒反恶热，脉大等阳明病见证，也不见口苦、咽干、目眩等少阳病的见证，则可判断太阳病尚未发生传经。仲景在此使用除外法进行判断，提示辨别病证传变与否，当依据病人脉证变化，而不拘于患病时日和从时日推演的一般变化规律。

方有执说：“上条举太阳而以脉言，此复举阳明、少阳而以证言，次第反复，互相发明也……余经同推，要皆以脉证所见为准，若只朦胧，拘拘日数以论经，则去道远矣。”

沈金鳌说：“阳明少阳二经之证，至二三日不见，可知其脉仍浮紧而亦不变，此亦但据证而知之也。可见一日太阳，二日阳明，以次相传之日数未可泥矣。”

【原文】

太陽病，頭痛至七日以上自愈者，以行其經盡[①]故也。若欲作再經[②]者，針足陽明，使經不傳則愈。(8)

【词解】 ① 行其经尽：指太阳行经之期已经完了。

② 欲作再经：指将传经于阳明。

【提要】 论述太阳病经尽自愈及预防传经之法。

【释义】 在太阳病下举出头痛一证，既有提要之意，亦有省文笔法。患太阳病七日以上，由于太阳本经行尽，是值正气来复之时，故有自愈的可能。若病证不愈，邪气有向阳明传经的趋势，则可预防性针刺阳明经穴位，使其经气流通，抗邪之力增强，防止传经的发生。以此为例提示，预测太阳病的传变趋势，采取针对性预防治疗之法，确有指导意义。

论述太阳病自愈机转，何以单举头痛一证？其一有根据《内经》“七日巨阳病衰，头痛少愈”引申之意；其二头为诸阳之会，头痛的减轻与否，能较显著的反映太阳病的变化。当然，不能拘于头痛一证，且必与脉浮、项强、恶寒等证一起权衡，才能准确无误。

周扬俊说：“七日而云以上自愈者，明明邪留太阳，至七日则正气复而邪气退也。所谓经尽，盖六日之间，营卫流行，复至七日而行受邪之经耳，岂诚一日太阳，二日阳明，六日间六经证见，至七日乃又显太阳经证也耶？针足阳明者，谓太阳将传阳明，故于趺阳脉穴针之，以泄其邪，则邪散而自愈矣。”

柯韵伯说：“夫仲景未尝有日传一经之说，亦未有传之三阴尚头痛者。曰头痛者，是未离太阳可知，曰行，则与传不同，曰其经，是指本经而非他经矣。发于阳者七日愈，是七日乃太阳一经行尽之期，不是六经传变之日，岐伯曰‘七日太阳病衰，头痛少愈’，有明证也，故不曰传足阳明，而曰欲作再经，是太阳过经不解，复病阳明，而为并病也。”

【原文】

太陽病，欲解時[①]，從巳至未上[②]。(9)

【词解】 ① 欲解时：指邪气可能得解的时间，并非病愈之时。

② 从巳至未上：上，表示在规定的时间范围内。巳至未，系巳、午、未三个时辰。从巳至未上，是9时至15时之内。

【提要】 根据天人相应的理论，推论太阳邪气欲解的时间。

【释义】 人与自然息息相关，天之六淫能伤人致病，但一年、一季、一天的阴阳盛衰序变，亦能助人之正气抗邪外出。仲景根据天人相应的理论，结合自己的经验，认为太阳病的病机特点是阳气被风寒之邪郁遏，故在一天中9时至15时阳气最旺之时，有病邪得解的可能。邪解并不同于病愈，因此只能把握有利时机，采取针对病机的有效治疗措施，而不可消极等待。

方有执说：“太阳者盛阳也，故王于巳午未。《经》曰‘自得其位而起’者，此之谓也。”

张志聪说：“午乃太阳天中之时，巳未前后之气交也，夫天有六气，人有六气，人得天气之助，则正气盛而邪病解矣。”

附 其他五经欲解时

陽明病，欲解時，從申至戌上。(193)

少陽病欲解時，從寅至辰上。(272)

太陰病，欲解時，從亥至丑上。(275)

少陰病欲解時,從子至寅上。(291)

厥陰病,欲解時,從丑至卯上。(328)

预测其他五经病证欲解时辰的机理不尽相同。阳明病“从申至戌上”(15时至21时),提示热盛邪实之证,于阳气衰减之时,可能病邪欲解;少阳病“从寅至辰上”(3时至9时),提示邪结少阳不得舒发之证,于一天阳气升发之时,邪有发越之可能;太阴病“从亥至丑上”(21时至次晨1时)、少阴病“子至寅上”(23时至次日5时)、厥阴病“从丑至卯上”(1时至7时),提示阳衰阴盛证,在夜半至天明稍前稍后,即阳生、阳长之时,有扶正祛邪之机,故病邪欲解。

疾病是复杂的,影响病证缓解的因素也有多个方面,了解六经病欲解时辰,深刻理解自然界的阴阳盛衰对病证的预后有不可忽略的影响是重要的。但掌握的太死,或生搬硬套,不仅有泥古不化之嫌,且于实际也无裨益。

【原文】

風家①,表解而不了了②者,十二日愈。(10)

【词解】 ① 风家:此处指患太阳病者。

② 不了了:了,完毕、结束。《巢氏病源》说:“了者,瑟然病解、神明了然状。”不了了,指病证缓解而未痊愈,病人仍觉身体不爽。

【提要】 预测太阳病邪解之后病愈日期。

【释义】 患太阳病者,表邪虽然已解,但正气一时尚未恢复,病者仍有身体不爽等不适感,仲景根据经验,预测其十二日正气恢复而病痊愈。十二日,是约略之辞,不可拘泥,但提示外感病邪解之后,尚需一定时日调养,以待正气恢复的精神,是有实际意义的,理当正确对待。

柯韵伯说:“不了了者,余邪未除也,七日表解后,复过一候,而五脏六气始充,故十二日精神慧爽而愈。此虽举风家,伤寒概之矣……”

《医宗金鉴》说:“风家谓太阳中风也,表解,谓用桂枝汤病已解也。不了了者,不清楚也,言用桂枝汤其表已解而犹不清楚者,在经余邪未尽耳。十二日经尽之时,余邪尽,自然愈也。”

2.2 太阳病本证

2.2.1 中风表虚证

2.2.1.1 桂枝汤证

【原文】

太陽中風,陽浮而陰弱①,陽浮者,熱自發,陰弱者,汗自出,嗇嗇惡寒②,淅淅惡風③,翕翕發熱④,鼻鳴⑤乾嘔者,桂枝湯主之。(12)

【词解】 ① 阳浮而阴弱:阴阳,指切脉的指力,轻按浮取为阳,重按沉取为阴。阳浮而阴弱,指脉象浮缓。方有执说:“阳浮而阴弱,乃言脉状以释缓之义也。”程应旄说:“阴阳以浮沉言,非以尺寸言……”但从后句解释热自发、汗自出,可知又有论述病理之意。

② 啬啬恶寒:啬,音“色”,畏缩、怕冷之状。啬啬恶寒,形容严重的恶寒。方有执说:“啬啬言恶寒由于内气馁,不足以耽当其渗逼,而恶之甚之意。”

③ 淅淅恶风：淅，音“析”，冷水洒身，不禁其寒之状。淅淅恶风，形容阵阵恶风之深切。方有执说：“淅淅言恶风由于外体疏，犹惊恨雨水，卒然淅沥其身，而恶之切之意。”

④ 翕翕发热：翕，音“夕”，和顺之意。翕翕发热，形容如羽毛覆盖之温和发热。方有执说：“翕为温热而不蒸蒸大热也。”

⑤ 鼻鸣：即鼻塞。病人鼻塞呼吸气粗而似鸣。方有执说：“鼻鸣者，气息不利也……鼻窘塞而息鸣……”

【提要】 论述太阳中风证的病理及证治。

【释义】 本条句首指出太阳中风，故当与第 1 条“脉浮，头项强痛，而恶寒”第 2 条“发热汗出，恶风，脉缓”互相参看。症见阳浮（脉浮）、翕翕发热，为外邪犯表，卫阳浮盛，抗邪于外。阴弱（脉缓）、汗自出，为卫外不固，营不内守，营对浮盛之卫而言相对不足，可称营弱。汗出营弱，脉应之缓。恶风寒，与脉浮、发热同见，为风寒外束肌表。原文中恶寒、恶风并列，提示两证有轻重之别，但可并见，似不可误为或见之证。肺合皮毛，肺气上通于鼻。外邪犯表，肺气不利，则见鼻塞。外邪干胃，胃气上逆，则见干呕。诸证反映营卫不调，卫强营弱，肺气不利，外邪干胃的病理，仲景提要为“阳浮而阴弱”。

吕震名说：“卫强故阳脉浮，营弱故阴脉弱，卫本行脉外，又得风邪相互，则其气愈外浮，阳主气，风为阳邪，阳盛则气易蒸，故阳浮者，热自发也。营本行脉内，更与卫气不谐，则其气更内弱，阴主血，汗为血液，阴弱则液易泄，故阴弱者，汗自出也。啬啬恶寒，内气虚也；淅淅恶风，外体疏也；恶寒未有不恶风，恶风未有不恶寒，两者相同，所以经又互言之。翕翕发热，乃就皮毛上之形容；鼻鸣，阳邪壅也；干呕，阳气逆也。太阳中风症状之和此谛实，此证宜用此方，凡欲用仲景方先须辨证也。”

【治法】 解肌祛风，调和营卫。

【方药】 桂枝汤方

桂枝三两（去皮） 芍药三两 甘草二两（炙） 生姜三两（切） 大枣十二枚（擘[①]）

上五味，㕮咀[②]三味，以水七升，微火煮取三升，去滓，适寒温，服一升。服已须臾[③]，歠[④]热稀粥一升余，以助药力。温覆[⑤]令一时许，遍身漐漐[⑥]微似有汗者益佳，不可令如水流离，病必不除。若一服汗出病差，停后服，不必尽剂。若不汗，更服依前法。又不汗，后服小促其间[⑦]，半日许令三服尽。若病重者，一日一夜服，周时[⑧]观之。服一剂尽，病证犹在者，更作服，若不汗出，乃服至二三剂。禁生冷、粘滑、肉面、五辛[⑨]、酒酪[⑩]、臭恶[⑪]等物。

【词解】 ① 擘：音“伯”，同“掰”。用手把大枣分开或折断。

② 㕮咀：㕮，音“府”。咀，音“举”。碎成小块。

③ 须臾：很短的时间。

④ 歠：音“撮”，同“啜”。大口喝的意思。方有执说：“大饮也。”

⑤ 温覆：加盖衣被，取暖以助发汗。

⑥ 漐漐：音“折”，汗出极微，量为全身湿润。

⑦ 小促其间：适当缩短服药间隔时间。

⑧ 周时：一日一夜二十四小时，称为周时。

⑨ 五辛：《本草纲目》以小蒜、大蒜、韭、芸苔、胡荽为五辛。这里当指有香窜刺激性气味的食物而言。

⑩ 酪：指动物乳类及其制品。

⑪ 臭恶：指有特异气味或不良气味的食品。

【方义】 方中桂枝辛温，解肌祛风；芍药酸寒，敛阴和营。两药配伍有调和营卫之功。生姜辛散止呕，且助桂枝；大枣味甘益阴和营，以助芍药；炙甘草调和诸药。方为辛温解表轻剂。服用桂枝汤取汗，尤须啜粥、温覆以助药力，既益汗源，又防伤正，值得重视。

【参考资料】 验案选录

1. 里间张太医家一妇，病伤寒，发热，恶风，自汗，脉浮而弱。予曰，当服桂枝，彼云家有自合者，予令三啜之，而病不除。予询其药中用肉桂耳。予曰，肉桂与桂枝不同，予自治以桂枝汤，一啜而解。(《伤寒九十论》)

2. 马亨道庚戌春病，发热、头痛、鼻鸣、恶心、自汗、恶风，宛然桂枝证也，时贼马破仪真三日矣，市无芍药，自指圃园，采芍药以利剂。一医曰，此赤芍药耳，安可用也？予曰，此正当用，再啜而微汗解。(《伤寒九十论》)

【原文】

太陽病，頭痛，發熱，汗出，惡風，桂枝湯主之。(13)

【提要】 指出太阳中风证的主要表现及治疗。

【释义】 太阳病虽只出现头痛、恶风，但恶风与发热并见，在太阳经脉所过之部位出现疼痛，反映病在太阳之表无疑。更见汗出，是太阳中风证的要点悉具，故当用桂枝汤为主治疗。

本条提出的四个表现中，头痛、发热、恶风与太阳伤寒同，唯汗出是一特点，提示有汗、无汗是中风、伤寒的鉴别要点之一。条中不言脉象，似示人太阳中风证的确诊，在于重要临床表现的组合，而不拘于一个症状或脉象。

柯韵伯说："此条是桂枝本证，辨证为主，合此证即用此汤，不必问其为伤寒、中风、杂病也。今人凿分风寒，不知辨证，故仲景佳方置之疑窟。四证中头痛是太阳本证，头痛发热恶风与麻黄证同，本方重在汗出，汗不出者，便非桂枝证。"

尤在泾说："太阳受邪，无论中风伤寒，俱有头痛，俱有发热，但伤于寒则表实无汗，伤于风表疏自汗，是头疼发热者，伤寒所同，而汗出恶风者，中风所独也。中风必以风剂治之，云桂枝汤主之者，见非他药所得而更者耳。"

【参考资料】 验案选录

骆×，男，56岁，玉田县公社干部，1971年8月某日初诊。时届盛暑仍着棉衣、棉裤。据云极畏风寒，自汗时时，越出汗越畏风，脱去棉衣即感风吹透骨，遍身冷汗，因而虽盛暑亦不敢脱去棉衣，深以为苦。其人平素纳食少，乏力倦怠，尚无其他症状。我诊为正气虚弱，营卫失调。予桂枝汤五剂。五天后又来诊，已不畏风，能骑自行车来，且已脱去棉衣改穿夹衣，汗也减少，嘱再服三剂。约半个月后带另一病人来……是时已着单衣裤，并且说已不畏风，也不自汗……(《中级医刊》1979年第1期)

【原文】

太陽病，發熱、汗出者，此爲榮弱衛强，故使汗出。欲救邪風①者，宜桂枝湯。(95)

【词解】 ① 欲救邪风：救，在此乃解除，治疗之意。《周礼·地官司》校注说："救，犹禁也。"《说文》说："止也。"邪风，即风邪。欲救邪风，指拟治疗风邪引起的太阳中风证。

【提要】 再论太阳中风证的病因、病理和治疗。

【释义】 本条以太阳病具有发热、汗出的特点及宜用桂枝汤治疗，提示证属太阳中风证。以荣弱卫强对太阳中风证的病理作具体补充说明。荣弱，即指卫外不固。营不内守，具体说明了“阴弱者汗自出”；卫强，指风寒束表，卫气浮盛以抗邪引起的病理改变，即“阳浮者，热自发”的实际含义。明确阐述了太阳中风证的营卫不调病理及其病理主导方面。本条还补充说明太阳中风证的病因是外感风邪。提出宜桂枝汤治疗，说明桂枝汤既可调和营卫，也有解肌祛风之功。

方有执说：“上条言阳浮而阴弱，此言荣弱卫强，卫强即阳浮，荣弱即阴弱，互相发明也。”

黄元御说：“邪风者，经所谓虚邪贼风也。”

徐大椿说：“提出邪风二字，见桂枝汤为驱风圣药。”

【原文】

太陽病，初服桂枝湯，反煩不解者，先刺風池①、風府②，却與桂枝湯則愈。（24）

【词解】 ① 风池：足少阳胆经穴名。在枕骨粗隆直下凹陷处与乳突之间，当斜方肌和胸锁乳突肌之间取穴。

② 风府：督脉经穴名。在后项入发际一寸，枕骨与第一颈椎之间。

【提要】 指出太阳中风证邪气较重，当针药并用的治法。

【释义】 太阳病，病初即服桂枝汤治疗，致烦闷不解；针刺后仍与服桂枝汤，说明病证属于太阳中风证。太阳中风，服桂枝汤，是正确的治疗方法，本应遍身漐漐微似汗出而解。今服桂枝汤后，不仅病邪不解，反而增加烦闷不舒，似属发生变证。但认真分析其不曾误治，服药后只增烦闷一证，其他脉证未见变化，故可断言病证未发生传变。其反烦不解，乃太阳中风证邪气较重，服桂枝汤后正气得药力之助，欲驱邪外出，但力尚不足，正邪相争，邪郁不解，故证属太阳中风的较重型。治疗之法，先刺风池、风府疏通经络以泄邪，然后再服桂枝汤以解肌表。针药并用，祛邪之力倍增，病可得愈。

徐大椿说：“此非误治，因风邪凝结于太阳之要路，则药力不能流通，故刺之以解其结。盖风邪太甚，不仅在卫而在经，刺之以泄经气。”

魏荔彤说：“恐误认为已传之烦躁，故标出以示人，言不解，则太阳之证俱在，但添一烦，知其非传里之烦，而仍为表未解之烦也。”

【原文】

太陽病，外證①未解，脉浮弱者，當以汗解，宜桂枝湯。（42）

【词解】 ① 外证：即表证。指发热，恶风寒等表证的表现。

【提要】 指出太阳病脉象浮弱者，宜用桂枝汤。

【释义】 太阳病，表邪未解，治当发汗解表。现病人脉象浮弱，不宜发汗过多，故用桂枝汤解肌发汗为宜。

方有执说：“外证未解，谓头疼项强恶寒等证犹在也。浮弱，阳浮而阴弱，此言太阳中风凡在未传变者，仍当从表解肌，盖严戒不得下早之意。”

【原文】

傷寒發汗已解，半日許復煩，脉浮數者，可更發汗，宜桂枝湯。（57）

【提要】 指出太阳伤寒发汗后，余邪未尽，仍宜汗解的治法。

【释义】 太阳伤寒证发汗后，若得脉静身和，为表邪已解，病证向愈。本条指出太阳伤寒证汗解后半日，病人出现烦闷不适、脉象浮数，为余邪在表未尽，故治疗可再用发汗之法。

由于前已发汗，再次发汗不宜峻剂，故用桂枝汤轻度发汗，使邪去而不伤正。提示桂枝汤可作为发汗轻剂使用。

尤在泾说："伤寒发汗已解，半日许复烦者，非旧邪去而新邪复乘也，乃余邪未尽，复集为病耳。脉浮数者，邪气在表之证，故可更发其汗，以尽其邪。但以已汗复汗，故不宜麻黄之峻剂，而宜桂枝之缓法，此仲景随时变易之妙也。"

【参考资料】 验案选录

李××，48岁，男性，门诊号5931。昨天起病，恶寒、发热、头痛、微汗出、胸闷、欲呕、舌苔白薄、脉浮略数重按无力。

处方：桂枝三钱 白芍三钱 生姜三钱 炙草二钱 大枣四枚 法夏三钱 给药一剂。复诊：热退，自觉头晕，不思食。处方：桂枝三钱 白芍三钱 生姜三钱 炙草二钱 大枣四枚 麦芽三钱 一剂愈。(《广东医学》1961年第5期)

【原文】

太陽病，外證未解，不可下也，下之爲逆。欲解外者，宜桂枝湯。(44)

【提要】 指出太阳病宜汗忌下的治疗原则。

【释义】 病证在表，治当汗解；里实之证，治当攻下。今表证未解，宜用桂枝汤解表，而禁用攻下之法。若误用下法，每因邪气内陷而引起变证，故仲景告诫攻下是错误的治法。

【原文】

太陽病，先發汗不解，而復下之，脉浮者不愈，浮爲在外①，而反下之，故令不愈。今脉浮，故在外，當須解外則愈，宜桂枝湯。(45)

【词解】 ① 浮为在外：从脉浮判断病证仍然属表。

【提要】 指出太阳病汗下后，病仍在表，未成变证，仍当解表的治法。

【释义】 太阳病，应正确使用辛温解表法治疗，如果使用汗法以后，病证不解，即应认真分析，辨明原因，对汗不如法者，当再恰当取汗祛邪；对病重药轻者，则师法继进，以使病愈。若不加分析，改用攻下治法，即属误治，每每引起变证。但本条指出汗下之后，脉浮未变，病证仍然在表，知病证未因误下而生变，故施治之法，仍须解外，桂枝汤为宜选之方。

徐大椿说："脉浮而下，此为误下，下后仍浮，则邪不因误下而陷入，仍在太阳，不得因已汗下而不复用桂枝也。"

张璐说："虽已下，而脉仍浮，表证未变者，当急解其外也。"

【原文】

傷寒不大便六七日，頭痛有熱者，與承氣湯。其小便清者，知不在里，仍在表也，當須發汗。若頭痛者，必衄，宜桂枝湯。(56)

【提要】 根据小便清否，辨表里证治。其属表者，宜用桂枝汤。

【释义】 外感病，已有六七日不大便，其并见头痛、发热或热证的表现，属里热结实，浊热上扰之证，用承气汤攻下实热，病证可愈。里实热证，小便必为赤浊，本条指出病人小便清长，虽然多日不大便，是邪仍在太阳之表，治以辛温发汗为法，用桂枝汤适宜。"若头痛者必衄"句，是指病人头痛较剧，并依此推断邪郁不解，可伤阳络致发鼻衄。故当在本条之末，属倒装笔法，不可随文作解。

成无已说："不大便六七日，头痛有热者，故宜当下，若小便清者，知里无热，则不可下。《经》曰：'小便数者，大便必硬，不更衣十日无所苦也。'况此不大便六七日，小便清者，不可责邪在里，是仍在表也，与桂枝汤以解外。若头痛不已，为表不罢，郁甚于经，迫血妄行，上为衄也。”

尤在泾说：“‘宜桂枝汤’四字，疑在‘当须发汗’句下。”

【参考资料】 验案选录

李士材治一人伤寒六日，谵语狂笑，头痛有汗，大便不通，小便自利，众议承气汤下之，脉之，洪而大。因思仲景云，伤寒不大便六七日，头痛有热，小便清，知不在里，仍在表也，方今仲冬，宜与桂枝汤。众皆咋舌掩口，谤甚力，以谵语为阳盛，桂枝入口必毙矣。李曰汗多神昏，故发谵妄，虽不大便，腹无所苦，和其营卫，必自愈矣，遂违众用之。及夜笑语皆止，明日大便自通……（《续名医类案》）

【原文】

太陽病，下之后，其氣上冲①者，可與桂枝湯，方用前法②；若不上冲③者，不得與之。（15）

【词解】 ①③ 气上冲；不上冲：气上冲是病人自觉胸中有气上逆。仲景以症状代表证，借气上冲、不上冲，说明表证仍在或表邪内陷。成无己说：“气上冲者，里不受邪，而气逆上与邪争也，则邪仍在表……其气不上冲者，里虚不能与邪争，邪气已传里也。”

② 方用前法：指用 12 条下桂枝汤的煎服法。

【提要】 指出太阳病误下后，表证仍在，治当解表；表邪内陷，禁用汗法的原则。

【释义】 太阳病，应从发汗而解，若误用下法，最易发生变证。但本条指出，误下之后，病人自觉胸中气逆，是虽然误下而正气未衰，表邪尚未内陷，且正气能与邪争，表证有外解之机，故可与桂枝汤以解外。提示桂枝汤适宜太阳病误下后，表证仍在不宜峻汗之证。如果误下后气不上冲，反映邪已内陷，发生变证，则不当再用解表之法，桂枝汤自然不得与之。

成无己说：“太阳病属表，而反下之，则虚其里，邪欲乘虚传里，气上冲者，里不受邪，而气逆上与邪争也，则邪仍在表，故当复与桂枝汤解外。其气不上冲者，里虚不能与邪争，邪气已传里也，故不可更与桂枝汤攻表。”

陈修园说：“太阳病误下之后，则太阳之气当从肌腠而下陷矣。若不下陷而其气竟上冲者，是不因下而内陷，仍在于肌腠之间，可与桂枝汤方。用前啜稀粥，温复微取汗法，从肌腠外出而愈矣。若不上冲者，邪已内陷，不在肌腠之中，桂枝不可与之。”

【原文】

病常自汗出者，此爲榮氣和①，榮氣和者，外不諧②，以衛氣不共榮氣諧和故爾。以榮行脉中，衛行脉外③，復發其汗，榮衛和則愈，宜桂枝湯。（53）

【词解】 ① 荣气和：荣气，即营气，对比卫阳言即营阴。和，平和、正常，未发生病理变化。柯韵伯说：“和者，平也。”

② 外不谐：指人体浅表的营卫不相协调。

③ 荣行脉中，卫行脉外：本是生理概念，此处借以说明荣不助卫，卫不固外，营卫不调的病理。

【提要】 论述病常自汗出的病理和治疗。提示桂枝汤的一个适应证。

【释义】 本条指出，病人常自汗出一证，有属病在浅表的营卫不调类型。其营卫不调的主导方面是卫气发生病理变化，即由于卫不固护于外，致营不内守，营卫不相协调。此属于营卫不调的自汗证，仲景提出用发汗的治法调和营卫，使病证得愈，桂枝汤当得优选之方。

本条提示：营卫不调既可见于外感表证，也可见于杂病的自汗症。两者病因不同，分属两种疾病类别，但以有相同的病理机制，而采用相同的治法和方药。间接说明，桂枝汤具有调和营卫的功用，可用以治疗营卫不调引起的多种病证。

条文还提示：病理性自汗与发汗不同。自汗是营卫不调病理的外在表现，自汗越明显，反映病理变化越重，故出汗不可能成为治疗因素。使用药物发汗，是祛邪复正的治疗手段，能够达到使营卫调和，自汗自止的目的。

张锡驹说："卫气者，所以肥腠理，司开阖，卫外而为固也。今受邪风，不能卫外，故常自汗出，此为营气和而卫不和也。卫为阳，营为阴，阴阳贵乎和合，今荣气和而卫气不与之和谐，故营自行于脉中，卫自行于脉外，两不相合，如夫妇之不调也。宜桂枝汤发其汗，调和营卫之气则愈。"

徐大椿说："自汗与发汗迥别，自汗乃荣卫相离，发汗使荣卫相合。自汗伤正，发汗驱邪，复发者，因其自汗而更发之，则荣卫和而自汗反止矣。"

【参考资料】 验案选录

一商人自汗证，达半年之久，延医服止涩收敛药如龙、牡之类，约数十帖之多，毫无寸进，请东台虎阜名医王子政治疗，询知病者无发热恶风症状，汗出不温。精神觉得疲倦，脉象弱而不振，温剂收涩药已遍服无效。乃予桂枝汤，不加增减，服五帖而愈。(《伤寒论译释》)

【原文】

病人藏無他病[①]，時發熱、自汗出[②]而不愈者，此衛氣不和也。先其時[③]發汗則愈，宜桂枝湯。(54)

【词解】 ① 藏无他病：指脏腑无病。亦指里无病。成无己说："藏无他病，里和也。"

② 时发热、自汗出：指阵发性发热汗出。

③ 先其时：指发热自汗发作之前。

【提要】 论述时发热自汗出证的病理和证治。提示桂枝汤的一个适应证。

【释义】 病人有时出现发热、自汗，且可除外脏腑属里之病，病在肌表无疑。细究其病理，仲景指出"此卫气不和"即由于卫气发生病理改变所致营卫不调，故宜用桂枝汤发汗祛邪，调和营卫。因证时发时无，故用先其时的服药方法，颇有截断疗法特点，值得掌握。

尤在泾说："脏无他病，里无病也。时发热自汗，则有时不发热无汗可知，而不愈者，是其病不在里而在表，不在营而在卫矣。先其时发汗则愈者，于不热无汗之时，而先用药取汗，则邪去卫和而愈。不然，汗液方泄而复发之，宁无如水淋漓之患耶?"

2.2.1.2 *桂枝汤禁例*

【原文】

桂枝[①]本爲解肌[②]，若其人脉浮緊，發熱汗不出者，不可與之也。常須識[③]此，勿令誤也。(16)

【词解】 ① 桂枝：此处指桂枝汤。

② 解肌：指解肌祛风，为发汗之缓剂。尤在泾说："解肌，解散肌表之邪，与麻黄之发汗不同。"

③ 识：读如志[zhì]，记住之意。也可理解为认识，注意。方有执说："识，记也，记其政事谓之识。"

【提要】 指出桂枝汤不当用于太阳伤寒证。

【释义】 桂枝汤是解肌祛风之方，属于发汗解表轻剂。病人脉象浮紧、发热、无汗，为太阳伤寒证，当用发汗之峻剂麻黄汤治疗。若退用桂枝汤，则为病重药轻，可能因治失及时而酿成变证，故不可与之。提示治疗表证发汗，不可太过，也不能不及。切切牢记，以免发生错误。

喻昌说："已见寒伤荣之脉证，即不可误用风伤卫之治法，用之则寒邪漫无出路，留连肉腠，贻患无穷，故为首禁。"

【原文】

若酒客①病，不可與桂枝湯，得之則嘔，以酒客不喜甘②故也。（17）

【词解】 ① 酒客：卖酒处之常客，指嗜酒之人。《医宗金鉴》说："酒客，谓好饮之人也。"

② 甘：甜味之品。

【提要】 以酒客为例，提示里蕴湿热者禁用桂枝汤。

【释义】 嗜酒之人，多里蕴湿热。桂枝汤为辛甘而温之剂，辛温生热，味甘助湿，故里蕴湿热之人，虽感受外邪患太阳中风证，也当禁用。如误服桂枝汤，可使湿热壅滞，胃气上逆而发生呕吐。里蕴湿热者，或因病人体质特异，素蕴湿热，或为患有湿热之征，当不必拘于酒客之例。

喻昌说："酒客平素湿与热搏结胸中，才挟外邪，必增满逆；所以辛甘之法，遇此辈即不可用。辛甘不可用，则用辛凉以彻其热，辛苦以消其满，自不待言矣。"

柯韵伯说："平素好酒，湿热在中，故得甘必呕，仲景用方慎重如此，言外当知有葛根、连、芩以解肌之法矣。"

【原文】

凡服桂枝湯吐者，其后必吐膿血也。（19）

【提要】 以桂枝汤不宜用于里热病证，提示禁例。

【释义】 桂枝汤辛温解表且能助阳，里热病证自当禁用。本条以服桂枝汤后吐脓血为例，说明里热亢盛者误服辛温之剂，以温助热，可致热伤血络等不良后果，借此提示桂枝汤的禁忌。自不可拘于服桂枝汤吐和吐脓血之句。

柯韵伯说："桂枝汤不特酒客当禁用，热淫于内者，用甘温辛热以助其阳，不能解肌，反能涌越热势所过，致伤阳络，则吐脓血可必也。所谓桂枝下咽，阳盛则毙者，以此。"

2.2.1.3　兼证

【原文】

太陽病，項背强几几①，反汗出惡風②者，桂枝加葛根湯主之。（14）

【词解】 ① 项背强几几：几，音"殊"。几几，短羽之鸟，伸颈欲飞不能。项背强几几，形容项背拘急，俯仰不能自如之状，系项强之突出者。刘潜江说："然病之大体究系太阳中风，本应项强，几几然即项强之尤者……"

② 反汗出恶风：反，反而。以太阳病兼项背强几几证，多无汗恶风，今汗出恶风，故用一"反"字。

【提要】 指出太阳中风兼太阳经气不舒证的证治。

【释义】 太阳病，汗出恶风者，为太阳中风证，兼见项背强几几，是太阳经脉循行部位，出现突出的拘急不能自如俯仰，为风寒外束，经气不舒，阻滞津液不能敷布，以致经脉失于濡养。故证属太阳中风兼太阳经气不舒。

张志聪说："太阳经脉循于脊背之间，今风邪涉于表部，而经气不疏，故项背强而几几然也，是当无汗，反汗出者，肌腠不密也，肌腠虚，故恶风，用桂枝汤以解太阳肌中之邪，加葛根，宣通经脉之气，而治太阳经脉之邪。"

【治法】 解肌祛风，升津疏经。

【方药】 桂枝加葛根汤方

葛根四两　桂枝二两(去皮)　芍药二两　生姜三两(切)　甘草二两(炙)　大枣十二枚(擘)　麻黄三两(去节)

上七味，以水一斗，先煮麻黄、葛根，减二升，去上沫，内[①]诸药，煮取三升，去滓。温服一升。覆取微似汗，不须啜粥，余如桂枝法将息[②]及禁忌。

【词解】 ① 内：同"纳"，加入之意。

② 将息：调理休息，指服药后护理之法。

按　宋本《伤寒论》桂枝加葛根汤方中，有麻黄三两。方后注"臣亿等谨按仲景本论，太阳中风自汗用桂枝，伤寒无汗用麻黄，今证云汗出恶风，而方中有麻黄，恐非本意也。第三卷有葛根汤证云，无汗恶风，正与方同，是合用麻黄也。此云桂枝加葛根汤，恐是桂枝中但加葛根耳"。此说为是，当无麻黄。

【方义】 方即桂枝汤方加葛根。方中桂枝汤解肌祛风，调和营卫；葛根升津舒经，且助解表。

【参考资料】 验案选录

庚戌，建康徐南强，得伤寒，背强、汗出、恶风。予曰：桂枝加葛根汤证。病家曰，他医用此方，尽二剂而病如旧，汗出愈加。予曰，得非仲景三方乎？曰然。予曰，误矣，是方有麻黄，服则愈见汗多，林亿谓止于桂枝加葛根汤也。予令生而服之，微汗而解。(《伤寒九十论》)

【原文】

喘家[①]作，桂枝湯加厚樸、杏子佳。(18)

【词解】 ① 喘家：指素患喘息的病人。

【提要】 指出外感风寒引发宿疾喘息的治疗。

【释义】 本条对素患喘息病证发作的病人，用桂枝汤为主治疗，知其喘息系外感风寒患太阳中风证所引发。故病人既有喘息，又当见头痛发热，汗出恶风，脉象浮缓等中风必具之证。喘息发作，于方中加厚朴、杏子，厚朴、杏子温而宣降肺气，说明其喘作属风寒迫肺，肺寒气逆，宣降失常。证属太阳中风兼肺寒气逆喘息，故用桂枝加厚朴杏子汤标本兼顾。

魏荔彤说："凡病人素有喘症，每感外邪，势必作喘，谓之喘家，亦如酒家等有一定治法，不同泛常人一例也。"

黄元御说："平素喘家，胃逆肺阻，作桂枝汤解表，宜加朴、杏降逆而破壅也。"

【治法】 解肌祛风，降气定喘。

【方药】 桂枝加厚朴杏子汤方

桂枝三两(去皮)　甘草二两(炙)　生姜三两(切)　芍药三两　大枣十二枚(擘)　厚朴二两(炙，去皮)　杏仁五十枚(去皮尖)

上七味，以水七升，微火煮取三升，去滓。温服一升，覆取微似汗。

【方义】 方即桂枝汤方加炙厚朴、杏仁。方中桂枝汤解肌祛风，炙厚朴、杏仁降气平喘、消痰导滞，方为表里兼治之剂。

【原文】

太陽病，下之微喘者，表未解故也，桂枝加厚樸杏子湯主之。(43)

【提要】 指出太阳病误下，致表邪不解兼肺气上逆作喘的治法。

【释义】 太阳病，当用汗法解表，今用下法误治，颇易造成变证。本条指出误下后表证不解，又见轻度气喘之证，为误下致肺气上逆。证属太阳病兼气逆作喘，故治以辛温解表兼降逆定喘，方用桂枝加厚朴杏子汤为主。

本条述证与 18 条之证有新久之别，但病证相同，故治法不殊。

成无已说："下后大喘，则为里气太虚，邪气传里，正气将脱也。下后微喘，则为里气上逆，邪不能传里，犹在表也，与桂枝以解外，加厚朴杏子以下气。"

程应旄说："喘之一证，有表有里，不可不辨，下后汗出而喘，其喘必盛，属里热壅遏，火炎故也，下后微喘，汗必不大出，属表邪闭遏，气逆故也，仍用桂枝汤加朴杏以下逆气。"

【参考资料】 验案选录

戊申正月，有一武臣为寇所执，置舟中艎板下，数日得脱，乘饮恣食，良久解衣扪虱，次日遂作伤寒，自汗而膈不利，一医作伤食而下之，一医作解衣中邪而汗之，杂治数日，渐觉昏困，上喘息高，医者仓惶失措，予诊之曰：太阳病下之，表未解，微喘者，桂枝加厚朴杏子汤，此仲景之法也。指令医者急治药，一啜喘定，再啜漐漐微汗，至晚身凉而脉已和矣……(《普济本事方》)

【原文】

太陽病，發汗，遂漏不止①，其人惡風，小便難②，四肢微急③，難以屈伸者，桂枝加附子湯主之。(20)

【词解】 ① 遂漏不止：遂，因而、于是。漏，渗泄不止，此处指汗漏。遂漏不止，指不间断地小量出汗。柯韵伯说："阳气无所止息，汗出不止矣。"

② 小便难：小便量少而且不畅。

③ 微急：轻度的拘急。

【提要】 指出太阳病发汗太过，致阳虚汗漏并表证不解的证治。

【释义】 太阳病发汗后，病人恶风不除，用以桂枝汤为主的方剂治疗，知其表邪未解。病人发汗后见漏汗不止，为过于发汗而伤阳，表阳虚弱，卫外不固；小便难，系发汗太过并汗漏不止而耗伤阴津。阳气虚不能温煦，阴津伤失于濡润，致筋脉失养，故见四肢微急、难于屈伸。证属太阳表虚兼阳虚汗漏。虽有津液不足的病理，乃阳虚汗漏的后果，故治疗之法以扶阳解表为主，阳气得复，自可化气生津，此治本之道。

成无已说："太阳病因发汗，遂漏不止而恶风者，为阳气不足。因发汗阳气亦虚，而皮肤不固也；小便难者，汗出亡津液，阳气虚弱不能施化；四肢微急，难以屈伸者，亡阳而脱液也；与桂枝加附子汤，以温经复阳。"

陈修园说："太阳病，固当汗之，若不取微似汗，为发汗太过，遂漏不止，前云如水流漓，病必不除，故其人恶风犹然不去。汗涣于表，津竭于里，故小便难。四肢为诸阳之本，不得阳气以养之，故微急。且至难以屈伸者，此因大汗以亡阳，因亡阳以脱液，必以桂枝加附子汤主之。方中取附子以固少阴之阳，固阳即所以止汗，止汗即所以救液，其理微矣。"

【治法】 扶阳解表(调和营卫，补阳敛汗)。

【方药】 桂枝加附子汤方

桂枝三两(去皮) 芍药三两 甘草三两(炙) 生姜三两(切) 大枣十二枚(擘) 附

子一枚(炮,去皮,破八片)

上六味,以水七升,煮取三升,去滓。温服一升。本云(《玉函经》作本方):桂枝汤,今加附子。将息如前法。

【方义】 本方即桂枝汤方加制附子。方中桂枝汤调和营卫,制附子温经复阳,固表止汗。邪去阳回,津液自复,诸证皆愈。

【参考资料】 验案选录

1. 有一李姓士人,得太阳证,因汗后汗出不止、恶风、小便涩,足挛屈而不伸。诊其脉浮而大。浮为风,大为虚,此证,桂枝第七证也。仲景云:"太阳病,发汗,遂漏不止,其人恶风,小便难,四肢微急,难以屈伸者,桂枝加附子汤主之。"三投而汗止。再投以芍药甘草汤,而足得伸,数日愈。(《伤寒九十论》)

2. 顾×。卫气素虚,皮气不固,动则汗出。忽感风邪,始则啬啬恶寒,淅淅恶风,继则翕翕发热,头项强痛,腰臀痠楚,间以恶心,自汗淋漓,迁延两日,病势有增,四肢拘急,屈伸不和,手足发凉,十指尤冷,延余就诊。见其面带垢晦,怯手缩足,自汗颇多,气息微喘。此太阳表证,卫虚未厥,必须一鼓而克之,否则顾此失彼,难保无肢厥脉沉之虞。乃处以桂枝加附子汤。桂枝三钱　赤芍四钱　炙甘草二钱半　熟附片五钱　生姜钱半　大枣十枚　一剂而痊。(《江苏中医》1959 年第 5 期)

3. 回忆 1941 年,我在重庆时曾治一患者,系头痛发热恶寒之太阳病。病者欲求速效,即服中药发汗,同时自己又购服西药阿司匹林过量,以致当夜汗出不止(幸发现治得早)。其脉浮弱,热虽退但仍恶风。投以桂枝加附子汤二剂。症势退,后以党参调理数日而愈。(《广东中医》1963 年第 1 期)

【原文】

太陽病,下之后,脉促[①]胸滿者,桂枝去芍藥湯主之。(21)

【词解】 ① 脉促:脉象急促有力,不是脉来数时一止复来者。钱天来说:"脉促者,非脉来数时一止,复来之促也,即急促亦可谓之促也。"

【提要】 指出太阳病误下,致表证不解兼胸阳不振的证治。

【释义】 太阳病误下,有可能引起外邪内陷的不良后果。今误下后,病人出现胸满,脉象短促,为邪陷胸中,损伤胸阳,致胸阳不振,阳郁不伸,正邪相争。但误下后仍用以桂枝汤为主的方剂治疗,知太阳表证仍在,故证属太阳病兼胸阳被遏致胸满证。

张锡驹说:"太阳之气由胸而出入,今下后,阳虚不能出入于外内,以致外内之气不相交接,故脉促而胸满,宜桂枝汤调和太阳之气,使之出入于外内,芍药味苦气泄,非下后所宜,故去之。"

【治法】 解肌祛风,去阴通阳。

【方药】 桂枝去芍药汤方

桂枝三两(去皮)　甘草二两(炙)　生姜三两(切)　大枣十二枚(擘)

上四味,以水七升,煮取三升,去滓,温服一升。本云:桂枝汤,今去芍药。将息如前法。

【方义】 方即桂枝汤方去芍药。方中桂枝、生姜辛温解表通阳,甘草、大枣和中。芍药阴柔,有碍宣通阳气,故去而不用。

【参考资料】 验案选录

1. 某,四十四。寒热咳嗽,当以辛温治之。桂枝汤去芍加杏仁。(《临证指南医案》)

2. 某,五十。形寒咳嗽,头痛口渴。桂枝汤去芍加杏仁、花粉。(《临证指南医案》)

【原文】

若微寒[①]者,桂枝去芍藥加附子湯主之。(22)

【词解】 ① 微寒:此处应为脉微恶寒。陈修园说:"若脉不见促而见微,身复恶寒者,为阳虚已极……”

【提要】　承上条指出太阳病误下，致表证不解兼损伤胸阳的证治。

【释义】　太阳病误下后，表证既未解除，又致外邪内陷胸中。心胸阳气不振，故见胸满。全身表现以脉象微弱、明显恶寒为特点，为阳气受损。故证属太阳病兼胸阳不足胸满证。

陈修园说：“太阳之气，由胸而出入，若太阳病误下之后，阳衰不能出入于外内，以致外内之气不相交接，其脉数中一止，其名为促，气滞于胸而满者，桂枝去芍药汤主之。盖桂枝汤为太阳神方，调和其气，使出入于外内，又恐芍药之苦寒以缓其出入之势，故去之。若脉不见促而见微，身复恶寒者，为阳虚已极，桂枝去芍药方中加附子汤主之，恐桂、姜之力微，必助之附子而后可。”

【治法】　解肌祛风，兼温经复阳。

【方药】　桂枝去芍药加附子汤方

桂枝三两（去皮）　甘草二两（炙）　生姜三两（切）　大枣十二枚（擘）　附子一枚（炮，去皮，破八片）

上五味，以水七升，煮取三升，去滓，温服一升。本云：桂枝汤，今去芍药加附子。将息如前法。

【方义】　本方即桂枝去芍药汤方加制附子温经扶阳。

【参考资料】　验案选录

刘××，30余岁。冬月伤寒，误服泻药而成。身体恶寒，腹满痛，不大便者二日，脉浮大而缓。显系伤风寒中证，医家不察，误为阳明腑证，误用大黄芒硝等药下之……以致寒气凝结，上下不通，故不能大便，腹胀大而痛更甚也……用桂枝汤去芍药加附子以温行之，则所服硝黄得阳药运行，而反为我用也。处方：桂枝尖一钱　黑附子一钱　炙甘草五分　生姜一钱　大枣二枚（去核）。服药后，未及十分钟，即大泻两次，恶寒腹胀均除而痊。（《全国名医验案类编》）

【原文】

發汗后，身疼痛，脉沉遲者，桂枝加芍藥生姜各一兩，人参三兩新加湯主之。（62）

【提要】　指出太阳病发汗太过，损伤气营的证治。

【释义】　身疼痛是太阳病较为常见的症状，每随汗解而失。本条指出发汗后，身疼痛犹在，反映已不单是表证的一个表现，而是发汗太过，损伤营气致经脉失养。其脉沉迟无力，为气亏营耗，已属里之不足。仲景用桂枝汤加味主治，反证营卫不和的病理仍然存在，且不容忽略。故证属卫不和兼气营不足证。

钱天来说：“此本中风而以麻黄汤误发其汗，遂致阳气虚损，阴液耗竭，不能充灌滋养，故身疼痛而脉沉迟，非伤寒浮紧而身疼痛之可比也。仍以桂枝汤和解卫阳，因误汗之后多加芍药之酸收以敛营阴之汗液，生姜以宣通其衰微之阳气，人参以扶助其耗散之元真，故名之曰桂枝新加汤。”

尤在泾说：“发汗后邪痹于外而营虚于内，故身疼痛不除，而脉转沉迟。《经》曰：‘其脉沉者，营气微也。’又曰：‘迟者荣气不足，血少故也。’故以桂枝加芍药生姜人参，以益不足之血，而散未尽之邪。”

【治法】　调和营卫，益气和营。

【方药】　桂枝加芍药生姜各一两人参三两新加汤方

桂枝三两(去皮) 芍药四两 甘草二两(炙) 人参三两 大枣十二枚(擘) 生姜四两

上六味,以水一斗二升,煮取三升,去滓。温服一升。本云:桂枝汤,今加芍药、生姜、人参。

【方义】 方中桂枝汤调和营卫,重用芍药和营养血,重用生姜宣通阳气,加人参益气和营。方为扶正祛邪并用,以扶正为主之剂。

【参考资料】 验案选录

一老人大便不通,数日,上逆头眩。医与备急丸而自若,因倍加分量而投之,得利,于是身体麻痹,上逆益甚,而大便复结。更医诊之,与以大剂承气汤,一服,不得下利,服三帖,下利如倾盆,身体冷痛,不得卧,大便复结。又转医作地黄剂使服之,上逆尤剧,面色如醉,大便益不通,于是请治于先生,心下痞硬,少腹无力。即与桂枝加芍药生姜人参汤服之,三帖,冲气即降,大便通快。经二三日,冷痛止,得卧,大便续通快。二旬之后,诸证去而复常。(《全国名医验案类编》)

2.2.2 伤寒表实证

2.2.2.1 麻黄汤证

【原文】

太陽病,頭痛,發熱,身疼,腰痛,骨節疼痛,惡風,無汗而喘者,麻黄湯主之。(35)

【提要】 指出太阳病伤寒证的主要表现及治疗。

【释义】 本条指出病在太阳,症见头痛发热,恶风,为风寒外束,肌表受邪,卫阳被遏,正邪交争;无汗,为腠理闭郁,营阴郁滞;身疼腰痛、骨节疼痛,乃寒邪侵犯太阳经脉,经气运行不畅;气喘系外邪犯肺,肺气失宣。本条与第1条、第3条合看,脉象浮紧是应有的表现。诸症反映风寒外束,致卫阳被遏,营阴郁滞,太阳经气不利,邪干于肺。病为太阳伤寒证。

柯韵伯说:"太阳主一身之表,风寒外束,阳气不伸,故一身尽疼;太阳脉抵腰中,故腰痛;太阳主筋所生病,诸筋者,皆属于节,故骨节疼痛;从风寒得故恶风;风寒客于人,则皮毛闭,故无汗;太阳为诸阳主气,阳气郁于内,故喘;太阳为开,立麻黄汤以开之,诸证悉除矣。"

沈明宗说:"太阳之邪,从皮毛而入,郁逆肺气,以故作喘,且寒主收敛,伤营则腠理闭密,故用麻黄汤发之。"

【治法】 辛温发汗,宣肺平喘。

【方药】 麻黄汤方

麻黄三两(去节) 桂枝二两(去皮) 甘草一两(炙) 杏仁七十个(去皮尖)

上四味,以水九升,先煮麻黄,减二升,去上沫,内诸药,煮取二升半,去滓,温服八合,覆取微似汗,不须啜粥。余如桂枝法将息。

【方义】 方中麻黄,辛温发汗、宣肺平喘。桂枝,解肌祛风,助麻黄发汗;杏仁,宣降肺气,增麻黄平喘之力。炙甘草,调和诸药且能防止大汗伤津。方为辛温发汗峻剂,是治疗太阳伤寒证之主方。

【原文】

脉浮者,病在表,可發汗,宜麻黄湯。(51)

【提要】 以脉代证,提示病在太阳治当发汗解表,可选用麻黄汤。

【释义】 本条从脉浮即确立病在表,为借脉浮代表病在太阳,属借代的笔法,故斯证当有前述太阳表证必具之证。从条文指出用发汗祛邪法治疗,麻黄汤为宜选之方,提示本条之证当有太阳伤寒证之特点,切不可只见浮脉即贸然与麻黄汤发汗。

程应旄说:“脉浮无紧,似不在发汗之列,然视其证……皆寒伤营之表证,则不妨略脉而详证,无汗可发汗,宜麻黄汤。”

【原文】

脉浮而數者,可發汗,宜麻黄湯。(52)

【提要】 指出太阳伤寒证脉浮数者,仍宜用麻黄汤。

【释义】 太阳伤寒证的脉象以浮紧为常,但太阳伤寒证还当有恶寒、发热、无汗、头痛、身疼、腰痛、骨节疼痛等表现,而不能只据脉象辨证,只要太阳伤寒证的主要特点具备,虽然脉见浮数,其脉数乃发热之故,不能依此辨为热证。病仍为太阳伤寒证,故宜用麻黄汤发汗。

张隐庵说:“此反结上文两节之意,言里气不虚而在表者,皆可麻黄汤发其汗也。”

【参考资料】 验案选录

孙××,男,68岁,农民。因操劳过甚,感受风寒,发热头痛,无汗,浑身关节皆痛,已二三日,适其子从部队回家探亲……给服西药土霉素等未效。来诊时症见两脉浮紧带数,舌苔薄白,身灼热无汗,微喘,气息稍粗,自诉骨节痠楚烦疼较甚,似属麻黄汤证,然虑其年高,用此发汗峻剂可能有弊,故对其子言明,嘱其注意观察,症情有变,随时来诊,即处以麻黄汤:麻黄二钱 桂枝二钱 杏仁二钱(杵) 甘草一钱 二剂。

数日后,其子来告说,服药二剂后病已愈,特来道谢……(《伤寒论方医案选编》)

【原文】

太陽病,十日以去,脉浮細而嗜卧①者,外已解也,設胸滿脅痛者,與小柴胡湯;脉但浮者,與麻黄湯。(37)

【词解】 ① 嗜卧:嗜,喜爱之意。嗜卧,形容病人安静休养,以复体力。

【提要】 指出太阳病多日,可能出现的三种转归。提示病仍在表,仍可与服麻黄汤。

【释义】 患太阳病十日以上,病证变化常不拘一途,应当根据病证之变化,作恰当的处理。仲景在本条举出三种可能:其一,脉象由浮而有力变为浮细,即变为软脉,反映表邪已去,但从病人嗜卧静养,说明人体正气尚未全复,故为外邪已解,病趋痊愈之征兆。其二,如果证见胸满胁痛,胸为太阳经气出入之部位,胁为少阳经脉分布之区。反映表邪内传少阳,为过经之变,故应使用小柴胡汤和解少阳。其三,仲景用以脉代证的笔法,指出虽患病已过十日,但病人只见太阳病的表现,为病仍属表,故仍可与麻黄汤发汗解表,此即所谓证未变治亦不变,而不拘于患病时日。

周扬俊说:“十日已去,谓既不传经,复非过经,而已解矣。脉则浮细,已虚微无力,而非紧数之脉为邪气盛者可知,视其证则嗜卧,已向壁安静,而非少阴之证为但欲寐者可比。设胸满胁痛,属少阳传经也。若但浮而无少阳经证,则仍太阳为过经也,一与小柴胡,一与麻黄,本经本药矣,言此二经,阳明可知也。”

【参考资料】 验案选录

予友沈镜芙之房客某君,十二月起,即患伤寒,因贫无力延医,延至一月之久,沈先生伤其遇,乃代延余义务诊治。察其脉浮紧,头痛,恶寒,发热不甚,据云初得病时即如是。因予:麻黄二钱 桂枝二钱 杏仁三钱 甘草一钱。又因其病久胃气弱也,嘱自加生姜三片,红枣两枚,急煎热服,盖被而卧。果一刻后,其疾若失……(曹颖甫《经方实验录》)

【原文】

太陽病，脉浮緊，無汗，發熱，身疼痛，八九日不解，表證仍在，此當發其汗。服藥已微除①，其人發煩目瞑②，劇者必衄③，衄乃解。所以然者，陽氣重④故也。麻黄湯主之。（46）

【词解】 ① 微除：略有减轻。

② 目瞑：瞑，《集韵》："瞑，目不明也。"目瞑，闭目懒睁，不喜强光刺激。

③ 剧者必衄：剧者，指病情严重。衄，泛指出血，此处指鼻出血。

④ 阳气重：在此指阳邪郁遏。尤在泾说："阳气，阳中之邪气也。"

【提要】 补述太阳伤寒证的主脉，说明服麻黄汤后可能出现的反应。

【释义】 本条有倒装文法，"麻黄汤主之"应接在"此当发其汗"后，并为一段。该段指出太阳伤寒证虽多日不解，但脉象浮紧、无汗、发热、身疼痛等症仍在，是病证尚未发生传变，仍属风寒表实证，治法亦不觅新途。故说："此当发其汗""麻黄汤主之"。在此仲景明确提出太阳伤寒证的脉象是浮紧，既是对太阳伤寒主要表现进行补充，也是对第3条"脉阴阳俱紧"的具体说明。

"服药已微除"至"阳气重故也"为第二段。说明服麻黄汤后，可能出现的两种反应：其一，方药对证。但因患病多日不解，外邪郁闭较重，故不能一汗而邪解，只取得一定的疗效，使病证有所缓解。病人出现心烦、目瞑，乃外邪郁闭，阳气被遏，服药后药力扶助正气驱邪外出，正邪交争较剧的征兆。其二，严重者出现鼻衄。为阳气怫郁太甚而化热，热伤血络。但汗血同源，不得汗解，一衄之后，外邪可泄，郁热可除，病证亦有得解之机，故仲景称"衄乃解"。这种衄血俗称红汗。

外感病特别是太阳伤寒证，不得汗解而从衄解，当以衄后脉静身和为征。如病人衄血后，其身热不退，更见舌绛苔燥、脉数等症，即为邪热内犯营血。对此变证，既不能再与辛温之剂，更不能坐视待愈，只有辨证施治，才能转危为安。

程知说："脉见浮紧，表证仍在，虽八九日，仍当从麻黄汗解。服汤已，其病微除。至于烦瞑剧衄，乃热郁于营，阳气重盛，表散之药与之相搏而然。然至于逼血上衄，则热随血解矣。此言当发汗以麻黄汤，非衄解之后仍用麻黄汤也。"

尤在泾说："脉浮紧无汗，发热身疼痛，太阳麻黄汤证也。至八九日之久而不解，表证仍在者，仍宜以麻黄汤发之，所谓治伤寒不可拘于日数，但见表证脉浮者、虽数日犹宜汗之是也。乃服药已病虽微除，而其人发烦目瞑者，卫中之邪得解，而营中之热未除也。剧者血为热搏。势必成衄，衄则营中之热亦除，而病乃解。所以然者，阳气太重，营卫俱实，故须汗血并出，而后邪气乃解耳。"

【参考资料】 验案选录

1. 范左。伤寒，六七日，形寒发热，无汗，而喘，头项腰脊强痛，两脉浮紧，为不传也，麻黄汤主之。麻黄一钱　桂枝一钱　炙草八分　杏仁三钱(《经方实验录》)

2. 于××，男，33岁，工程师。3月7日初诊。恶寒甚，体痛呕，两脉浮紧，此伤寒也，当发其汗，宜麻黄汤。身上发风疹，从缓治。麻黄三钱　桂枝三钱　杏仁四钱　甘草三钱。三月八日复诊：昨进麻黄汤，战栗恶寒，得微汗而罢，骨楚亦除。今觉心下逆满，略感头眩，茯苓桂枝白术甘草汤主之(方略)。(《哈尔滨中医》1961年第8期)

【原文】

太陽病，脉浮緊，發熱，身無汗，自衄者愈。（47）

【提要】 指出太阳伤寒证得自衄病愈的机转。

【释义】 太阳病，脉象浮紧，发热，无汗者，为太阳伤寒证。其邪郁化热而致鼻衄，虽未服药，亦可因邪随衄解而病自愈。

成无己说："风寒在经不得汗解，郁而变热，衄则热随血散，故云自衄者愈。"

周扬俊说："浮紧无汗，麻黄证也，使早汗之，何致衄乎？惟未经发汗，则邪热上行，势必逼血而出于鼻，故衄既成流，则阳邪随解，夺血无汗，此之谓也。仲景恐人于衄后复用表药，故曰愈。"

【原文】

傷寒脉浮緊，不發汗，因致衄者，麻黄湯主之。（55）

【提要】 指出太阳伤寒失汗致衄，仍须汗解，当用麻黄汤。

【释义】 本条以伤寒脉浮紧代表太阳伤寒证，未详言症状，为省文笔法。太阳伤寒证，使用麻黄汤发汗，使外邪随汗而解，其病可愈，今当发汗而失于发汗，则邪郁不解，损伤血络，迫血妄行，因而致衄，鼻衄之后，邪未得解，太阳表实证仍在，自当用麻黄汤主治。

本条与46、47条皆为太阳伤寒证的衄血，但病因、病机、转归有所不同。46条是已经服药，邪热较盛致衄血，其邪随衄解，故称"衄乃解"，47条是未经服药，失于发汗而致衄，其邪亦随衄血解，故称"自衄者愈"。本条虽亦为失于发汗而致衄，但衄后病邪不解，表实证仍在，故仍以麻黄汤发汗解表，可见，对太阳伤寒证的衄血，应该分辨原因，辨证施治，既不能见衄待愈，亦不可见衄治衄，妄用止血之法。

尤在泾说："伤寒脉浮紧者，邪气在表，法当汗解，而不发汗，则邪无从达泄，内搏于血，必致衄也。衄则其邪当去，而犹以麻黄汤主之者，此亦营卫并实，如上条所云阳气重之证……然必欲衄而血不流，虽衄而热不解者，乃为合法，不然，靡有不竭其阴者。"

【原文】

太陽與陽明合病，喘而胸滿者，不可下，宜麻黄湯。（36）

【提要】 指出太阳阳明合病，以太阳病为主，宜先解表的治法。

【释义】 本条以"太阳与阳明合病"的病证概念，代表两组必见的临床表现，从后句"不可下"，可知为太阳伤寒与阳明腑实同时发病。二阳合病，孰轻孰重？主次何如？从原文专门列出喘而胸满等表寒外束、肺气被阻之证，而对阳明腑实之证只戒不可攻下，提示病证以太阳伤寒为主，故宜用麻黄汤解表定喘。

《医宗金鉴》说："太阳阳明合病，不利不呕者，是里气实，不受邪也，若喘而胸满，是表邪盛，气壅于胸肺间也。邪在高分之表，非结胸也，故不可下，以麻黄汤发表通肺，喘满自愈矣。"

钱天来说："胸满者，太阳表邪未解，将入里而犹未入也，以阳明病而心下硬满者，尚未可攻，攻之遂利不止者死，况太阳阳明合病乎？"

【参考资料】 验案选录

有豪子病伤寒，脉浮而长，喘而胸满，身热头痛，腰脊强，鼻干，不得卧，予曰，太阳阳明合病证。仲景法中有三证，下利者葛根汤，不下利呕逆者加半夏，喘而胸满者，麻黄汤也，治以麻黄汤，得汗而解。（《伤寒九十论》）

2.2.2.2 *麻黄汤禁例*

【原文】

咽喉干燥者，不可發汗。（83）

【提要】 以咽喉干燥为例，提示阴津不足者，禁用发汗。

【释义】 对太阳病应正确使用汗法治疗，麻黄汤是发汗峻剂，凡禁用汗法者亦不当使用麻黄汤。

本条使用以症状代表病理的笔法，提示发汗禁例。咽喉为三阴经之所过处，赖阴液以滋润，阴津亏少，不能上承滋润，则咽喉干燥。仲景借用以提示阴液不足者不可发汗。由此还可推断，其虽兼有风寒表证亦不宜单纯使用辛温剂发汗。大凡阴津不足，发汗无源，而勉强发汗，必致阴虚热燔，变证蜂起，不可不戒。

张锡驹说："脾足太阴之脉挟咽，肾足少阴之脉循喉咙，肝足厥阴之脉循喉咙之后，皆三阴经脉所循之处也。三阴精血虚少，不能上滋于咽喉，故干燥，所以不可发汗。"

【原文】

淋家[①]，不可發汗，發汗必便血[②]。(84)

【词解】 ① 淋家：淋，淋证或淋病，是中医的病证名称，为小便淋沥不尽，尿意繁而量少，尿道涩痛之证。淋家，指久患淋病的病人。

② 便血：此处指尿血。

【提要】 以淋家为例，提示阴亏下焦蓄热者，禁用汗法。

【释义】 淋家，多阴津素亏，下焦蓄热，虽患外感，不可竟用辛温发汗。若误用汗法，既更伤其阴，又使邪热愈盛，热伤络脉，血液妄行，则可发生尿血的变证。

陈修园说："素有淋病，名曰淋家。其精液久虚，不可发汗更走其津液。若发汗则津液竭于外，而血动于内，干及于胞中，必患便血。"

沈明宗说："此条便血，是小便尿血也。"

【原文】

瘡家[①]，雖身疼痛，不可發汗，汗出則痓[②]。(85)

【词解】 ① 疮家：指久患疮疡的病人。

② 痓：音"厕"，《集韵》说："风病也。"《正字通》说："五痉之总名，其证卒口噤，背反张而瘛疭。"《玉函经》《脉经》注作"痉"，可从。

【提要】 以疮家为例，提示气血两虚者，虽有表证禁用汗法。

【释义】 久患疮疡的病人，多气血两伤，其身体疼痛，为营血不足，又感外邪，其虽有表证，禁用发汗，误用汗法，更伤营血，筋脉失于濡养，可致筋脉强直，肢体拘挛，发生血虚生风的变证。

钱天来说："疮家，非谓疥癣之疾也；盖指大脓大血、痈疽溃疡、杨梅结毒、臁疮、痘疹、马刀挟瘿之属也。身疼痛，伤寒之表证也。言疮家气虚血少，荣卫衰薄，虽或有伤寒身疼痛等表证，亦慎不可发汗。若误发其汗，则阳气鼓动，阴液外泄，阳亡则不能柔养，血虚则无以滋灌，所以筋脉劲急而成痉也。"

【原文】

衄家，不可發汗，汗出必額上陷，脉急緊[①]，直視不能眴[②]，不得眠。(86)

【词解】 ① 额上陷，脉急紧：指额部两旁（相当于太阳穴）凹陷处动脉拘急。《医宗金鉴》说："汗出液竭，诸脉失养，则额角上陷中之脉，为热所灼，故紧且急也。"

② 眴：眴，音"舜"，指眼珠转动。

【提要】 以衄家为例，提示阴血亏虚者，禁用汗法。

【释义】 素易鼻衄之人，阴血亏虚者居多，虽有表证，亦不可发汗。若误用发汗则更伤阴血。其血不养筋，经脉失濡，则额上陷中之脉紧急；血不养目，则目直视睛不能转动；血不养心，神不守舍，则不得安眠，故阴血亏虚者应禁用汗法。

陈修园说："血从阳经并督脉而出者为衄。汗为血液，凡素患衄血之人，名曰衄家。三阳之经血俱虚，故不可发汗……三阳之血不荣于脉，故额上陷，脉紧急也；三阳之血不贯于目，故目直视不得眴也；阴血虚少，则卫气不能行于阴，故不得眠。此三阳之危证也。"

【原文】

亡血家①，不可發汗，發汗則寒栗②而振③。(87)

【词解】 ① 亡血家：指平素经常出血的病人。

② 寒栗：畏冷的战栗，即寒战。

③ 振：振颤动摇，是动风的表现。

【提要】 以亡血家为例，提示血虚气衰者，禁用汗法。

【释义】 亡血家，因长期经常出血，不但阴血极亏，气亦无所依附而虚衰。发汗既伤阳气又耗阴液，故当禁用。若误用发汗，必致气血更虚，其气不足温煦则寒战，血不及濡润，经脉失养则振摇，故易发生动风的变证。

成无己说："《针经》曰：夺血者无汗，夺汗者无血。亡血发汗则阴阳俱虚，故寒栗而振摇。"

程应旄说："亡血而更发汗，身内只剩一空壳子，阳于何有，寒自内生，故寒栗而振，是为阴阳两竭，凡遇可汗之证，便不可不顾虑，失阴经之荣血有如此者。"

【原文】

汗家，重發汗，必恍惚心亂①，小便已陰疼②，與禹餘糧丸。(88)

【词解】 ① 恍惚心乱：神志模糊，不能自主。钱天来说："恍惚者，心神摇荡，而不能自持，心乱者，神虚意乱，而不能自主也。"

② 阴疼：指尿道疼痛。陈修园说"……心主之神气虚，不能下交于肾，而肾气亦孤，故小便已而前阴溺管之中亦疼。"

【提要】 以汗家为例，提示阳虚者，禁用汗法。

【释义】 平素最易出汗之人，多为阳气虚弱，卫外不固，阴液易泄。若再与发汗，不独损阳，亦必伤阴，以致阴阳两虚。阴阳两虚致心失所养，心神浮越，则恍惚心乱；阴津不足，阴中涩滞失润，则小便后阴疼。对此变证，仲景用禹余粮丸治疗。禹余粮丸方虽已失载，但从主药禹余粮似提示敛阴止汗，重镇固涩之法，既救其急，亦补其虚。

舒驰远说："平日汗多者，表阳素亏，若重发其汗，则阳从外亡，胸中神魂无主，故心神恍惚而内乱也。小便已阴疼者，阳气大虚，便出则气愈泄，化源伤，故疼……"

禹余粮方阙

【原文】

病人有寒，復發汗，胃中冷，必吐蚘①。(89)

【词解】 ① 蚘：即蛔之古字。

【提要】 指出阳虚有寒者禁用汗法。

【释义】 病人有寒,可见平素阳气虚弱,其人虽患太阳病,以本有阳虚,自宜温阳解表并用,而不可纯用发汗之法。若误用发汗,必更伤阳气。其引起脾胃阳虚,胃气上逆者,每致呕吐。由于人体内环境改变,有蛔虫上入于胃脘者,则可见吐蛔。

张锡驹说:“病人有寒者,中气素寒者也。汗乃中焦之汁,发汗更虚其中焦之阳气,而胃中必冷。胃无阳热之化,则阴寒固结而阴类顿生,故必吐蚘也。”

《医宗金鉴》说:“病人有寒,谓胃中寒也。复发汗,谓汗而复汗也。胃寒复汗,阳气愈微,胃中冷甚,蚘不能安,故必吐蚘也,宜理中汤送乌梅丸可也。”

【原文】

脉浮緊者,法當身疼痛,宜以汗解之。假令尺中遲[①]者,不可發汗,何以知然?以榮氣不足,血少故也。(50)

【词解】 ① 尺中迟:指寸口尺部脉跳一息不足四至。此处系指迟而无力,反映不足的病理。

【提要】 指出营血不足,虽有表证,禁用汗法。

【释义】 本条“何以知然”以下,是仲景自注句。应该纳入正文分析。脉象浮紧,同时见身体疼痛之证,知为太阳伤寒证,故宜用汗法解表。假设病人身体疼痛而脉象尺迟无力,则为营血亏虚之证,虽兼表证,以汗为心液,汗血同源,发汗则更伤营血,而不可强发其汗。

张路玉说:“尺中脉迟,不可用麻黄汤发汗,当频与小建中和之。和之而邪解,不须发汗,设不解,不妨多与,俟尺中有力,乃与麻黄汤汗之可也。”

【原文】

脉浮數[①]者,法當汗出而愈。若下之,身重心悸者,不可發汗,當自汗出乃解。所以然者,尺中脉微,此里虚。須[②]表里實,津液自和,便自汗出愈。(49)

【词解】 ① 脉浮数:此处代表表证。尤在泾说:“脉浮数者,其病在表……”

② 须:等待、达到之意。

【提要】 论述误下致里虚,治当补虚扶正,禁用汗法。

【释义】 病证属表,理当用汗法使邪外解。若误用攻下之法,每因损伤正气,发生变证。如果误下后,病人出现身体沉重、心悸、尺中脉微,为已无表证,而里气亏虚,即不可再用发汗的治法,以此提示虚证禁用汗法。治疗里虚证应补其不足,扶养正气,使气血充沛,津液自和,病人每每快然汗出而病愈。此时病人的自汗,是正复邪去的外在信息,与药物发汗有根本不同。仲景于提示禁汗法时注明,意在示人详加鉴别,切勿混淆。

顾尚之说:“不可发汗者,言不可用麻黄以大发其汗,非坐视而待其自愈也,用小建中以和其津液,则自汗而解矣。”

2.2.2.3 兼证

【原文】

太陽病,項背强几几,無汗,惡風,葛根湯主之。(31)

【提要】 指出太阳伤寒兼太阳经气不疏证的证治。

【释义】 太阳病,无汗恶风者,为太阳伤寒证。兼见项背强几几,为风寒外束,经气不舒,阻滞津液不能敷布,致太阳经脉失于濡养。

本证与14条桂枝加葛根汤证相比,兼项背强几几虽同,但其本证分别为太阳伤寒证与太阳中风证。故汗出与否,是二证的鉴别要点。

成无己说:"太阳病项背强几几,汗出恶风者,中风表虚也;项背强几几,无汗恶风者,中风表实也。表虚宜解肌,表实宜发汗,是以葛根汤发之也。"

【治法】 发汗解表,升津疏经。

【方药】 葛根汤方

葛根四两　麻黄三两(去节)　桂枝二两(去皮)　生姜三两(切)　甘草二两(炙)　芍药二两　大枣十二枚(擘)

上七味,以水一斗,先煮麻黄、葛根,减二升,去白沫,内诸药,煮取三升,去滓。温服一升。覆取微似汗。余如桂枝法将息及禁忌,诸汤皆仿此。

【方义】 方即桂枝汤方加麻黄、葛根。方以桂枝汤加麻黄,增强发汗祛邪;加葛根升津疏经,并助麻、桂解表。证属太阳伤寒兼证而不用麻黄汤加葛根,是因为麻黄汤为发汗峻剂,过汗更伤其阴,则有碍于升津濡经。故用桂枝汤加麻黄,以免过汗伤阴之弊。

【参考资料】 验案选录

1. 市人杨姓者,病伤寒,无汗、恶风、项虽屈而强,医者以桂枝麻黄各半汤与之。予曰,非其治也,是谓项强几几,葛根证也。三投,濈濈然微汗解。翌日项不强,脉已和矣。(《伤寒九十论》)

2. 赵××,男,35岁。因感冒发热恶寒,头痛项强无汗,医务室给服APC、去痛片等药,得汗后,其症稍减。翌日就诊于又医,以为表虚,用疏邪实表之剂,服一剂汗出即止。再剂上证加重,自觉项背强几几,全身不适。此肌腠致密,汗出不彻之故,宜解肌开腠,开津发汗,用葛根汤。葛根五钱　麻黄一钱　桂枝二钱　白芍三钱　甘草一钱　生姜三片　大枣三枚

服二剂,得津津汗出解。(《伤寒论方医案选编》)

3. 陈××,男,43岁,经商。1957年10月20日初诊。颈项肩背疼痛,拘急不能转侧,病起仓卒,实证为多。处方:葛根二钱　麻黄二分　桂枝三分　白芍二钱　生甘草钱半　生姜四钱　大枣六枚　一剂痊愈,为巩固疗效计,续服一剂。(《哈尔滨中医》1961年第6期)

【原文】

太陽與陽明合病者,必自下利,葛根湯主之。(32)

【提要】 指出太阳阳明合病下利的治法。

【释义】 本条以病证概念代表临床表现。原文太阳与阳明合病者,既反映太阳、阳明同时受邪,相合为病,又代表病人同时出现太阳表证和阳明受邪的表现。其自下利,为邪犯肠胃,病在阳明。从治用葛根汤为主,反证本证以风寒表实为主,虽有外邪入里伤肠,但尚未化热,对此表里同病,自当发汗解表为先,以使表解而里自和。何况葛根一味,既能解表,又能止利,故葛根汤在此有发汗解表兼以止利之功。

《医宗金鉴》说:"太阳与阳明合病者,表里之气,升降失常故下利也,治法解太阳之表,表解而阳明之里自和矣。"

【原文】

太陽與陽明合病,不下利,但嘔①者,葛根加半夏湯主之。(33)

【词解】 ① 但呕:但,只也。只有呕逆。

【提要】 指出太阳阳明合病呕逆的治法。

【释义】 本条承上条讨论二阳合病,外邪内迫阳明,只引起胃气上逆发生呕逆的治法。呕、利表现虽殊,但邪犯阳明的基本病机则一,故治疗以葛根汤解表为主,随证加半夏降逆止呕即可。

成无己说:“邪气外甚,阳不主里,里气不和,气下而不上者,但下利而不呕,里气上逆而不下者,但呕而不下利,与葛根汤以散其邪,加半夏以下逆气。”

【治法】 发汗解表,兼降逆止呕。

【方药】 葛根加半夏汤方

葛根四两 麻黄三两(去节) 甘草二两(炙) 芍药二两 桂枝二两(去皮) 生姜二两(切) 半夏半升(洗) 大枣十二枚(擘)

上八味,以水一斗,先煮葛根、麻黄,减二升,去白沫,内诸药,煮取三升,去滓。温服一升,覆取微似汗。

【方义】 略。

【参考资料】 验案选录

朱××,男,12岁。发热恶寒,头项强痛,汗不出,大便泄泻,苔白。此太阳阳明合病,拟葛根汤。葛根三钱 麻黄一钱 桂枝钱半 白芍钱半 炙甘草一钱 生姜二钱 红枣五枚。服二剂,病即告愈。(《江西中医药杂志》1965年第9期)

【原文】

太陽中風,脉浮緊,發熱,惡寒,身疼痛,不汗出而煩躁者,大青龍湯主之。若脉微弱,汗出惡風者,不可服之,服之則厥逆①,筋惕肉瞤②,此爲逆也。(38)

【词解】 ① 厥逆:手足冰凉。

② 筋惕肉瞤:瞤,音“纯”。筋惕肉瞤,指筋肉跳动。

【提要】 指出太阳伤寒兼里热证的证治,及大青龙汤的禁例。

【释义】 外受风寒之邪而发病,症见脉象浮紧、发热恶寒、身疼痛、无汗,为风寒外束,闭郁于表,突出的烦躁,用太阳伤寒证不能解释,仲景于解表方中加石膏治疗,说明里有邪热,外无宣泄出路。诸症反映风寒束表,里有郁热的病理。证属表寒里热,表里俱实。治用大青龙汤外解表寒兼清里热。

大青龙汤方用麻黄六两,其发汗之力较麻黄汤更为峻猛,故只能用于表里俱实之证。如果症见脉象微弱、汗出、恶风寒,为表里俱虚之证,不可与服大青龙汤。若对虚证用大青龙汤,可能因大汗而亡阳,致肌肤、经脉无所温养,而出现手足冰凉、筋肉跳动等坏病症状,不可不戒。

喻嘉言说:“天地郁蒸,得雨则和,人身烦躁,得汗则解,大青龙汤证,为太阳无汗而设,与麻黄汤证何异,因有烦躁一证并见,则非此法不解。”

程应旄说:“脉则浮紧,证则发热恶寒,身疼痛,不汗出而烦躁,是阴寒在表,郁住阳热之气在经,而生烦热,则并扰其阴而作躁,总是阳气怫郁不得越之故。此伤寒得麻黄之辛热而外出,热得石膏之甘寒而内解,龙升雨降,郁热顿除矣。”

【治法】 辛温解表,兼清里热。

【方药】 大青龙汤方

麻黄六两(去节) 桂枝二两(去皮) 甘草二两(炙) 杏仁四十枚(去皮尖) 生姜三两(切) 大枣十枚(擘) 石膏如鸡子大(碎)

上七味,以水九升,先煮麻黄,减二升,去上沫,内诸药,煮取三升,去滓。温服一升。取微似汗。汗出多者,温粉扑之。一服汗者,停后服。若复服,汗多亡阳,遂虚,恶风,烦躁,不得眠也。

【方义】 方即麻黄汤方重用麻黄,加石膏、生姜、大枣。方中麻黄汤重用麻黄加生姜,辛温发汗,以散表寒;石膏辛寒,以清里热;大枣和中,以资汗源。方为表里双解剂。但服药后以汗出邪解取效,犹如龙升雨降,郁热顿除,故仲景喻以大青龙而命方名。

按:关于温粉的问题:关于温粉《伤寒论》中未注明何方,后世所载也不尽相同,兹摘录几家记载如下:① 晋·葛洪《肘后备急方》姚大夫辟温病粉身方为:"芎䓖、白芷、藁本三物等分,下筛内粉中,以涂粉于身,大良。"② 唐·孙思邈《备急千金方》的温粉方为:煅牡蛎、生黄芪各三钱,粳米粉一两,共研细末,和匀,以稀疏绢包,缓缓扑于肌肤。③《孝慈备览》扑身止汗法是:麸皮糯米粉二合,牡蛎、龙骨二两,共为极细末,以疏绢包裹,周身扑之,其汗自止。

【参考资料】 验案选录

1. 何保义从王太尉军中,得伤寒,脉浮涩而紧,予曰,若头痛,发热,恶风,无汗,则麻黄证也,烦躁,则青龙汤证也。何曰,今烦躁甚,予投以大青龙汤。三投汗解。(《伤寒九十论》)

2. 曾治一人冬日得伤寒证,胸中异常烦躁。医者不识大青龙证,竟投以麻黄汤。服后分毫无汗,胸中烦躁益甚,自觉屋隘莫能容。诊其脉洪滑而浮,治以大青龙汤加天花粉八钱。服后五分钟,周身汗出如洗,病若失。(《医学衷中参西录》)

3. 邓×,男。身体素壮,时值夏令酷热,晚间当门而卧,迎风纳凉,午夜梦酣,渐转凉爽,夜深觉寒而醒,入室裹毯再寝。俄而寒热大作,热多寒少,头痛如劈,百节如被杖,壮热无汗,渐至烦躁不安,目赤,口干,气急而喘,脉洪大而浮紧。此夏令伤寒已化烦躁之大青龙证。为书大青龙一方治之。生麻黄四钱 川桂枝四钱 生石膏四两 杏仁泥四两 炙甘草三钱 生姜三钱 鲜竹叶五钱

二诊:服昨方,汗出甚畅,湿及衣被,约半小时,渐渐汗少,高热已退,诸证爽然若失。又为处一清理余邪之方,兼通大便,其病果瘥。(《江苏中医》1959年第5期)

4. 石××,男,36岁,河港大队四小队社员。1965年11月3日初诊。病已三日,恶寒高热39.5℃,无汗烦躁,头身均痛,脉浮数,舌苔薄白。处方:麻黄、桂枝各一钱半,杏仁三钱,生石膏一两,生甘草一钱,竹茹一钱半,竹叶三十片,鲜芦根二尺,水煎服。一剂后寒热即退,但增咳嗽,原方去桂枝,加桔梗、桑叶各一钱半。又服一剂,病即告愈。(《中医杂志》1969年第3期)

【原文】

傷寒脉浮緩,身不疼,但重①,乍有輕時②,無少陰證者,大青龍湯發之③。(39)

【词解】 ① 但重:指只是身体沉重。

② 乍有轻时:乍,突然、猝然。乍有轻时,指身重偶尔有所减轻。

③ 发之:发汗以使邪解。

【提要】 继上条论述太阳伤寒兼里热证的变通表现及治法。

【释义】 本条首言伤寒,其证用大青龙汤发汗祛邪,提示证属风寒表实兼里热烦躁,故发热恶寒、不汗出而烦躁等为必有见症。由于外感风寒轻重不一,若感邪较重,正邪交争较激,则脉紧身痛;本证感邪较轻,则脉缓,身不疼,但重,乍有轻时,虽然脉象身疼皆不典型,但其证的基本特点具备,且从无少阴病,否定了里虚寒证的存在和可能,辨为表实兼里热证当无疑问,故仍与大青龙汤发汗解表清热。

柯韵伯说:"寒有轻重,伤之重者,脉阴阳俱紧而身疼;伤之轻者,脉浮缓而身重,亦有初时脉紧渐缓,初时身疼,继而不疼者,诊者勿执一以拘也……脉浮缓下当有发热恶寒无汗烦躁等证,盖脉浮缓身不疼,见表证同轻,但身重,乍有轻时,见表证将罢,以无汗烦躁,故合用

大青龙。无少阴证，仲景正为不汗出而烦躁之证，因少阴亦有发热恶寒，无汗烦躁之证，与大青龙同，法当温补，若反与麻黄之散，石膏之寒，真阳立亡矣。”

【参考资料】 验案选录

双桂乡，程×，年近60。一日，发热恶寒，无汗，似睡非睡，不欲转侧，神倦懒言，问之再三，才勉强答云：全身疼痛，人感烦躁。有人断为少阴证，主用姜、附回阳，家属犹豫不决。按其脉搏，浮而微数，触其两胫，颇热，我认为属大青龙汤证。因恶寒发热，无汗烦躁，脉浮数，大青龙汤证毕呈。但大青龙汤证本烦躁不得安卧，现病人似睡非睡，问之久久不答者，乃邪热闭郁所致。此与少阴之“但欲寐”迥然有别，与嗜卧亦有不同。足胫颇热，知非少阴证。至于不欲转侧，是因表邪困束，身痛之故。本证属寒邪外束，阳热内郁，当用大青龙汤双解表里邪热。但又虑老人体质素弱，如发汗太过，恐导致亡阳，因此用石膏一两，麻黄、桂枝、杏仁、生姜各三钱，炙草三钱，大枣五枚，水煎，分作三次温服，每二小时服一次，叮嘱家属留心观察，如发现病者有微汗出，即须停药。仅服两次，果全身微汗出，诸证悉除……（《伤寒论汇要分析》）

【原文】

傷寒表不解，心下有水氣①，乾嘔，發熱而咳，或渴，或利，或噎②，或小便不利，少腹滿③，或喘者，小青龍湯主之。(40)

【词解】 ① 心下有水气：心下，指上腹部、胃脘部。此处泛指“里”。水气，病理概念，即水饮之邪。

② 噎：音“耶”，此处指咽喉部有梗阻不畅的感觉。

③ 少腹满：少，通“小”，此处指下腹部胀满。柯琴说：“心下之水气……留而不行，则小便不利而小腹因满也。”

【提要】 论述太阳伤寒兼里停水饮证的证治。

【释义】 条中以病证概念代表临床特点，其伤寒表不解，即代表恶寒、发热、无汗，脉浮紧等太阳伤寒证的必具表现。里有水饮之邪：其见干呕、咳嗽、气喘，为水饮泛滥，干犯肺胃，致肺失宣降，胃气上逆，若水饮内停，不能化生津液则口渴；水饮趋于大肠则下利；水饮内停，肺失宣降，水之上源不调，致膀胱气化失职，水蓄不行，则小便不利、下腹部胀满；水饮内停，阻碍气机，上壅肺胃通道，则见咽喉噎阻。诸证反映外有表寒，里有寒饮的病理，属太阳伤寒兼停水饮证。

本证与太阳伤寒兼里热证相比，虽都属于表里同病，但彼为外寒里热，寒热错杂，临床表现以不汗出而烦躁为特点。此乃表寒里饮，临床表现以喘咳、干呕为特点。故两者治法各异。

本证与太阳中风兼喘证相比，虽均有喘咳，但彼为太阳表虚兼证，有汗而无水饮内停。此乃太阳表实兼寒饮致喘，无汗而有水饮内停。故两者治法也不相同。

汪昂说：“发热，恶寒，头痛，身痛，属太阳表证。仲景书中，凡有里证兼表证者，则以表不解三字赅之。内有水饮，则水寒相搏，水留胃中，故干呕而噎，水寒射肺，故咳而喘，水停则气不化，津不升，故渴；水渍肠间，故下利，水蓄下焦则小便不利而少腹满，水气内渍，所传不一，故有或为之证。”

【治法】 辛温解表，兼涤化水饮。

【方药】 小青龙汤方

麻黄（去节） 芍药、细辛、干姜、甘草（炙）、桂枝（去皮）各三两 五味子半升 半夏半升（洗）

上八味，以水一斗，先煮麻黄减二升，去上沫，内诸药，煮取三升，去滓。温服一升。

若渴，去半夏，加栝楼根三两。若微利，去麻黄，加荛花，如一鸡子，熬令赤色。若噎者，去麻黄，加附子一枚，炮。若小便不利，少腹满者，去麻黄，加茯苓四两。若喘，去麻黄加杏仁半升，去皮尖。且荛花不治利，麻黄主喘，今此语反之，疑非仲景意。

【方义】　方即麻桂合方加减。方中麻黄发汗、平喘、利水，配桂枝则增强通阳宣散之功；芍药与桂枝配伍，调和营卫；干姜、细辛，散寒化饮；五味子敛肺止咳；半夏降逆化痰，炙甘草和中兼调和诸药。方为解表涤饮双解之剂，但重在涤饮，故喻以小青龙命方。

【原文】

傷寒，心下有水氣，咳而微喘，發熱不渴。服湯已，渴者，此寒去欲解也。小青龍湯主之。(41)

【提要】　再论太阳伤寒兼停水饮证的证治。指出服药后判断疗效的一个指征。

【释义】　本条有倒装文法，"小青龙汤主之"应接在"发热不渴"之后为一段，以承上条再论太阳伤寒和里停水饮之证。所举咳嗽、轻度气喘、发热、口不渴等，是表邪不解，水饮内停，上逆于肺，肺气不利的主要表现，故当用小青龙汤为主治疗。服小青龙汤后，怎样知道有否疗效？仲景在本条提出可从病人的口不渴变为口渴进行判断。因为病人本口不渴，为寒饮不化，里无邪热。服药后口渴，反映寒饮得以温化，病有向愈之机。病已向愈，何以口渴？乃发热之后，温解之余，一时津液不足之故。只需少少与饮，以滋其燥，使胃气调和，即可自愈。切忌大饮，更忌饮冷，当属常理。

程知说："此明水寒未解，治宜小青龙也。心下有水气，寒在膈上也，故喘咳发热不渴。服汤已而渴，则水寒解矣。此解水气之法，当用小青龙，非谓解后仍用小青龙也。"

钱天来说："发热不渴者，因心下有水气，故虽发热亦不渴也。服汤，谓服小青龙汤也，服汤已而渴，则知心下水气已消，胃中之寒湿亦去，但以发热之后，温解之余，上焦之津液尚少，所以反渴也。前以有水气故发热不渴，今服汤已而渴，故知寒水去而欲解也。小青龙汤主之句，当在发热不渴句下，今作末句者，是补出前所服之汤，非谓寒去欲解之后，更当以小青龙汤主之也。"

【参考资料】　验案选录

1. 张志明……初诊十月十八日。暑天多水浴，因而致咳，诸药乏效，遇寒则增剧，此为心下有水气，小青龙汤主之：净麻黄钱半，川桂枝钱半，大白芍二钱，生甘草一钱，北细辛钱半，五味子钱半，干姜钱半，姜半夏三钱。二诊十月二十日：咳已痊愈，但觉微喘耳，此为余邪，宜三拗汤轻剂，夫药以稀为贵。(方略)(《经方实验录》)

2. 刘聘贤孙六岁，住刘行乡南潘泾宅，十一月下旬，夜间随父戽水捕鱼，感冒风寒，咳嗽痰黏，前医投方旋覆代赭汤，咳嗽陡止，声音嘶嘎，涎壅痰鸣，气急、鼻煽、肩息、胸高，烦躁不安，大小便不利，脉右伏，左弦细，乃予仲圣小青龙汤原方：桂枝六分，杭白芍五钱，仙半夏五钱，北细辛五分，炙麻黄四分，炙甘草七分，干姜五分，五味子五分。一剂而喘平，再剂咳爽而咯痰便利矣。(《伤寒论译释》)

3. 王××，男，45岁，农民。门诊号14981，1963年8月5日初诊。患者咳喘十余载，往年冬发夏愈，今年起自春及夏，频发无度。现值盛夏，尚穿棉袄，夜睡棉被，凛凛恶寒，背部尤甚，咳吐稀痰，盈杯盈碗，气喘不能平卧，舌苔薄白，脉弦紧。此为风寒外束，饮邪内停，阻碍阳气，肺气失宣。法宜温肺化饮，解表通里。处方：炙麻黄一钱　桂枝三钱　姜半夏三钱　五味子一钱　干姜钱半　白芍三钱　细辛六分　白术三钱　炙甘草一钱。8月13日二诊：投青龙汤剂后，咳嗽已稀，已弃棉衣，畏寒亦减，前既中的，毋事更张，原意续进。原方干姜加至二钱，细辛加至一钱。8月29日三诊：青龙剂已服六剂，咳喘全平，已能穿单衣、睡席子、夜寐通宵,为除邪务尽计,原方再服三剂。9月9日四诊:诸恙悉减,唯动则气喘,初病在肺,久必及肾,配以都气丸常服,以图根除。(《江苏中医》1965年第10期)

2.2.3 表郁轻证

【原文】

太陽病,得之八九日,如瘧狀①,發熱惡寒,熱多寒少,其人不嘔,清便欲自可②,一日二三度發。脉微緩③者,爲欲愈也;脉微而惡寒者,此陰陽俱虚④,不可更發汗、更下、更吐也;面色反有熱色⑤者,未欲解也,以其不能得小汗出,身必癢,宜桂枝麻黄各半湯。(23)

【词解】 ① 如疟状:此处指发热恶寒呈阵发性,并非如疟疾的发热与恶寒交替出现。尤在泾说:"病如疟状,非真是疟,亦非传少阳也,乃正气内胜,数与邪争故也。"

② 清便欲自可:清,同"圊",厕所之古名。欲,同"尚"。自可,如常之意。清便欲自可,指大小便尚能如常。

③ 脉微缓:微是略微之意。脉微缓指脉象和缓。

④ 阴阳俱虚:此处的阴阳,指表里而言。阴阳俱虚,谓表里皆虚。

⑤ 热色:即红色。

【提要】 指出太阳病日久不愈,可能出现的三种转归。论述太阳邪郁证的证治。

【释义】 患太阳病八九日,系指日久不愈。病人虽热多寒少,但仍发热与恶寒并见,如疟状而不是疟疾、其人不呕乃未传少阳、大小便尚属正常,为无阳明里热之证,故可知病仍在太阳之表。其发热恶寒呈阵发性,一日发作二三次,为病久邪郁,正气欲抗邪外出,而不得汗解。

太阳病表郁轻证,可能出现三种转归:其一,病人脉象缓和,已不显浮象,为正气来复抗邪外出之兆,故病证欲愈。其二,病人脉象微弱、恶寒加重,为表里阳气俱虚,故不能再用发汗、攻下、涌吐等祛邪的治法。从仲景强调不可再用之治法,似提示因误治而造成阴阳俱虚的转归。其三,病人又见面红,身痒,为太阳日久不解,又不能得小汗出,阳气怫郁在表,不能发泄。对此,仍当解表,宜麻桂合方。

尤在泾说:"病在太阳,至八九日之久,而不传他经,其表邪本微可知。不呕,清便欲自可,则里未受邪可知。病如疟状,非真是疟,亦非传少阳也,乃正气内胜,数与邪争故也。至热多寒少,一日二三度发,则邪气不胜而将退舍矣……若面色反有热色者,邪气欲从表出,而不得小汗,则邪无从出……身痒者,邪盛而攻走经筋则痛,邪微而游行皮肤则痒也。夫既不得汗出,则非桂枝所能解,而邪气又微,亦非麻黄所可发,故合两方为一方,变大制为小制,桂枝所以为汗液之地,麻黄所以为发散之用,且不使药过病,以伤其正也。"

【治法】 辛温轻剂,小发其汗。

【方药】 桂枝麻黄各半汤方

桂枝一两十六铢(去皮) 芍药 生姜(切) 甘草(炙) 麻黄(去节)各一两 大枣四枚(擘) 杏仁二十四枚(汤浸,去皮尖及两仁者)

上七味,以水五升,先煮麻黄一二沸,去上沫,内诸药,煮取一升八合,去滓。温服六合。本云:桂枝汤三合,麻黄汤三合,并为六合,顿服。将息如上法。

【方义】 本方为桂枝汤与麻黄汤1∶1用量的合方。或二方各取三分之一量合煎,或取二方各三合煎液合并顿服。方为发汗轻剂,解表而不伤正。

【原文】

服桂枝湯，大汗出，脉洪大者，與桂枝湯，如前法。若形似瘧，一日再發[①]者，汗出必解，宜桂枝二麻黄一湯。(25)

【词解】 ① 一日再发：一天发作两次。

【提要】 指出太阳病服桂枝汤后两种不同的转归和治疗。

【释义】 从患病后服桂枝汤、服桂枝汤后两种转归都仍用汗法治疗，可知原证为太阳病。太阳病服桂枝汤，得遍身漐漐微似有汗，其病可愈。今服桂枝汤而致大汗出，病人脉象洪大，即应鉴别是否邪传阳明。病人脉象虽变洪大，但不见大热、烦渴等里热征象，仲景提出与桂枝汤治疗，为虽然汗不如法，但未致发生变证，病证仍在太阳之表，故仍从太阳论治。此转归之一。

若服汤后，发热恶寒呈阵发性，一日发作二次，则为太阳邪郁不解，但较 23 条之证轻缓，发汗治疗亦当约小其制。

《医宗金鉴》说："服桂枝汤，大汗出，病不解，脉洪大，若烦渴者，则为表邪已入阳明，是白虎汤证。今脉虽洪大而不烦渴，则为表邪仍在太阳，当更与桂枝汤如前法也。服汤不解，若形如疟，日再发者，虽属轻邪，然终是为风寒所持，非汗出必不解，故宜服桂枝二麻黄一汤，小发营卫之汗，其不用桂枝麻黄各半者，盖因大汗已出也。"

【治法】 辛温轻剂，微发其汗。

【方药】 桂枝二麻黄一汤方

桂枝一两十七铢(去皮) 芍药一两六铢 麻黄十六铢(去节) 生姜一两六铢(切) 杏仁十六个(去皮尖) 甘草一两二铢(炙) 大枣五枚(擘)

上七味，以水五升，先煮麻黄一二沸，去上沫，内诸药，煮取二升，去滓。温服一升，日再服。本云：桂枝汤二分，麻黄汤一分，合为二升，分再服。今后合为一方。将息如前法。

【方义】 本方为桂枝汤与麻黄汤 2∶1 用量的合方。较桂枝麻黄各半汤发汗力更微。

【参考资料】 验案选录

1. 已酉夏，一时官病伤寒，身热头疼无汗，大便不通，已五日矣，予适自外邑归城，访之，见医者治大黄芒硝辈，将下之矣，予曰：姑少待，予为诊视。视之脉缓而浮，卧密室中，自称恶风。予曰：病人表证如此，虽大便闭，腹且不满，别无所苦，何遽便下，于仲景法，须表证罢，方可下，不尔，邪毒乘虚而入内，不为结胸，必为协热利也，予作桂枝麻黄各半汤，继之以小柴胡汤，漐漐然汗出，大便通，数日愈。(许叔微《伤寒九十论》)

2. 刘××，女，30 岁。患者产后感冒，迭经中西药治疗无效，已延及三十余日。一直发热不解，头痛恶风，厌油纳呆，精神倦怠，四肢乏力，每热退之前出微汗，汗后热退身适，二便正常，夜寐较差。舌质淡，苔薄白，脉弱而缓，此产后体虚外感延久失治，风邪怫郁于表不解之故。宜调和营卫，解肌祛风为治，桂麻各半汤主之。桂枝钱半 白芍钱半 生姜一钱 炙草一钱 麻黄一钱 大枣四枚 杏仁一钱 水煎服。连进两剂，一剂后发热顿解，二剂后诸恙悉瘳。后来进补气补血之品，而起居饮食一如常人。(《重庆医药》1975 年第 4 期)

3. 李×，49 岁，门诊号 13960。1963 年 4 月 10 日初诊：恶寒颤栗，发热，热后汗出身凉，日发一次，连续三日。伴见头痛，肢楚，腰痛，咳嗽痰少，食欲不振，二便自调，脉浮紧，舌苔白厚而滑。治宜辛温解表轻剂，与桂枝二麻黄一汤。处方：桂枝三钱 白芍三钱 杏仁二钱 炙甘草二钱 生姜二钱 麻黄钱半 大枣三枚。4 月 13 日复诊：前药服后，寒热已除，诸证悉减。现惟心悸少气，昨起腹中微痛而喜按，大便正常，脉转弦缓。此因外邪初解，荣血不足，气滞使然，遂与小建中汤。服一剂而安。(《伤寒论汇要分析》)

【原文】

太陽病，發熱惡寒，熱多寒少，脉微弱者，此無陽[①]也，不可發汗，宜桂枝二越婢一湯。（27）

【词解】 ① 无阳：指阳气大虚。

【提要】 指出太阳邪郁兼里热轻证的证治。及桂枝二越婢一汤的禁例。

【释义】 本条有倒装句法，“宜桂枝二越婢一汤”句，应接在“热多寒少”之后。本条述证甚简，不易理解，可用以方测证进行分析。原文提出太阳病发热恶寒，治疗用桂枝汤二份，说明太阳之邪未解，邪郁不得汗泄。治疗用方加入辛寒泄热之品。故证兼里有轻度郁热，可见口渴、心烦等证。本证表寒里热，郁而不发，与太阳伤寒兼里热烦躁证相类似，但轻重悬殊，不可混淆。若上证见脉象微弱，反映阳气大虚，虽发汗轻剂亦不可轻易使用，提示阳虚证禁用桂枝二越婢一汤。

章楠说：“此条经文，宜作两截看，宜桂枝二越婢一汤句，是接热多寒少句末，今为煞句，是汉文兜转法也。若脉微弱者，此无阳也，何得再行发汗，仲景所以禁示人曰，不可发汗，宜作煞句读，经文了了，毫无纷论矣。”

【治法】 微发其汗，兼清里热。

【方药】 桂枝二越婢一汤方

桂枝（去皮） 芍药 麻黄 甘草（炙）各十八铢 大枣四枚（擘） 生姜一两二铢（切） 石膏二十四铢（碎，绵裹）

上七味，以水五升，煮麻黄一二沸，去上沫，内诸药，煮取二升，去滓。温服一升。本云：当裁为越婢汤、桂枝汤，合之饮一升，今合为一方，桂枝二分，越婢汤一分。

【方义】 本方量小剂轻，为桂枝汤与越婢汤 2∶1 用量的合方。方中桂枝汤外散表邪，越婢汤发越郁热，为表里双解轻剂。

【原文】

二陽并病[①]，太陽初得病時，發其汗，汗先出不徹，因轉屬陽明，續自微汗出，不惡寒。若太陽病證不罷者，不可下，下之爲逆，如此可小發汗。設面色緣緣正赤[②]者，陽氣怫鬱[③]在表，當解之、熏之[④]。若發汗不徹，不足言，陽氣怫鬱不得越，當汗不汗，其人躁煩，不知痛處，乍在腹中，乍在四肢，按之不可得，其人短氣但坐，以汗出不徹故也，更發汗則愈。何以知汗出不徹？以脉濇，故知也。（48）

【词解】 ① 二阳并病：此处指太阳病未解，外邪入里，继而出现阳明病的病证。

② 面色缘缘正赤：缘缘，持续不断。正赤，大红色。面色缘缘正赤，指满脸持续发红。

③ 阳气怫郁：阳气，此处指外邪。怫，郁制之意，故怫郁二字双声同义。指郁遏、抑郁之病理。

④ 解之、熏之：发汗解表和外薰的治疗方法。

【提要】 指出太阳病发汗不彻，可能出现两种转归的证治。

【释义】 本条着重论述太阳病发汗不透可能出现的两种转归。其一，形成二阳并病。即由于初病太阳，发汗不及，不仅太阳病不解，且致病邪入里化热，仲景提出续自微汗出、不恶寒两个反映阳明病特点的症状作为代表，提示并见阳明病证。其二，病证仍在太阳。病人所见满脸通红、烦躁、痛苦不可名状、气喘、脉涩，为太阳病经发汗后，因发汗过少，微不足道，致外邪不得宣泄,抑郁在表,肺气不利。对此表证不罢者,宜小发其汗,除药解以外,还可助之以薰法使邪解病愈。而不可用攻下之法。

本条提示:太阳阳明并病,当先用小汗之法解表,表解再议清下治阳明之法。若先用下法,则属误治。由于对太阳病发汗不透,表证不解,仍宜发汗解表,故仲景说“更发汗则愈”。

成无已说:“太阳病未解,传并于阳明,而太阳证未罢者,名曰并病,续自微汗出,不恶寒者,为太阳证罢,阳明证具也,法当下之。若太阳证未罢者,为表未解,则不可下,当小发其汗,先解表也。阳明之经循面,色缘缘正赤者,阳气怫郁在表也,当解之薰之,以取其汗。若发汗不彻者,不足言阳气怫郁,止是当汗不汗,阳气不得越散,邪无从出,拥甚于经,故躁烦也。邪循经行,则痛无常处,或在腹中,或在四肢,按之不可得而短气,但责以汗出不彻,更发汗则愈。《内经》曰:诸过者切之,涩者,阳气有余,为身热无汗。是以脉涩,知阳气拥郁而汗出不彻。”

【参考资料】 验案选录

王×,女,20岁,门诊号48942。1963年10月15日初诊:三日前因接触冷水,当即感寒意。昨日上午开始头痛,恶寒发热,寒多热少,伴发咳嗽,咯痰白黏。今晨仍头痛发热(体温38.2℃),虽得微汗,但尚恶风,喜着厚衣,咳嗽,痰色转赭色,咽痛而干,口渴而不多饮,胃纳欠佳,腰背痠痛(据云今年二月分娩后,因不慎闪挫,以致腰痛至今),二便自调。形体较瘦,神色尚无异常,舌质无变,苔薄黄而滑,手足欠温,但未至厥冷,六脉滑数……病发于暮秋入冬之际,天气骤冷,风寒有机可乘,唯其体虚形瘦,应虑秋令燥气早伏,更因冒寒触冷,邪由皮毛袭肺,寒邪与燥邪相搏,营卫失调……应作伤寒太阳证治例,但燥气内伏,又当稍变其制……拟桂枝二越婢一、麻杏石甘汤两方并用,以散寒疏卫,和营清热。处方:桂枝三钱 白芍三钱 麻黄二钱 杏仁二钱 甘草二钱 生姜二钱 生石膏八钱 红枣三枚。仅服一剂,除因闪伤腰痛宿疾外,诸证悉除,继以自创“忍冬路通汤”专治其腰痛。(《伤寒论汇要分析》)

2.3 太阳病兼变证

2.3.1 变证治则

【原文】

太陽病三日,已發汗,若吐、若下、若温針,仍不解者[1],此爲壞病[2],桂枝不中與[3]之也,觀[4]其脉證,知犯何逆[5],隨證治之。(16)

【词解】 ① 仍不解者:指病邪不解,病证仍然不愈。

② 坏病:即变证。在此指因误治而致病证发生变化,以病情恶化而得名。柯韵伯说:“坏病者,即变证也。”

③ 不中与:即不能再给病人服用。

④ 观:在此作诊察解,泛指四诊,不只是望诊。

⑤ 知犯何逆:知,知道、明确。犯,发生之意,此处为错作。逆,反常变化。知犯何逆,指辨明发生了什么样的变证。

【提要】 指出太阳病发生变证的原因,主要特点及其处理原则。

【释义】 患太阳病已有数日,已用过发汗之法,或曾用涌吐、攻下、温针等方法治疗,不仅病证不愈,而且病情恶化,这就是变证。由于变证已不属太阳表证,故桂枝汤一类的辛温解表方剂,不能再使用了。应该全面诊察病人的临床表现,辨明因何种原因引起了什么样的严重病证,然后按证立法选方即进行辨证论治。

本条提示：可致太阳病发生变证的原因有多种，常见的有汗不如法或汗失及时，或用他法误治。太阳病变证的主要特点有三：其一，由太阳病变化而来，但已不属于太阳表证；其二，不属传经之变，似不能明确归入六经病本证；其三，证候复杂，变化多端，变证之间不具有规律性联系。故仲景示以禁治之法和“观其脉证，知犯何逆，随证治之”的原则，而不直接列出方治。

程应旄说：“在太阳病之三日，发汗，若吐，若下，若温针，仍不解者，知病非本来之病，而已坏于法之不对矣。”

2.3.2 辨虚证实证

【原文】

發汗后，惡寒者，虚故也。不惡寒，但熱者，實也。當和胃氣，與調胃承氣湯。(70)

【提要】 指出汗不如法，可引起虚实不同的变证。

【释义】 条文指出用发汗法治疗，可知本证为太阳表证。发汗后引起病证转变，提示本太阳病而汗不如法，以致发生变证。太阳病汗不如法引起的变证，每以病人的体质阴阳不同，或虚或实当详加辨别。在素体阳虚之人，发汗太过，更伤阳气，则温煦不及，故见畏寒喜暖等证；若病人素体阳盛，发汗过多，外邪由表入里，每可伤津化燥，转属阳明胃家实证，故见只发热不恶寒的表现，为阳明腑实燥热初结者，治当泄实以和胃，可与调胃承气汤。

尤在泾说：“汗出而恶寒者，阳不足而为虚也，为芍药甘草附子汤治之是已；汗出而不恶寒但热者，邪入里而成实也，然不可以峻攻，但与调胃承气和其胃气而已。”

程应旄说：“汗后不恶寒反恶热，其人大便必实，由发汗后亡津所致，病不在营卫，而在胃矣，法当和胃气，与调胃承气汤从阳明治例。”

【原文】

下之后，復發汗，必振寒，脉微細。所以然者，以内外俱虚故也。(60)

【提要】 提出误下复发汗，致阴阳两虚的变证。

【释义】 本条所述病证，系因误用下法复用发汗后治疗所引起的变证。其一再攻邪而伤正，症见畏寒战栗，脉微，为阳虚失于温煦和脉动缺乏动力；脉细，为阴血亏少，脉道不充。故证属全身性阴阳两虚。从证论治，自当以阴阳两补为法。

成无已说：“发汗则表虚而亡阳，下之则里虚而亡血。振寒者，阳气微也；脉微细者，阴血弱也。”

张璐说：“误汗亡阳，误下亡阴，故内外俱虚，虽不出方，其用附子回阳，人参益阴，已有成法，不必赘也。”

2.3.3 辨寒热真假

【原文】

病人身大①熱，反欲得衣者，熱在皮膚②，寒在骨髓③也；身大寒，反不欲近衣者，寒在皮膚，熱在骨髓也。(11)

【词解】 ① 大：严重、突出、非常之意。

② 皮肤：代表浅表，指在外。

③ 骨髓：代表深层，指在里。

【提要】 举例说明分辨寒热真假的要点。

【释义】 发热、恶寒是外感病常见的表现，对辨别病证的表里、寒热和寒热的真假，皆有意义，故仲景在本条以其为例，提示根据病人某些自身矛盾的症状，透过现象探求本质，以分辨寒热真假的一个要点。

病人身大热，反而怕冷，想要穿衣服，是热在浅表，寒在内里的外假热里真寒证。身大寒，反而不怕冷，没有穿衣服的要求，是寒在浅表，热在内里的外假寒里真热证。切不可见发热为热证，见恶寒为寒证，为表面现象迷惑。

成无己说："皮肤言浅，骨髓言深；皮肤言外，骨髓言内。身热欲得近衣者，表热里寒也；身寒反不欲近衣者，表寒里热也。"

程应旄说："寒热之在皮肤者，属标属假；寒热之在骨髓者，属本属真。本真不可得而见，而标假易惑我以形，故直从欲不欲处断之……情则无假。"

【原文】

太陽病，當惡寒、發熱，今自汗出，反不惡寒、發熱，關上脉細數者，以醫吐之過[①]也。一二日吐之者，腹中饑，口不能食；三四日吐之者，不喜糜粥，欲食冷食，朝食暮吐，以醫吐之所致也，此爲小逆[②]。(120)

【词解】 ① 过：过错，即误治。

② 小逆：为误治引起尚不十分严重的变证。

【提要】 论述太阳病误吐，损伤脾胃的变证。

【释义】 太阳表证，当见恶寒发热。今因不施汗解而误用吐法，病人出现汗自出、不恶寒、发热、关脉细数，为表邪虽除，脾胃受损，致里不和，发生变证。在发病一二日病证轻浅时误吐，病人虽知饥饿，但不能多食，可知胃气已伤；发病三四日误吐，致病人不喜稀粥，想进冷食，朝食暮吐，为误吐损伤胃阳，胃阳虚燥，属于假热，应注意分辨。两种变化，虽皆属太阳病误治引起的变证，但不十分严重，故仲景称为"小逆"。

程应旄说："病一二日，邪气尚浅，吐之者，胃不尽伤，膈气早逆也，故腹中饥，口不能食。三四日邪入渐深，吐之者，胃气大伤，阳浮在膈也，故不喜糜粥，欲食冷食，朝食暮吐。"

章楠说："知一二日邪盛于表而吐之，下焦火升，腹中则饥，上焦气逆，口不能食也。三四日邪已侵里而吐之，胃阳大伤，不喜糜粥，余热内扰，欲食冷食，非真胃气，食不能消，即所谓客气动气动膈，胃中虚冷，故朝食暮吐，虽无大害，亦为小逆。"

【原文】

病人脉數，數爲熱，當消谷引食[①]，而反吐者，此以發汗，令陽氣微，膈氣虚，脉乃數也。數爲客熱[②]，不能消谷，以胃中虚冷，故吐也。(122)

【词解】 ① 消谷引食：消谷，指消化食物；引食，指要求进食。消谷引食，系指易饥多食。

② 客热：此处指假热。

【提要】 论述发汗引起胃中虚冷变证的证治。辨数脉所主寒热真假。

【释义】 病人因发汗不当而发生变证，发汗可致伤阳；变证的主要表现是呕吐，为病在胃，胃气上逆；脉虽数而病人不能消谷，反映呕吐乃胃气虚，阳气弱之故，故证属胃中虚冷。

由于虚寒之证脉象见数，故应注意与胃热之呕吐相鉴别。胃热脉数，必数而有力，且必并见消谷引食;胃中虚冷而脉数,不仅与不能消谷并见,且必数而无力。此因虚而脉数,形似有热,实非真热,仲景言明“客热”,以示当辨寒热真假。

程应旄说:“见数脉而反吐者,数为热脉,无力则为虚脉,膈虚阳乘于上,不能下温,故令胃中虚冷,数为客热,寒为真寒,究其根由,只由发汗令阳气微,然则阳气之珍重如何,而可误汗乎?”

尤在泾说:“脉数为热,乃不能消谷而反吐者,浮热在上,而虚冷在下也,浮热不能消谷,为虚冷之气,逼而上浮,如客之寄,不久即散,故曰客气,是虽脉数如热,而实为胃中虚冷,不可更以寒药益其疾也。”

2.3.4 辨汗下先后

【原文】

本發汗,而復下之,此爲逆也。若先發汗,治不爲逆。本先下之,而反汗之,爲逆。若先下之,治不爲逆。(90)

【提要】 指出辨证施治,当汗下先后有序。若先后反用,则属误治。

【释义】 治疗外感病,必先分辨病证之表里、轻重、缓急而施治。一般而论,凡有表证,当用汗法,使表邪从汗而解。若当用发汗,反用下法,则为误治,甚易产生变证。若病证里实已成,下证已急,表证已罢,则攻下实邪为正治。即使尚有表证,以其里证急重,亦当先用攻下之法。若当先用攻下,反用汗法,也为误治,亦易产生变证。

本条提示病有轻重,证有缓急,故治分先后,先后有序。循法施治,邪祛病愈。先后误施,不仅病证不愈,还易发生变证,理当戒之。

程应旄说:“大约治伤寒之法,表证急者,即宜汗,里证急者,即宜下,不可拘之于先汗而后下,汗下得宜,治不为逆。”

黄元御说:“风寒外闭,宜辛温发散而不宜下,燥热内结,宜苦寒攻下而不宜汗,若表邪未解,里邪复盛,则宜发汗而后下,若里邪急迫,表邪轻微,则宜先下而后汗,错则成逆矣。若治法得宜,先后不失,不为逆也。”

【原文】

傷寒,醫下之,續得下利清谷[①]不止,身疼痛者,急當救里;后身疼痛,清便自調[②]者,急當救表。救里宜四逆湯,救表宜桂枝湯。(91)

【词解】 ① 下利清谷:腹泻没有消化的食物。

② 清便自调:指大小便已恢复正常。

【提要】 太阳病误下后,辨表里先后缓急的治法。

【释义】 外感风寒之邪患太阳病,当用辛温解表法治之。今医者误用攻下,病人出现下利清谷不止,为病证由太阳之表内传少阴之里。对阳气衰微,阴寒内盛之证,虽仍有身疼痛等表证未除见证,因虚寒里证急重,已无暇顾及解表,急当救里,宜用四逆汤以回阳救逆。温里获效,阳回利止,大小便恢复正常,仍有身体疼痛者,为里和表不解,则当复议治表,用桂枝汤比较适宜。

本条提示,太阳病误用下法引起变证,当分辨表里缓急以先后施治,切不可因表证未解,概用先表后里之常法,以致因误生变。

徐大椿说:“此误下之证,邪在外而引之入阴,故便清谷,阳气下脱可危,虽然表证未除,而救里为急；清谷已止，疼痛未除，仍从表治。盖凡病皆当先表后里，惟下利清谷，则以扶阳为急，而表证为缓也。表里分治而序不乱，后人欲以一方治数证，必致两误。”

【原文】

病發熱，頭痛，脉反沉，若不瘥，身體疼痛，當救其里，宜四逆湯。（92）

【提要】　以脉象判断表里同病里证为甚，当先治里的原则。

【释义】　病发热头痛其属太阳表证者，脉象应浮，今脉象沉而不浮，与表证不符，故原文用一“反”字，沉脉主里。又从仲景提出“当救其里，宜四逆汤”，可知其脉为沉细无力，证属少阴阳虚。要之，证系表里同病，太阳与少阴两感，但以里虚证为急重，其虽见身体疼痛，表证不解，亦不可发汗解表，而应先救里虚，宜用四逆汤温阳祛寒之剂。

张璐说：“病发热、头痛者、太阳伤寒，脉反沉者，其人本虚，或病后阳气弱也，虽脉沉体虚，以其有头痛表证，而用解肌药病不差，反加身疼者，此阳虚阴盛可知，宜与四逆汤回阳散寒，不解表而表解矣。”

2.3.5　热证

2.3.5.1　栀子豉汤类证

【原文】

發汗吐下后，虚煩[①]不得眠，若劇者，必反復顛倒，心中懊憹[②]，梔子豉湯主之。若少氣[③]者，梔子甘草豉湯主之；若嘔者，梔子生姜豉湯主之。（76）

【词解】　① 虚烦：这里指阳邪内陷，郁结心胸，而无痰、水等实邪所致的心烦懊憹等证。

② 心中懊憹：懊，音“奥”。憹，音“恼”。心中懊憹，指心里烦郁特甚，使人有无可奈何之感。

③ 少气：指气不足以息。

【提要】　汗吐下后热扰胸膈的证治。

【释义】　“虚烦”是证候名称。烦者，热也，指病因为热邪而生，烦者，心烦也，指病证为热扰于心所致。因此，“烦”字既包含了病因，也包含了主证。“烦”字前冠以“虚”字，借以说明病变性质，且有鉴别诊断的意义。“虚”，非指正气之“虚”，乃是与有形之“实”邪相对而言。表邪入里，若与有形之物，如水、痰饮、宿食等相互搏结，则形成实证，如热邪与痰水相结的结胸证及燥热与宿食、燥屎相结的阳明腑实证等，均有心中懊憹或烦躁的见证，这是实性之烦，而非虚烦。本条之烦，虽因热邪内陷，但并未与有形之物相结，只是无形之邪扰乱胸膈而蕴郁不去，所以称为“虚烦”。

虚烦虽无实邪，但却有火热之郁，故又可称为“郁烦”。它与一般的火热证，如心火、肺火、肝火等不同，在于火郁而不伸，火热之邪蕴郁胸膈，其轻者，心烦不得眠；其重者，必反复颠倒，心中懊憹。火郁当清之、发之，故用栀子豉汤。

《医宗金鉴》说：“未经汗吐下之烦，多属热，谓之热烦；已经汗吐下之烦，多属虚，谓之虚烦。不得眠者，烦不能卧也，若剧者，较烦尤甚，必反复颠倒，心中懊憹也。烦，心烦也；躁，身躁也。身之反复颠倒，则谓之躁无宁时，三阴死证也。心之反复颠倒，则谓之懊憹，三阳热证也。懊憹者，即心中欲吐不吐，烦扰不宁之象也，因汗吐下后，邪热乘虚客于胸中所致。既无可汗之表，又无可下之里，故用栀子豉汤顺其势以涌其热，自可愈也。”

【治法】　清宣郁热。

【方药】 栀子豉汤方

栀子十四个(擘) 香豉四合(绵裹)

上二味,以水四升,先煮栀子得二升半,内豉,煮取一升半,去滓。分为二服,温进一服(得吐者,止后服)。

栀子甘草豉汤方

栀子十四个(擘) 甘草二两(炙) 香豉四合(绵裹)

上三味,以水四升,先煮栀子,甘草取二升半,内豉,煮取一升半,去滓。分二服,温进一服(得吐者,止后服)。

栀子生姜豉汤方

栀子十四个(擘) 生姜五两(切) 香豉四合(绵裹)

上三味,以水四升,先煮栀子、生姜取二升半,内豉,煮取一升半,去滓。分二服,温进一服(得吐者,止后服)。

【方义】 栀子豉汤是治疗虚烦不眠、心中懊侬的主方。栀子苦寒,既可清透郁热,解郁除烦,又可导火以下行;豆豉气味俱轻,既能清表宣热,又能和降胃气。二药相伍,降中有宣,宣中有降,为清宣胸膈郁热、治疗虚烦懊侬之良方。若兼少气者,加甘草以益气和中;若兼呕者,加生姜,既可降逆和胃止呕,又可协栀、豉以散火郁。

方后注有"得吐者,止后服"之说,后世医家对此有争议。有人认为本证乃火郁于胸膈,胸阳被困之证,药后火郁得开,正气得伸,能以驱邪外出,故作吐而解。并指出火郁愈甚,懊侬愈重者,药后得吐的机会也愈多。亦有的注家不同意药后作吐之说,因为栀子、豆豉均无涌吐作用。还有人主张把"得吐者,止后服"改为"得汗者,止后服",理由是本方为清宣之剂,而有解表作用。临床实践证明,服栀子豉汤有吐者,有不吐者,有汗出者,亦有不汗出者,故不可强调一面。

【参考资料】 医案选录

郑某,胃脘痛。医治之,痛不减,反增大便秘结,胸中满闷不舒,懊侬欲吐,辗转难卧,食少神疲,历七八日,按其脉沉弦而滑,验其舌黄腻而浊,验其方多桂附香砂之属,此本系宿食为患,初只须消导之品,或可获愈。今迁延多日,酿成挟食致虚,补之固不可,下之亦不宜,乃针对心中懊侬欲吐二证,投以栀子生姜豉汤:生栀子三钱,生姜三钱,香豉五钱。分温作两服,服药尽剂后未发生呕吐,诸证均瘥,昨夜安然入睡,今晨大便已下,并能进食少许。(《伤寒论汇要分析》)

【原文】

發汗,若下之,而煩熱,胸中窒①者,梔子豉湯主之。(77)

【词解】 ① 胸中窒:窒,塞也。指胸中有窒塞之感。

【提要】 热郁胸中,气机不畅的证治。

【释义】 心主血,肺主气,二脏同居胸中。火郁胸膈,既可影响气分,亦可影响血分。本条所论,则是火郁之邪使胸中之气不利而见"烦热,胸中窒"的证候。"烦热",或谓心烦、身热;或谓热而特甚,二说皆通。"胸中窒",指胸中有窒塞不快之感。反映了火郁之邪,影响了气分,治法仍用栀子豉汤清宣火郁,则气机自然畅通,其证自会迎刃而解。

方有执说:"窒者,邪热壅滞而窒塞,未至于痛而比痛较轻也。"

张令韶说:"窒,窒碍而不通也。热不为汗下而解,故烦热,热不解而留于胸中,故窒塞而不通也,亦宜栀子豉汤,升降上下,而胸中自通矣。"

【原文】

傷寒五六日,大下之后,身熱不去,心中結痛[①]者,未欲解也。梔子豉湯主之。(78)

【词解】 ① 心中结痛:指心中因于火邪郁结而作疼痛。

【提要】 火郁气血不利的心中结痛证治。

【释义】 "伤寒五六日,大下之后,身热不去",然不见恶寒的表证,说明邪已化热入里。若火热郁于胸膈,必见心烦懊侬等症;若进而影响气血不利,气血不利则痛,故见"心中结痛"之症,因火郁结滞所致,故仍用栀子豉汤。

柯韵伯说:"病发于阳而反下之,外热未除,心中结痛,虽轻于结胸,而甚于懊侬矣。结胸是水结胸胁,用陷胸汤,水郁则行之也。此乃热结心中,用栀子豉汤,火郁则发之也。"

【原文】

傷寒下后,心煩,腹滿,卧起不安者,梔子厚樸湯主之。(79)

【提要】 热扰胸膈兼腹满的证治。

【释义】 伤寒邪在表,不当下而用下法,使表邪有内陷化热之机。若邪热郁于胸膈而扰心,故心烦;累及胃脘,则腹满,"卧起不安"。然无疼痛拒按、大便不通等实证,犹是无形邪热之郁结,非为阳明可下之证。治以栀子厚朴汤,清热除烦,宽中消满。

张隐庵说:"此言伤寒下后,余热留于胸腹胃者,栀子厚朴汤主之也。夫热留于胸则心烦,留于腹则腹满,留于胃则卧起不安。"

【治法】 清热除烦,宽中消满。

【方药】 栀子厚朴汤方

栀子十四个(擘) 厚朴四两(炙,去皮) 枳实四枚(水浸,炙令黄)

上三味,以水三升半,煮取一升半,去滓。分二服,温进一服(得吐者,止后服)。

【方义】 栀子苦寒,清热除烦;厚朴苦温,行气消满;枳实苦寒,破结消痞。三药配伍以奏清热除烦、宽中消满之效。

本证邪热内陷较栀子豉汤证为深,故不用豆豉之宣透;但又未形成阳明腑实,也不须用大黄之攻下。

【原文】

傷寒,醫以丸藥[①]大下之,身熱不去,微煩者,梔子乾姜湯主之。(80)

【词解】 ① 丸药:是当时具有较强泻下作用的一种成药。

【提要】 热扰胸膈兼中寒下利的证治。

【释义】 太阳伤寒,医以丸药大下,是为误治。误下而使中焦虚寒,则见下利、腹满疼痛等症;误下邪热内郁胸膈故身热不去;因邪已离表,故不见恶寒,热势尚轻,故见微烦。

尤在泾说:"大下后,身热不去,证与前同,乃中无结痛而烦,又微而不甚,正气虚不能与邪争,虽争而亦不能胜之也,故以栀子彻胸中陷入之邪,干姜复下药损伤之气。"

【治法】 清上热,温中寒。

【方药】 栀子干姜汤方

栀子十四个(擘) 干姜二两

上二味,以水三升半,煮取一升半,去滓。分二服,温进一服(得吐者,止后服)。

【方义】 栀子苦寒,清上焦之邪热,则心烦可止;干姜辛热,温中焦之虚寒,则中阳可复。证属寒热错杂,治以寒热并用,清上温中,药性虽反,功则合奏。

【原文】

凡用梔子湯,病人舊微溏[①]者,不可與服之。(81)

【词解】 ① 旧微溏:指病人旧有大便稀溏之证。

【提要】 论栀子汤的禁例。

【释义】 “凡用栀子汤”一句,概括了上述诸栀子汤证。因栀子汤为清热除烦之剂,药性苦寒,易伤阳气,故病人旧有大便稀溏者,虽见有烦热懊恼等症,亦当慎用。否则,必导致中阳虚寒,而使溏泻更甚。然上焦郁热而非用栀子汤不可者,亦可仿栀子干姜汤寒热并用之法,庶无流弊。

黄坤载说:“栀子苦寒之性,驰脾胃而滑大肠,凡用栀子诸汤,设病人旧日脾阳素虚,大便微溏者,不可与服也。”

综上所述,栀子诸汤证除有“虚烦”主证外,其兼证则有少气、呕吐、胸中窒、心中结痛、腹满卧起不安等症。因其病位都不离胸脘,故将栀子豉汤列于太阳篇中;又因其能清胃脘之郁热,故亦见于阳明病篇中。

2.3.5.2 麻黄杏仁甘草石膏汤证

【原文】

發汗后,不可更行桂枝湯,汗出而喘,無大熱者,可與麻黄杏仁甘草石膏湯。(63)

下后,不可更行桂枝汤,若汗出而喘,无大热者,可与麻黄杏仁甘草石膏汤。(162)

【提要】 汗下后,邪热壅肺作喘的证治。

【释义】 两条文义相近,故合并作解。文中“不可更行桂枝汤”应接在“无大热者”之后,属于倒装文法。

风寒在表,发汗可解。但当外邪闭郁,肺有蕴热之时,若用辛温发汗,则使肺热加重。邪热迫肺,肺失清肃,故见喘息。肺热蒸腾,逼迫津液外泄,故见汗出。因此,汗出而喘便成为肺热不清的明证。此证汗出而喘,但不恶风寒,反映表无寒邪,所以不可更用桂枝加厚朴杏子汤;汗出而喘,并非“汗出而渴”,也不可用白虎汤。既无太阳表证,也无阳明热证,乃是肺热作喘而无疑。然肺合于卫而主皮毛,故此证亦可见到发热,甚至高热不退,故不可被“无大热”一语所局限。麻黄汤证是无汗而喘;桂枝加厚朴杏子汤是有汗而喘,均为太阳表邪不解影响肺气之所致。本证则是表邪已解,热壅迫肺,肺失清肃而作喘,故治疗重在清宣肺热,而不在发汗解表,因而选用麻杏甘石汤。

尤在泾说:“发汗后,汗出而喘无大热者,其邪不在肌腠,而入肺中,缘邪气外闭之时,胸中已自蕴热,发汗之后,其邪不从汗而出之表者,必从内而并于肺耳。”

程郊倩说:“无大热之在表,亦无大热之在里,则知喘属麻黄汤之本证,而汗乃肺金为辛热所伤,逼蒸成汗,非风伤卫之自汗也,其脉必浮数可知。”

【治法】 清宣肺热。

【方药】 麻黄杏仁甘草石膏汤方

麻黄四两(去节) 杏仁五十个(去皮尖) 甘草二两(炙) 石膏半斤(碎,绵裹)

上四味，以水七升，煮麻黄减二升，去上沫，内诸药，煮取二升，去滓。温服一升。

【方义】　麻黄配石膏，清宣肺中郁热而定喘。石膏用量多于麻黄一倍，借以监制麻黄辛温之性而转为辛凉清热之用；杏仁宣降肺气，协同麻黄以治喘；甘草和中缓急，调和诸药。

【参考资料】　医案选录

1. 袁×，男，50岁。1961年10月9日初诊。自诉：发热怕风，汗少胸闷，轻咳有痰，纳少，大便不畅。检查：体温38.5℃，舌红，苔白腻，脉浮数。听诊：呼吸音粗糙。血象：白细胞6 800，中性60%，淋巴32%，嗜伊红2%。胸透：右下肺肺炎。辨证：属风温袭肺……乃肺热之候，邪在卫气也，治当辛凉解表。处方：麻黄4.5克　生石膏30克　杏仁9克　甘草3克　桑叶9克　葛根6克　黄芩4.5克　黄连3克　服二帖。11日复诊：体温降至37.3℃，诸恙均减。续服前方二帖。10月16日胸部X线透视：心肺正常。（《上海中医药杂志》1963年第4期）

2. 叶××，女，28岁。1977年10月11日诊。患者因鼻炎引致过敏性哮喘已8年，秋冬季节发作频繁。近感风寒，身热，有汗，鼻塞多涕，咳嗽气喘，胸膈烦闷，口唇发绀，便秘，口苦而渴，舌苔薄黄，脉浮数。证属风寒在表，肺有郁热，失其宣降。法当宣肺泄热，降气平喘。麻黄3克　生甘草3克　生石膏15克　苦杏仁、桑白皮、瓜蒌皮、苏子各9克　生代赭石30克。服药三剂，气喘平，循法继续治疗，诸症皆得改善。以后复发，均用该方获效。（《浙江中医药》1979年第8期）

2.3.5.3　白虎加人参汤证

【原文】

服桂枝湯，大汗出后，大煩渴不解，脉洪大者，白虎加人參湯主之。（26）

【提要】　服桂枝汤后，阳明热盛，气阴两伤的证治。

【释义】　太阳中风服桂枝汤，应以“遍身漐漐微似有汗者益佳”。今服桂枝汤而令汗出如水流漓，为发汗不得法。汗生于阴而出于阳，乃阳气蒸化津液而成，今大汗出后，伤津助热，以致邪热转属阳明。阳明热盛，气液两伤，则其人大烦渴不解。所谓“大烦渴不解”，是形容烦渴之甚，由于这里的“烦”有热甚和渴甚的两层意思，故大烦渴不解又分别表示为心烦、大渴、大热大渴或大渴为甚，以至于饮水数升而不能解。脉见洪大，是阳明里热蒸腾，气血涌盛的征象。然里热盛而气液不足，故脉呈洪大而按之软亦自在言外。

前25条有“服桂枝汤，大汗出，脉洪大者，与桂枝汤，如前法”，与本条所述脉证相似，但治法却不相同。25条是服桂枝汤，药虽对证，但由于汗不如法，以致大汗出而表未解，脉由前之浮缓而变为洪大。脉虽变而证未变，提示太阳中风证仍在，说明此洪大脉乃是阳气仍盛于外，里无烦渴等证，所以还应治以桂枝汤，如前法服。切不可过早使用白虎汤。本条是服桂枝汤大汗出后，证见大烦渴不解，脉洪大，为表邪内陷，转属阳明而气液两伤之证，则非桂枝汤所能治，故以白虎加人参汤治疗。以上两条的辨证关键在于渴与不渴。

成无己说：“大汗出，脉洪大而不渴，邪气犹在表也，可更与桂枝汤。若大汗出，脉洪大，而烦渴不解者，表里有热，不可更与桂枝汤，可予白虎加人参汤，生津止渴，和表散热。”

《医宗金鉴》说：“大烦渴，阳明证也。洪大，阳明脉也。中风之邪，服桂枝汤，大汗出后不解，大烦渴脉洪大者，是邪已入阳明，津液为大汗所伤，胃中干燥故也。宜与白虎加人参汤，清热生津，而烦渴自除矣。”

【治法】　清热，益气，生津。

【方药】　白虎加人参汤方

知母六两　石膏一斤（碎，绵裹）　甘草二两（炙）　粳米六合　人参三两

上五味，以水一斗，煮米熟，汤成，去滓。温服一升，日三服。

【方义】 用白虎汤以清阳明之热，加人参以益气生津。

【参考资料】 医案选录

李××，男，52岁。患糖尿病，口渴多饮，饮后复渴，似有水不解渴之感。尿糖阳性，血糖超出正常范围。其人渴而能饮，但食物并不为多，大便亦不秘结。问其小便则黄赤而利，然同饮入之水量比则少。脉来大软，舌红无苔。

辨证：为肺胃热盛，而气阴两伤之证。此病当属"上消"。治当清上、中之热而滋气阴之虚为宜。

处方：生石膏40克 知母10克 甘草6克 粳米一大撮 人参10克 花粉10克

此方共服五剂，则口渴大减，转方用沙参12克，玉竹12克，麦冬30克，花粉10克，太子参15克，甘草6克，知母9克。此方服十数剂，病情明显好转，后以丸药巩固疗效。（《伤寒论十四讲》）

2.3.5.4 葛根黄芩黄连汤证

【原文】

太陽病，桂枝證，醫反下之，利遂不止。脉促者，表未解也。喘而汗出者，葛根黄芩黄連湯主之。（34）

【提要】 论里热挟表邪下利的证治。

【释义】 "太阳病，桂枝证"，指太阳中风邪在表。在表当汗不当下，如误下，故曰"反"，（亦可看作是病机的转折），以致邪气内陷而下利不止。若脉象由原来浮缓而变为急促的，说明其人阳气盛，有抗邪外达之势，则表邪未能全部内陷，故曰"表未解也"。既然表邪未解，又有里热下利，故称此证为"协热利"。表里之热迫肺，肺气不利故作喘。热邪逼迫津液外越，故汗出。表里皆热，发热一症，也自在言外。既为热利，其大便黏秽、暴注下迫等症在所不免。治以葛根芩连汤而两解表里之热。

葛根汤所治之下利，与葛根芩连汤之下利，两者必须鉴别。前者以二阳合病的表实证为主，辨证关键在于无汗；后者则以里热为主，辨证关键在于汗出。

喻嘉言说："太阳病，原无下法，当用桂枝解外，医反下之，则邪热之在太阳者，未传阳明之表，已入阳明之里。所以其脉急促，其汗外越，其热上奔则喘，下奔则泄，故舍桂枝而用葛根，以专主阳明之表，加芩连以清里热，则不治喘而喘止，不治利而利止。此又太阳、阳明两解表里之变法也。"

【治法】 表里两解，清热止利。

【方药】 葛根黄芩黄连汤方

葛根半斤 甘草二两（炙） 黄芩三两 黄连三两

上四味，以水八升，先煮葛根，减二升，内诸药，煮取二升，去滓。分温再服。

【方义】 葛根辛凉，可解肌表之邪，又能升津液，起阴气而治下利；黄芩、黄连苦寒，善清里热，厚肠胃而治利，甘草和胃安中，调和诸药。四药配伍，能外解表热，内清里热，故为表里双解之剂。

【参考资料】 现代研究资料

1. 葛根芩连汤治疗急性细菌性痢疾40例临床分析：40例中，痢下赤白者38例，里急后重者39例。40例均有腹痛。发热者34例。直肠镜检阳性者37例，粪培养阳性者26例。此外尚有起病急、恶寒发热、苔或黄或白，脉数等热痢下重，或兼表证等特点。方用葛根芩连汤：葛根三钱，黄连钱半，甘草钱半，黄芩钱半。每日一副。疗程最短者2天，最长者12天。40例中36例临床症状完全消失，平均退热时数为27.76小时。急性症状控制平均3.44天。肉眼观脓血便消失，平均2.83天。26例粪培养阳性者，治疗后转阴者18例。有一例患者，中途改用合霉素治疗。（《江苏中医》1960年第5期）

2. 葛根芩连汤为主治疗小儿中毒性肠炎。文中报告三个典型病例，均经西医小儿科诊断为中毒性肠炎，证候虽有轻重不同，但一般表现为腹泻稀水，或暴注下迫，色黄臭秽，腹胀而柔软，消瘦，烦躁口渴，尿黄，唇红而干，舌红苔白，指纹紫滞等热痢征象，三例均曾服西药无效，改用中药配合输液，分别于1~4天治愈。基本方为葛根、黄连、黄芩、甘草，热重者加银花，肺热咳嗽者加桑白皮，有积滞者加麦芽、莱菔子。（《福建中医药》1966年第3期）

2.3.5.5 黄芩汤与黄芩加半夏生姜汤证

【原文】

太陽與少陽合病，自下利者，與黄芩湯。若嘔者，黄芩加半夏生姜湯主之。（172）

【提要】 论述太少合病的下利或呕的证治。

【释义】 “合病”为两经同时发病，而无先后次第之分。本条之“太阳与少阳合病”，当以少阳受邪为主。因少阳的火郁之邪内迫阳明，下趋大肠，故“自下利”。少阳热邪下迫，疏泄不利，还可见到肛门灼热、泻下黏秽，腹痛甚至里急后重等证。治以黄芩汤清少阳之热则下利可愈。若少阳之邪热上逆于胃而见呕吐者，则用黄芩加半夏生姜汤清热降逆止呕。

汪苓友说：“太少合病而至下利，则在表之寒邪悉入而为里热矣。里热不实，故与黄芩汤以清里热，使里热清而在表之邪自和矣。所以此条病，不但太阳桂枝在所当禁，并少阳柴胡亦不须用也。”

程知说：“言太阳、少阳合病下利，宜用和法也。曰太阳则尚有表证也。然已见下利，则入里之热已明，故不解外而清内。成无己云：太阳阳明合病，下利为在表，当与葛根汤；阳明少阳合病，下利为在里，可与承气汤。此太阳、少阳合病，下利为在半表半里，非汗下所宜，故与黄芩、芍药以合解之。呕者，邪上逆也。故加半夏、生姜以散邪气。”

【治法】 清热止痢。

【方药】 黄芩汤方

黄芩三两　芍药二两　甘草二两（炙）　大枣十二枚（擘）

上四味，以水一斗，煮取三升，去滓。温服一升，日再夜一服。

黄芩加半夏生姜汤方

黄芩三两　芍药二两　甘草二两（炙）　大枣十二枚（擘）　半夏半升（洗）　生姜一两半（一方三两切）

上六味，以水一斗，煮取三升，去滓。温服一升，日再夜一服。

【方义】 黄芩苦寒，清解少阳、阳明在里之热；芍药酸寒，泄热敛阴和营，并于土中伐木而缓急止痛；甘草、大枣益气滋液，顾护正气。若胃气上逆而呕吐者，则加半夏、生姜以和胃降逆止呕。

本方临床多用于治疗腹痛下重，大便黏滞不爽的热痢。后世治疗痢疾的名方如黄芩芍药汤及芍药汤方等，均从此方演化而来。汪昂在《医方集解》中称此方为“万世治痢之祖方”。

太阳与阳明合病下利者，用葛根汤。本条则是太阳与少阳合病下利，而用黄芩汤。体现了对“合病”下利的辨证论治的不同治法。

【参考资料】 医案选录

1. 盛××，男，26岁。夏季间患痢疾，痢下脓血便，红多白少，腹部挛急而痛，肛门作坠。身热，脉弦数，舌苔黄。治以调气和血,清热燥湿。白芍9克 甘草3克 黄芩9克 广木香6克(后下)。连服三剂,下利止,腹痛除。(《伤寒论方医案选编》)

2. 欧阳×,22岁,干部,9月21日入院。下痢红白,腹痛,里急后重已二天。患者妊娠两个月……9月20日早晨起,忽腹痛频频,下痢红白黏液,红多白少,日二三十次,里急后重颇剧、并觉小腹坠胀,有如欲产情形而入院。诊察:形体消瘦神疲,按腹呻吟,有重病感。脉象沉弱,每分钟76次。舌质淡苔白。体温37.9℃。心肺无异常,肝脾未触及,腹部有压痛。化验检查:……大便检出阿米巴原虫。诊断:阿米巴痢疾。方用黄芩汤加减:黄芩3克 白芍9克 甘草4.5克 香连丸3克,服上药三剂后,腹痛、里急后重已除,下痢次数大减,日仅二三次,并带有黄色稀粪。体温正常,食欲渐启。原方再进一剂,下痢红白全除,大便正常……(《伤寒论方医案选编》)

2.3.6 虚寒证

2.3.6.1 心阳虚证

(1) 桂枝甘草汤证

【原文】

發汗過多,其人叉手自冒心①,心下悸,欲得按者,桂枝甘草湯主之。(64)

【词解】 ① 叉手自冒心:冒有按捺、覆盖之意。两手交叉覆盖,按捺心胸部位。

【提要】 发汗过多,损伤心阳的证治。

【释义】 太阳病用发汗之法,若发汗过多,内伤心阳,心脏失去阳气的庇护则空虚无主,所以心中悸动不安。心虚则喜按,故其人常以双手按其心胸,以安心悸。此证临床还可见到呕吐与体疲乏力等症。

成无已说:"发汗过多,亡阳也。阳受气于胸中,胸中阳气不足,故病叉手冒心。心下悸欲得按者,与桂枝甘草汤,以调不足之气。"

尤在泾说:"叉手自冒心,里虚欲为外护;悸,心动筑筑然不宁,欲得按而止。故宜补心阳为主。"

【治法】 补益心阳。

【方药】 桂枝甘草汤方

桂枝四两(去皮) 甘草二两(炙)

上二味,以水三升,煮取一升,去滓。顿服。

【方义】 桂枝辛甘性温,入心助阳;甘草甘温,益气和中。二药相伍,辛甘化阳,使心阳复则心悸可愈。

本方为补益心阳之主方,药味单捷而又一次顿服,故其疗效为著。

【参考资料】 医案选录

林×,男,39岁。1960年8月10日门诊。自诉:心悸而痛喜按,多天来服许多止痛药均罔效,大小便正常,时有自汗出。诊其六脉缓软,苔白滑。断为虚痛。用桂枝甘草汤(桂枝18克,甘草9克)顿服,服后痛即消失。(《福建中医药》1964年第5期)

(2) 桂枝甘草龙骨牡蛎汤证

【原文】

火逆①下之,因燒針②煩躁者,桂枝甘草龍骨牡蠣湯主之。(118)

【词解】 ① 火逆:因火而致逆,即误用火疗而发生的变证。

② 烧针:又称温针。指在针刺过程中,烧灼针柄以加温的一种治疗方法。本法有温通经脉、行气活血的作用,适用于寒湿痹痛等证。

【提要】　论心阳虚烦躁的证治。

【释义】　本因火疗而治逆，又行攻下之法，一误再误，使心阳受损。尤其是用烧针劫汗，一则可迫使汗液外泄而损伤心阳，二则又可使人发生惊恐而心神不安。今心阳虚而又精神不安，则使心神不但失于温养，而又不能潜敛于心，故生烦躁之症。治以桂枝甘草龙骨牡蛎汤，补心阳以镇敛神气。

亦有注家认为，火逆使阳亢于上，下之使阴陷于下，阴阳不能既济交通，故生烦躁。此说可供参考。

成无己说："先火为逆，复以下除之，里气因虚，又加烧针，里虚而为火热所烦，故生烦躁，与桂枝甘草龙骨牡蛎汤，以散火邪。"

张隐庵说："火逆者，因火而逆也。逆则阳气上浮，下之则阴气下陷，因加烧针，则阴阳水火之气不和。夫太阳不得少阴之气以和之则烦，少阴不得太阳之气以下交则躁，宜桂枝甘草龙骨牡蛎汤和太阳少阴心肾相交之血气。"

【治法】　补益心阳，镇潜安神。

【方药】　桂枝甘草龙骨牡蛎汤方

桂枝一两（去皮）　甘草二两（炙）　牡蛎二两（熬）　龙骨二两

上四味，以水五升，煮取二升半，去滓。温服八合，日三服。

【方义】　桂枝、甘草补益心阳，龙骨、牡蛎重镇收涩，潜敛心神以治烦躁。陈蔚云："取龙牡……抑亢阳以下交于阴；取桂枝辛温之品，启阴气以上交于阳；最妙在甘草之多，资助中焦，使上下阴阳之气交通于中土，而烦躁自平也。"陈氏以交通阴阳之理，分析此方之治疗作用，很有见解。

（3）桂枝去芍药加蜀漆牡蛎龙骨救逆汤证

【原文】

傷寒，脉浮，醫以火迫劫之①，亡陽②，必驚狂，卧起不安者，桂枝去芍藥加蜀漆牡蠣龍骨救逆湯主之。（112）

【词解】　① 火迫劫之：指用火疗（如烧针、瓦熨之类）强迫发汗。

② 亡阳：这里是指亡失心阳。

【提要】　论以火劫汗亡失心阳而生惊狂的证治。

【释义】　伤寒脉浮，主病在表，应以汗解，但不能以火劫汗。若用烧针、瓦熨等法强行发汗，汗出过多，必伤亡心阳，使心神不得敛养；又因心胸阳气不足，水饮痰邪乘机扰心，心被痰扰，故见惊狂、卧起不安等证。治当扶心阳、安神气、去痰邪，用桂枝去芍药加蜀漆牡蛎龙骨救逆汤。

桂枝甘草汤证，桂枝甘草龙骨牡蛎汤证及本证，均属心阳虚，但证情有轻重之分。桂枝甘草汤证以心悸、欲得按为主证，属心阳伤之较轻；桂枝甘草龙骨牡蛎汤证，见心神浮越之烦躁证，则心阳虚损较重；而本证出现惊狂、卧起不安的证候，说明心阳虚损更重，以致达到了亡阳的程度。

成无己说："伤寒脉浮，责邪在表，医以火劫发汗，汗大出者，亡其阳。汗者心之液，亡阳则心气虚，心恶热，火邪内迫，则心神浮越，故惊狂起卧不安。与桂枝汤解未尽表邪，去芍药，以芍药益阴非亡阳所宜也。火邪错逆，加蜀漆之辛以散之；阳气亡脱，加牡蛎龙骨之涩以固之。《本草》云'涩可去脱，龙骨牡蛎之属，是也'。"

《医宗金鉴》说:“伤寒脉浮,医不用麻桂之药,而以火劫取汗,汗过亡阳,故见惊狂起卧不安之证。盖由火劫之误,热气从心,且大脱津液,神明失倚也,然不用附子四逆辈者,以其为火劫亡阳也。”

【治法】 补益心阳,镇惊安神。

【方药】 桂枝去芍药加蜀漆牡蛎龙骨救逆汤方

桂枝三两(去皮) 甘草二两(炙) 生姜三两(切) 大枣十二枚(擘) 牡蛎五两(熬) 蜀漆三两(洗去腥) 龙骨四两

上七味,以水一斗二升,先煮蜀漆减二升,内诸药,煮取三升,去滓。温服一升。本云桂枝汤,今去芍药,加蜀漆、牡蛎、龙骨。

【方义】 本方由桂枝汤加减而成。因用于治疗心阳虚证,故取桂枝配甘草为主药以复心阳之虚(芍药为阴柔之品,有碍于心阳之恢复,故去之);生姜、大枣补益中焦而调和营卫,且能助桂枝、甘草以温运阳气;心阳既虚,常有浊痰而扰犯神明,故加蜀漆以涤痰(且因蜀漆味苦辛而性寒,故还有兼散火邪的作用);龙骨、牡蛎重镇潜敛以安定心神。因本证属火劫之逆而为病,故方名“救逆汤”。

(4) 桂枝加桂汤证

【原文】

燒針令[①]其汗,針處被寒,核起而赤者,必發奔豚[②],氣從少腹上冲心者,灸其核上各一壯[③],與桂枝加桂湯,更加桂枝二兩也。(117)

【词解】 ① 令:责令,有强迫之意。

② 奔豚:为证候名。是以小猪的奔突状态来形容患者自觉有气从少腹急冲胸咽,发作憋闷欲死,痛苦异常,时发时止的证候。

③ 一壮:指把艾绒作成的一个艾炷,灸完为一壮。

【提要】 论心阳虚致发奔豚的证治。

【释义】 用烧针的方法责令病人发汗,汗出则腠理开,外寒从针处侵入,寒闭阳郁,卫气不行,故局部见“核起而赤”。迫劫发汗,损伤心阳,阳虚阴乘,水寒之气乘虚上犯心胸,故发奔豚。其治当先以艾炷灸针处之赤核各一壮,用以温阳散寒;再内服桂枝加桂汤平冲降逆,扶心阳之虚。

成无已说:“烧针发汗,则损阴血,而惊动心气,针处被寒气聚而成核,心气因惊而虚,背气乘寒气而动,发为奔豚。《金匮要略》曰:病有奔豚,从惊发得之。肾气故上乘心,故其气从少腹上冲心也,先灸核上以散其寒,与桂枝加桂汤以泄奔豚之气。”

【治法】 温通心阳,平冲降逆。

【方药】 桂枝加桂汤方

桂枝五两(去皮) 芍药三两 生姜三两(切) 甘草二两(炙) 大枣十二枚(擘)

上五味,以水七升,煮取三升,去滓。温服一升。本云:桂枝汤,今加桂满五两。所以加桂者,以泄奔豚气也。

【方义】 本方为桂枝汤加重桂枝用量而成。重用桂枝,更佐甘草、生姜、大枣,使辛甘合化,助心阳而降冲逆。用芍药之酸甘化阴,共为调和阴阳,平冲降逆之方。

对于本方是用桂枝,还是用肉桂,历来有争议。方有执认为应是肉桂,不是桂枝;徐灵胎认为是桂枝,而不是肉桂;章虚谷则认为若用于治疗肾邪上冲,宜加肉桂;而用于解太阳之邪,宜加桂枝。如从“更加桂二两”“今加桂满五两”的文意来看,似当以加桂枝为宜。

桂枝加桂汤证与茯苓桂枝甘草大枣汤证比较:彼证为心阳虚,下焦肾水动,欲作奔豚,以脐下悸、小便不利为主证,其治宜温阳伐水;本证乃心阳虚,下焦水寒之气上冲(已作奔豚),以气从少腹上冲胸咽为主证,其治当温阳降冲。

【参考资料】 医案选录

1. 崔×,女,50岁,其证颇奇,自觉有一股气流,先从两腿内开始,沿阴股往上滚动,至少腹则腹胀;至心胸则心悸不稳,头出冷汗,胸中憋气,精神极度紧张,有死的恐怖感。稍待一会儿,气往下行,症状随之减轻,每日发作三四次。兼见腰痠、白带较多,患者面色青黄不泽,舌胖质嫩,苔白而润,脉弦数无力。辨证:此病为“奔豚气”,气从内踝上冲(不从少腹)为仅见之症。凡犯上之气,必因上虚所致。今心阳虚而火不旺,肾之阴气得以上犯。夫阴来搏阳,虚阳被迫而与之争,故脉虽数而按则无力也。弦脉属阴,阴盛则上逆。舌质胖嫩,无非阳虚之象。阴来搏阳,凡阴气所过之处,则发胀、心憋、心悸不安等,亦勿怪其然。治当助心阳伐阴降冲。方药:桂枝五钱,白芍三钱,生姜三钱,炙甘草二钱,大枣七枚。另服“黑锡丹”二钱。共服五帖,其病不发而愈。(《伤寒论十四讲》)

2. 湖北张某,为书店帮伙,一日延诊,云近日得异疾,时有气痛,自脐下少腹起,暂冲痛至心,顷之止。已而复发,夜间尤甚,已一月有奇。审视舌苔白滑,脉沉迟,即与桂枝加桂汤,一剂知,二剂已。(《遯园医案》)

2.3.6.2 阳虚兼水气证

(1) 茯苓桂枝甘草大枣汤证

【原文】

發汗后,其人臍下悸者,欲作奔豚,茯苓桂枝甘草大棗湯主之。(65)

【提要】 论述心阳虚欲作奔豚的证治。

【释义】 心在上位而主火,以其阳气镇摄肾水而不致泛滥。若发汗损伤心阳,心火衰则不能制水于下,若水气发动,表现为气从少腹上冲心胸至咽喉者,则为已作奔豚。今仅表现为脐下悸,是为水气初动,与阳气相搏,故为“欲作奔豚”,亦即奔豚证的待发证候,其人必有小便不利,治用茯苓桂枝甘草大枣汤。

成无已说:“汗者心之液,发汗后脐下悸者,心气虚而肾气发动也。肾之积曰奔豚,发则从少腹上至心下,为肾气逆,欲上凌心,今脐下悸为肾气发动,故云欲作奔豚,与茯苓桂枝甘草大枣汤以降肾气。”

柯韵伯说:“脐下悸时,水气尚在下焦,欲作奔豚之兆而未发也。”

【治法】 温通心阳,化气行水。

【方药】 茯苓桂枝甘草大枣汤方

茯苓半斤　桂枝四两(去皮)　甘草二两(炙)　大枣十五枚(擘)

上四味,以甘澜水一斗,先煮茯苓减二升,内诸药,煮取三升,去滓。温服一升,日三服。

作甘澜水法:取水二升,置大盆内,以杓扬之,水上有珠子五六千颗相逐,取用之。

【方义】 重用茯苓利水宁心,以治水邪上逆;桂枝助心阳,而降冲逆;炙甘草温中扶虚;大枣健脾养液,共奏培土制水与利水而不伤津之义。茯苓为方中主要药物,须先煎而力始胜,对利水的功能更为有效。

甘澜水,《玉函经》作“甘烂水”,又名“劳水”。程林:“扬之无力,取其不助肾邪也。”钱天来又说:“动则其性属阳,扬则其势下走。”其意是将水扬数遍,令其烂熟,可去其水寒之性而不助水邪之义。甘澜水最早见于《内经》之半夏秫米汤。

(2) 茯苓桂枝白术甘草汤证

【原文】

傷寒，若吐若下后，心下逆滿，氣上冲胸，起則頭眩，脉沉緊，發汗則動經[①]，身爲振振摇者，茯苓桂枝白术甘草湯主之。(67)

【词解】 ① 动经：伤动经脉。

【提要】 误用吐下，脾胃气虚，水气上冲的证治。

【释义】 有的注家认为“茯苓桂枝白术甘草汤主之”一句，应接在“脉沉紧”之后。

太阳伤寒，本应汗解而反用吐下，是为误治。误用吐下，伤害脾胃之阳。中阳虚，脾运失职，不能制水，则水饮上冲，因而见“心下逆满，气上冲胸”；阳虚不能升于上，清窍反被水气所蒙闭，故起则头目眩晕。《金匮要略·水气病脉证治篇》说“脉得诸沉，当责有水”，脉沉是主水病；紧脉主寒，寒凝则水饮不化，故治当温化，用茯苓桂枝白术甘草汤。若更发汗，则阳气愈伤，经脉失养而动惕，故可发生身体振颤摇动不能自持的证候。

尤在泾说：“此伤寒邪解而饮发之证，饮停于中则满，逆于上则气冲而头眩，入于经则身振振而动摇。《金匮》云：‘膈间支饮，其人喘满，心下痞坚，其脉沉紧。’又云：‘心下有痰饮，胸胁支满，目眩。’又云‘其人振振身瞤剧，必有伏饮’是也。发汗则动经者，无邪可发，而反动其经气。故与茯苓、白术以蠲饮气，桂枝、甘草以生阳气，所谓病痰饮者，当以温药和之也。”

丹波元坚说：“此条止脉沉紧，即此汤所主，是若吐若下，胃虚饮动致之。倘更发汗，伤其表阳，则变为动经，而身振振摇，是与身瞤动振振欲擗地相同，即真武所主也。盖此当作两截看，稍与倒装法类似。其方专取利水以健胃，与甘枣汤有小异：甘枣汤，其病轻，而饮停下焦者也；术甘汤，其病重，而饮停中焦者也。”

【治法】 温阳健脾，利水降冲。

【方药】 茯苓桂枝白术甘草汤方

茯苓四两　桂枝三两（去皮）　白术　甘草（炙）各二两

上四味，以水六升，煮取三升，去滓。分温三服。

【方义】 茯苓淡渗利水；桂枝温阳降冲，助气化以行水；白术、甘草补脾和中以制水。

根据《金匮要略·痰饮咳嗽病脉证并治篇》云“夫短气，有微饮，当从小便去之，苓桂术甘汤主之”，其方后注云“分温三服，小便则利”，可知苓桂术甘汤证有小便不利。

【参考资料】 医案选录

陈××，女，52岁。大便秘结，五六日一行，坚如羊屎，伴有口渴，但又不能饮。自觉有气上冲，头晕，心悸，胸满。每到夜晚随上冲之势加甚，而头目昏眩则更甚。周身轻度浮肿，小便短少不利，面部虚浮，目下色青，舌胖质淡，苔则水滑。辨证：此证属心脾阳虚，水气上乘阳位，水气不化，津液不行，则大便秘结而小便不利。水气上冲，阴来搏阳，故心悸，胸满，眩晕。水邪流溢，则面目浮肿。治法：温通阳气，伐水降冲。处方：茯苓30克　桂枝10克　白术10克　炙甘草6克。服两剂头晕、心悸与气冲等证均减，这是水饮得以温化的反映。二诊乃于上方更加肉桂3克，助阳以消阴；泽泻12克，利水以行津。服两剂，口干止，大便自下，精神转佳，冲气又有进一步的减轻。三诊转方用苓桂术甘与真武汤合方……服至三剂，诸证皆除，面色亦转红润，从此获愈。(《伤寒论诠解》)

(3) 桂枝去桂加茯苓白术汤证

【原文】

服桂枝湯，或下之，仍頭項强痛，翕翕發熱，無汗，心下滿微痛，小便不利者，

桂枝去桂加茯苓白術湯主之。(28)

【提要】　论水气内停而太阳经气不利的证治。

【释义】　本条开首即言“服桂枝汤,或下之”,可知前医认为“头项强痛,翕翕发热”为桂枝汤可汗证,而或以“心下满,微痛”为可下证。然汗下后,前述诸证仍在,其故为何?因为他们不知道“小便不利”是辨证的关键所在。小便不利为气化不利、水邪内停的反映。太阳之气的气化作用与水的代谢关系很密切。水邪内停,必然影响太阳腑气不利、气化失司,而使小便不利。若水邪郁遏太阳经中之阳气,可见经脉不利的头项强痛和翕翕发热之证,此证似表而实非表证。若水邪凝结,影响里气不和,可见心下满、微痛之证,此乃似里实而实非里实。故汗下两法均非所宜,治用桂枝去桂加茯苓白术汤。

柯韵伯说:“汗出不彻而遽下之,心下之水气凝结,故反无汗而外不解,心下满而微痛也。然病根在心下,而病机在膀胱,若小便利,病为在表,仍当发汗,若小便不利,病为在里,是太阳之本病,而非桂枝证未罢也,故去桂枝而居以苓术,但得膀胱水去,而太阳表里证悉除,所谓治病必求其本也。”

【治法】　利水通阳。

【方药】　桂枝去桂加茯苓白术汤方

芍药三两　甘草二两(炙)　生姜三两(切)　白术　茯苓各三两　大枣十二枚(擘)

上六味,以水八升,煮取三升,去滓。温服一升。小便利则愈。本云:桂枝汤,今去桂枝加茯苓、白术。

【方义】　本方即桂枝汤去桂枝加苓、术组成。所以去桂枝者,因汗下之后津液有伤。仍用芍药、甘草可以益阴;生姜、大枣可以调和营卫。加茯苓、白术健脾行水以利小便。陈修园在分析本方的治疗作用时指出:“此时须知利水法中,大有转旋之妙用,而发汗亦在其中,以桂枝去桂加茯苓白术者,助脾之转输,令小便一利,而诸病霍然矣。”陈氏之说,为方后注“小便利则愈”提供了理论依据。

【参考资料】　医案选录

陈慎吾先生曾治一发低热患者,而有翕翕发热,小便不利等证。陈辨为蓄水之发热,用本方仅两剂,便热退病愈。(《伤寒论诠解》)

2.3.6.3　脾虚证

(1) 厚朴生姜半夏甘草人参汤证

【原文】

發汗后,腹脹滿者,厚樸生姜半夏甘草人參湯主之。(66)

【提要】　论脾虚气滞腹胀的证治。

【释义】　不当发汗而发汗,或发汗太过,均可伤害脾气。脾司运化转输而主腹。汗后脾虚,运输无权,或生痰湿,使气机壅滞,则腹胀满。

张仲景《金匮要略》谓“病者腹满,按之不痛为虚,痛者为实”“腹满时减,复如故,此为寒,当与温药”“腹满不减,减不足言,当须下之”,指出了腹满属虚属实辨证的要点。由于本证是属脾虚气滞引起的腹满,故多按之不痛,并具有腹满时减、复如故的特征。其治若单用补益剂,则有助满生湿之弊;单用行气散结法,又恐更伤脾气,不利转输,故宜消补兼施,用厚朴生姜半夏甘草人参汤。

成无已说:“吐后腹胀与下后腹满皆为实,言邪气乘虚入里为实。发汗后,外已解也。腹胀满知非里实，由脾胃津液不足，气涩不通，壅而为满，与此汤和脾胃以降气。”

【治法】 健脾温运，宽中除满。

【方药】 厚朴生姜半夏甘草人参汤方

厚朴半斤（炙，去皮） 生姜半斤（切） 半夏半升（洗） 甘草二两（炙） 人参一两

上五味，以水一斗，煮取三升，去滓。温服一升，日三服。

【方义】 厚朴苦温，下气除湿，宽中消满；生姜辛温，散饮和胃；半夏辛温，降逆开结涤痰；人参、甘草甘温，补益脾气而助运化。诸药配合，补而不滞，消而无伤，为消补兼施之剂。

本方立行气消满之药大于健脾益气之药，对脾虚气滞来讲，寓有治标宜急，治本宜缓之意义在内。

【参考资料】 医案选录

叶××，男，39岁。1973年8月10日就诊。患者行胃次全切除术后，恢复良好。惟出院后逐渐感觉胃腹痞满，嗳气频作，大便不畅，虽少食多餐以流质软食为主，亦感痞满不饥，病情日见明显。脉象细弱，舌白润。病者虽属手术之后腹胀满，但与《伤寒论》“发汗后，腹胀满”对照，病因虽不同，而病证相同，故用厚朴生姜半夏甘草人参汤加味论治。党参12克，法半夏9克，枳壳6克，厚朴9克，炙甘草6克，佛手片9克，广木香6克，生姜片3克。5剂后自觉气往下行、腹胀嗳气大减。继服至20余剂，每隔一至二日服一剂，治疗两个多月一切正常。一年后腹胀未发作，消化良好，体略发胖。（《新医药学杂志》1977年第6期）

（2）小建中汤证

【原文】

傷寒二三日，心中悸而煩者，小建中湯主之。（102）

【提要】 里虚伤寒、心悸而烦的证治。

【释义】 伤寒仅二三日，未经误治即见心中动悸，神烦不宁者，必是里气先虚，心脾不足、气血双亏、复被邪扰而成。太阳与少阴为表里，太阳为外防，心主为宫城，里虚邪扰，气血不足，心无所主则悸，神志不宁则烦，治以小建中汤，外和营卫，内益气血，安内以攘外，有表里兼顾之妙。

《医宗金鉴》说：“伤寒二三日，未经汗下，即心悸而烦，必其人中气素虚，虽有表证，亦不可汗之。盖心悸阳已微，心烦阴已弱，故以小建中汤选建其中，兼调营卫也。”

魏念庭说：“建中者，建其本也。与建中后，徐审其在表，则仍当发汗。以中州既建，虽发汗，阳亦不致亡矣；审其在里，则应下之，以中州既建，虽下阳亦不致陷矣；所谓急则从标，而缓则从本也。”

【治法】 建中补脾，调和气血。

【方药】 小建中汤方

桂枝三两（去皮） 甘草二两（炙） 大枣十二枚（擘） 芍药六两 生姜三两（切） 胶饴一升

上六味，以水七升，煮取三升，去滓，内饴，更上微火消解。温服一升，日三服。呕家不可用建中汤，以甜故也。

【方义】 本方即桂枝汤倍用芍药加饴糖。方用桂枝汤调脾胃、和阴阳；倍用芍药，以增益营血；加饴糖以温养脾胃，而与芍药和合，又有酸甘化阴之功。

本方具有温中健脾之效，故取名“建中”。建中者，有建立中气之意。脾胃居中州，为营

卫气血生化之源，中气立则化源足，五脏皆可得养，故用本方补益中气是治疗五脏虚劳病的方法之一。挟虚伤寒用本方，不仅可以健脾胃、益气血、治悸烦，而且利于祛除外邪。尤在泾说："伤寒里虚则悸，邪扰则烦。二三日悸而烦者，正虚不足而邪欲入内也。是不可攻其邪，但与小建中汤温养中气，中气立则邪自解。"

（3）桂枝人参汤证

【原文】

太陽病，外證未除[①]，而數下[②]之，遂協熱而利[③]，利下不止，心下痞硬[④]，表里不解者，桂枝人參湯主之。（163）

【词解】 ① 外证未除：指表证不去。

② 数下：屡用攻下。

③ 协热而利：协者，合也，同也。热者，指表热不去而下利也。

④ 心下痞硬：心下指胃脘。痞者、气膈不通而痞塞也。

【提要】 误下后脾气虚寒而表邪不解的证治。

【释义】 太阳病，表不解，理应用汗法解表。若不用汗解，而屡用攻下，则表邪不去反伤脾阳，以致脾气虚寒则下利，表邪不去而发热。因屡经泻下，脾阳伤重，运化失职，升降失常、清气下陷，故利下不止；气机阻滞而不利，故心下痞硬。表证未解的下利叫"协热利"，治宜桂枝人参汤。

《伤寒论》中有关表证误下而致下利不止的，共有两条，须加鉴别比较。第 34 条葛根芩连汤证，是属表不解而邪内陷，表里俱热的协热利；而桂枝人参汤证，则属表不解里虚寒、表里皆寒的协热利。前者宜辛凉解表、清热止利；后者宜辛温解表，温肠止利。

黄坤载说："太阳病外证未解而数下之，外热不退，而内寒亦增，遂协合外热而为下利，利而不止。清阳既陷，则浊阴上逆，填于胃口，而心下痞硬，缘中气虚败，不能分理阴阳，升降倒行，清浊易位，是里证不解而外热不退，法当内外兼医，桂枝通经而解表热，理中温中以转升降之机也。"

【治法】 温中解表。

【方药】 桂枝人参汤方

桂枝四两（别切） 甘草四两（炙） 白术三两 人参三两 干姜三两

上五味，以水九升，先煮四味，取五升，内桂，更煮取三升，去滓。温服一升，日再夜一服。

【方义】 本方是理中汤加桂枝而成。方中以理中汤温中散寒止利，用桂枝后下以解太阳之表，为表里两解之法。

【参考资料】 医案选录

谭××，男，36 岁。患者素患胃痛，反复发作，经胃肠钡餐检查，诊为十二指肠球部溃疡。近月来胃脘隐隐作痛，经常发作，以饭后二三小时及夜间尤痛。右上腹部有明显压痛及痞满感，口淡无味，时泛清水，胃纳欠佳，神疲乏力，大便正常，小便较多，脉迟弱，舌质淡白，苔薄白。此为胃虚气寒。治按温中散寒，方用桂枝人参汤：党参 15 克，白术 15 克，干姜 9 克，炙干草 9 克，桂枝 12 克（后下）三剂，每日一剂。二诊服上药后，胃痛已止，饮食如常。但停药后胃痛又复发，痞闷喜按，小便较多，脉迟细，舌淡，苔薄白。仍照上法治之，拟第一方减桂枝 3 克。服药 3 剂后止痛。以后按上方继续治疗，服至胃痛消失，不再复发。（《老中医经验选》）

2.3.6.4 肾阳虚证

（1）干姜附子汤证

【原文】

下之后，復發汗，晝日煩躁不得眠，夜而安靜，不嘔、不渴、無表證，脉沉微，身無大熱者，乾姜附子湯主之。（61）

【提要】 论肾阳虚的烦躁证治。

【释义】 病在太阳，先下而后复汗，是为治疗失序。汗下使阳气大伤，虚阳被盛阴所逼，欲争不能，欲罢不甘，昼日阳旺，能与阴争，故昼日烦躁不得眠；入夜则阳气衰，无力与阴争，故夜而安静。少阳证喜呕，阳明证多渴，今“不呕、不渴，亦无表证”，说明病邪已离阳而入阴。阴邪内盛，若格阳于外，可见身大热，今身无大热，而未达到阳气外亡之程度，然阳虚而身热，亡阳之变恐生叵测，故用干姜附子汤急温阳气。

成无已说：“下之虚其里，汗之虚其表，既下又汗，则表里俱虚。阳主于昼，阳欲复，虚不胜邪，正邪交争，故昼日烦躁不得眠；夜阴为主，阳虚不能与之争，是夜则安静。不呕不渴者，里无热也；身无大热者，表无热也。又无表证而脉沉微，知阳气大虚，阴寒气胜，与干姜附子汤退阴复阳。”

【治法】 急救回阳。

【方药】 干姜附子汤方

干姜一两　附子一枚（生用，去皮，切八片）

上二味，以水三升，煮取一升，去滓。顿服。

【方义】 生附子、干姜大辛大热，以复先后天脾肾之阳。附子生用，取其破阴回阳之力更强，一次顿服，使药力集中，回阳效果迅速。

本方加炙甘草即为四逆汤，也属回阳救逆之剂。但由于本证多属阳气暴虚、阴寒独盛，残阳欲脱之候，回阳宜急，故不用炙甘草之缓恋，只取干姜、附子直捣之师，以力挽残阳于未亡。

本方常用于暴寒伤阳，心腹冷痛，霍乱转筋，甚或卒然晕倒等证。

（2）茯苓四逆汤证

【原文】

發汗，若下之，病仍不解，煩躁者，茯苓四逆湯主之。（69）

【提要】 论汗下后阴阳俱虚的烦躁证治。

【释义】 本为太阳病，汗不得法则伤阳，误下则又伤阴，阴阳两伤。“病仍不解”是指病情有新的变化，非为太阳病不解。

太阳与少阴为表里，误治太阳，极易虚其少阴。少阴为水火之脏，阴阳之根。少阴内虚，阴阳俱不足，水火失济，故见烦躁不宁。

本条叙证过于简略，若从治以茯苓四逆汤推测，可知本证应以阳虚为主，除见烦躁外，还应见恶寒、四逆、下利、脉微细等症，且本证属阴阳俱虚之烦躁，与阳虚阴盛昼日烦躁、夜而安静的干姜附子汤证不同。

陈修园说：“太阳病发汗病不解，若下之而病仍不解，忽增出烦躁之证者，以太阳底面，即是少阴，汗伤心液，下伤肾液，少阴之阴阳水火离隔所致也，以茯苓四逆汤主之。”

【治法】 回阳益阴。

【方药】 茯苓四逆汤方

茯苓四两 人参一两 附子一枚(生用,去皮,破八片) 甘草二两(炙) 干姜一两半

上五味,以水五升,煮取三升,去滓。温服七合,日二服。

【方义】 方用干姜、生附子回阳以救逆;人参益气生津,安精神、定魂魄;姜附与人参配伍,回阳之中有益阴之效,益阴之中有助阳之功,阳虚而阴液不继、甚或亡阳而液脱者,仲景多用此法。茯苓健脾、宁心安神;甘草益气和中,且能调和诸药。

【参考资料】 医案选录

段××,素体衰弱、形体消瘦,患病一年余,久治不愈。证见两目欲脱,烦躁欲死,以头冲墙,高声呼烦。家属诉:初起微烦头痛,屡经诊治,因其烦躁,均用寒凉清热之剂,多剂无效,病反增剧。面色青黑,精神极疲惫,气喘不足以息,急汗如油而凉,四肢厥逆,脉沉细如绝。拟方如下:茯苓 30 克 高丽参 30 克 炮附子 30 克 炮干姜 30 克 甘草 30 克。急煎服之。服后烦躁自止,后减其量,继服十余剂而愈。(《中医杂志》1965 年第 1 期)

(3) 真武汤证

【原文】

太陽病,發汗,汗出不解,其人仍發熱,心下悸,頭眩,身瞤動①,振振欲擗地②者,真武湯主之。(82)

【词解】 ① 身瞤动:身体筋肉跳动。

② 振振欲擗地:擗同“躃”,仆倒之意,即身体振颤,站立不稳而欲仆倒在地之态。

【提要】 论阳虚水泛证治。

【释义】 太阳病在表,本当发汗。若误发虚人之汗,或汗不如法,必内伤少阴阳气,而病不解。若虚阳外越,所以其人仍发热。肾主水,赖阳气以蒸腾。今少阴阳虚,水不化津而泛滥,上凌于心,则心下悸;上干清阳,则头目眩晕。“阳气者,精则养神,柔则养筋”(《素问·生气通天论》)。虚阳不能温养筋脉肌肉,反受水寒之邪浸润,则身体筋肉跳动,振颤不稳而欲仆地,治以真武汤。

本证与苓桂术甘汤证均属阳虚水停,其主要区别是:本证病变重点在于肾,病势重,且多伴有少阴阳虚证候;彼证病变重点在于心脾,病势轻,而以水气上冲证候为主。

柯韵伯说:“肾液入心而为汗,汗出不能遍身不解,所以然者,太阳阳微,不能卫外而为固,少阴阴虚,不能藏精而起亟也。仍发热而心下悸,坎阳外亡,而肾水凌心耳。头眩身瞤,因心下悸所致,振振欲擗地,形容身瞤动之状。凡水从火发,肾火上炎,水邪因得上侵。若肾火归原,水气自然下降,外热因之亦解。此条用真武者,全在降火利水,重在发热而心下悸,并不在头眩身瞤故也。如伤寒厥而心下悸,宜先治水,亦重在悸,不重在厥,但彼本于太阳寒水内侵,故用桂枝,此则少阴邪水泛滥,故用附子。要知小便自利,心下不悸,便非真武汤证。”

【治法】 温阳利水。

【方药】 真武汤方

茯苓 芍药 生姜(切)各三两 白术二两 附子一枚(炮,去皮,破八片)

上五味,以水八升,煮取三升,去滓。温服七合,日三服。

【方义】 见少阴篇。

2.3.7 阴阳两虚证

2.3.7.1 甘草干姜汤证、芍药甘草汤证

【原文】

傷寒,脉浮,自汗出,小便數,心煩,微惡寒,脚攣急,反與桂枝欲攻其表,此誤也。得之便厥[①],咽中乾,煩躁吐逆者,作甘草乾姜湯與之,以復其陽。若厥愈足温者,更作芍藥甘草湯與之,其脚即伸。若胃氣不和,譫語者,少與調胃承氣湯。若重發汗,復加燒針者,四逆湯主之。(29)

【词解】 ① 厥:指手足逆冷,又称厥逆。

【提要】 伤寒挟虚误汗的变证及随证救治之法。

【释义】 伤寒,脉浮,自汗出,微恶寒,是病在表,属太阳表虚证。小便频数,是里阳虚不能摄敛津液。心烦、脚挛急,是阴液不足、失于濡润的征象。此属阴阳两虚之人感受外寒,其治当以扶阳解表为主。若不考虑正气之虚,而单以桂枝汤发汗解表,则犯虚虚之戒,是为误治。阳虚不能温煦四末,则手足厥逆;阴液不能上滋,则咽中发干;心神失于濡养,则生烦躁;阴寒犯胃,胃气不和,故见呕逆。此乃阴阳俱虚,错综复杂之证,治疗当分标本缓急而治有先后之序。因其病以阳虚为急,故先投甘草干姜汤以复其阳;待阳回厥愈足温之后,再与芍药甘草汤,酸甘化阴,滋阴养血,使筋脉得以濡润,挛急能以缓解,其脚即伸。

由于本证有阴液不足的一面,在治疗过程中,或因阳复太过,或用热药过量,均可更伤阴液,发生胃中不和的谵语之证,可少与调胃承气汤,和胃气而谵语可止;本证也有阳气不足的一面,若再用汗法攻表,或用烧针劫汗,则伤少阴阳气,出现少阴阳虚诸证,当急用四逆汤回阳救逆为法。

本条以举例的形式,详尽地论述了虚人外感误治后的种种变证。为"随证治之"一语立出了榜样,充分体现了辨证论治的法则。

赵嗣真说:"脉浮,虚也;汗自出微恶寒者,阳虚无以卫外也;小便数,为下焦虚寒不能制水也;心烦,为阴虚血少也;脚挛急,乃血为汗夺,筋无以润养也。此初得便自表里俱虚,外无阳证,邪不在表,故不得与桂枝同法。设若误用桂枝攻表,重发其汗,是虚虚也,故得之便厥,咽干烦躁,吐逆。厥为亡阳,不能与阴相顺接;咽干为津液寡;烦躁、吐逆,为寒格而上也。故宜干姜以温里复阳,甘章、芍药益其汗夺之血,然后可以复阴阳不足之气,得脚伸后,或谵语者,由自汗小便数,胃家先自津液干少,又服干姜性燥之药,以致阳明内结谵语,然非邪实大满,故但用谓胃承气以调之,仍少与之也。以上用药次第,先热后寒,先补后泻,似逆而实顺,非仲景之妙,孰能至是哉?"

【治法】 先温中以复阳,后酸甘而复阴(泻热和胃与回阳救逆法,分别见于阳明及少阴病篇)。

【方药】 (1) 甘草干姜汤方

甘草四两(炙) 干姜二两

上二味,以水三升,煮取一升五合,去滓。分温再服。

【方义】 甘草益气和中,干姜温中复阳,二药配伍,辛甘化和为阳,中阳得复,则厥回足温。

【方药】 (2) 芍药甘草汤方

芍药、甘草(炙)各四两

上二味，以水三升，煮取一升五合，去滓。分温再服。

【方义】 芍药酸苦微寒，益阴养血；炙甘草甘温，补中缓急。二药和用，酸甘化阴，阴液恢复，筋脉得养，则脚挛急自伸。

考本草药性：甘草气味“甘平”，功能“和中缓急”，主治腹中冷痛（见《本草纲目·卷十二》）。干姜气味“辛热”，功能“温中逐寒”，主治寒冷腹痛、胸痛、咳逆上气（见前书卷二十六）。成无已云：“辛甘发散为阳，甘草、干姜相和，以复阳气。”阳气一振，寒邪自消。二药配合成方，即成温中散寒妙剂。而投用此汤，必须辨明确系寒证，脉迟，舌淡，苔白，不渴、无热，此其大较。若见脉数有力，舌绛、苔黄，口渴，发热，则为热证，慎勿用此。

【参考资料】 医案选录

刘×，男，30岁。患遗尿证甚久，日则间有遗出，夜则数遗无间，良以为苦。医咸认为肾气虚损、或温肾滋水而用桂附地黄汤；或补肾温涩而用固阴煎；或以脾胃虚寒而用黄芪建中汤，补中益气汤。其他鹿茸，紫河车之类均曾尝试，有效有不效，久则依然无法治。吾见前服诸方于证尚无不合，何以投之罔效？细诊其脉，右部寸关皆弱，舌白润无苔。口淡，不咳唾涎，口纳略减。小便清长而不时遗，夜为甚，大便溏薄。审系肾、脾、肺三脏之病。但补肾温脾之药，服之屡矣，所未能服者，肺经之药耳。复思消渴一证，肺为水之高源，水不从于气化，下注于肾，脾、肾而不能制约，则关门洞开，是以治肺为首要，而本证亦何独不然？景岳有说：“小水虽利于肾，而肾上连肺，若肺气无权，则肾水终不能摄。故治水者必先治气，治肾者必先治肺。”本证病缘于肾，因知有温肺以化水之治法。又甘草干姜汤证原有遗之源，更为借用有力之依据。遂给予甘草干姜汤。炙甘草24克，干姜（炮透）9克，日二帖。三日后，遗尿大减，涎沫亦稀。再服五日而诸证尽除。然以八日服药16帖，竟愈此难治之证，诚非始料所及。（《赵守真医案》）

2.3.7.2 芍药甘草附子汤证

【原文】

發汗，病不解，反惡寒者，虛故也。芍藥甘草附子湯主之。（68）

【提要】 汗后阴阳两虚的证治。

【释义】 本文从治以发汗看，可知原为太阳表证。既是表证，本有恶寒，而汗后表解，则恶寒当罢。今发汗后恶寒不仅不罢，反而加重，又不见发热、脉浮等症，可知其“病不解”并非是表不解，而是病情有变。“虚故也”，概括了发汗后的病机与证候。以方测证，从治以芍药甘草附子汤看，本证应属阴阳两虚。阳虚不能温煦肌表，故恶寒反剧；阴虚筋脉失于濡润，则可见脚挛急（参见29条）；阳虚无力鼓动血行，阴虚不能充盈脉道，阴阳两虚，则脉微细（参见60条）。治以芍药甘草附子汤。

成无已说：“今发汗病且不解，又反恶寒者，营卫俱虚也。汗出营虚，恶寒则卫虚，与芍药甘草附子汤以补营卫。”

【治法】 扶阳益阴。

【方药】 芍药甘草附子汤方

芍药　甘草（炙）各三两　附子一枚（炮，去皮，破八片）

上三味，以水五升，煮取一升五合，去滓。分温三服。

【方义】 附子辛热，温经复阳以实卫气，芍药、甘草酸甘化阴以养营血。三药配合，共奏阴阳双补之功。

2.3.7.3 炙甘草汤证

【原文】

傷寒，脉結代，心動悸，炙甘草湯主之。（177）

【提要】 论心阴阳两虚的证治。

【释义】 伤寒,若病在太阳,当见恶寒、发热、脉浮等表证。今不见表证,却见脉结代、心动悸的脉证,说明病在太阳而内累少阴。因太阳与少阴为表里,太阳感寒,若少阴内虚,则极易出现少阴心悸之证;也有心主素虚,复感风寒而见心悸脉结代者。手少阴心主血脉,赖气血以温煦,今心阴阳气血亏虚,失其所养,鼓动无力,则见脉结代、心动悸之证。悸者,内动也;"心动悸",形容心跳动的很厉害。治以炙甘草汤补阴阳、调气血、复脉为先。

《医宗金鉴》说:"心动悸者,谓心下筑筑,惕惕然动而不安也。若因汗下者多虚,不因汗下者多热,欲饮水小便不利者属饮,厥而下利者属寒。今病伤寒,不因汗下而心动悸,又无饮热寒虚之证,但据结代不足之阴脉,即主以炙甘草汤者,以其人平日血气衰微,不任寒邪,故脉不能续行也。此时虽有伤寒之表未罢,亦在所不顾,总以补中生血复脉为急,通行营卫为主也。"

【治法】 通阳复脉,滋阴养血。

【方药】 炙甘草汤方

甘草四两(炙) 生姜三两(切) 人参二两 生地黄一斤 桂枝三两(去皮) 阿胶二两 麦门冬半升(去心) 麻仁半升 大枣三十枚(擘)

上九味,以清酒七升,水八升,先煮八味,取三升,去滓,内胶烊消尽。温服一升,日三服。一名复脉汤。

【方义】 炙甘草能补中益气,使气血生化有源,以复脉之本,故为方中主药。人参、大枣补气滋液,配生地、麦冬、阿胶、麻仁养心血,滋心阴,以充养血脉。桂枝振奋心阳,配生姜更能温通血脉。药用清酒煎煮,可增强疏通经络,利血脉的作用。

后世温病学派在本方基础上进行加减化裁,组成加减复脉汤。吴鞠通对伤寒的复脉汤与温病的复脉汤,作了简明扼要的比较:"在仲景当日,治伤于寒者脉结代,自有取于参、桂、姜、枣以复脉中之阳;今伤于阴者主阳亢阴竭,不得再补其阳也。用古法而不拘于古方,医者之化裁也。"加减复脉汤的产生,是对复脉汤的补充和发展。

【参考资料】 现代研究资料

炙甘草汤加减治疗心脏期前收缩的初步观察。病例选择和方法:① 期前收缩和结代脉的诊断是根据心脏听诊,脉搏切诊及结合心电图而成立。② 无明显发生期前收缩之原因,或诱因的病例。③ 经院外或门诊治疗无效,而住院用一般休息镇静疗法两周以上无效者(其中一例只住院一周)。④ 治疗以炙甘草汤为主而随证加减,每日一剂,水煎分三次服,同时停服有关西药。⑤ 治疗期间或治疗后继续在医院或门诊随访观察二周至三个月以上。本文共报道四例,其中 3 例临床治愈,分别随访二月、五月,半年未复发,一例病情减轻,兹选录二例如下。

1. 男,30 岁。期前收缩每分钟三至五次,有心悸、关节疫痛,心尖有二至三级收缩期杂音。心电图为窦性心动过缓、心律不齐,结性期前收缩,室性逸搏,服炙甘草汤加减三副,期前收缩消失,九副心电图恢复正常,十五副痊愈,随访二月未复发。

2. 女,27 岁。期前收缩每分钟二至六次,受累心慌、关节疫痛,心尖有二至三级收缩期杂音。心电图室性期前收缩,室性融合波。服炙甘草汤加减六副,症状消失,心电图恢复正常,随访半年,除偶尔晨间发期前收缩外,一般尚佳。(《中医杂志》1964 年第 7 期)

【原文】

脉按之來緩,時一止復來者,名曰結。又脉來動而中止,更來小數,中有還者反動,名曰結,陰也;脉來動而中止,不能自還,因而復動者,名曰代,陰也。得此

脉者，必難治。（178）

【提要】 辨心悸、脉结代的证治与预后。

【释义】 结代脉，属于间歇脉，以脉在搏动中有歇止（停跳）为主要特点。间歇脉有三种，即促脉、结脉、代脉。其中，促脉属于数而中止者；而结脉则属于缓而中止一类；代脉则为动而中止，不能自还，因而复动者。

简言之，结代脉均属缓而中止的脉象，故属阴脉。其中歇止时间短，能以自还，复来之脉略数者，为结脉；歇止时间长，不能自还，复动而不见小数者，为代脉。结代脉多由心脏阴阳气血双虚，鼓动血脉无力所致。其病较重，故曰："得此脉者，必难治。"

结、代脉，后世医家也有以"止有定数"和"止无定数"来分的。即止无定数，无规律的为结脉；止有定数，有规律的为代脉。关于结代脉形成的机理，后人也有所发挥。如有人将结脉形象地比喻为"如绳之结，贯物遇结而不畅"，而代脉则是"己力不支而需他人替代之谓"。意思是说，结脉虽有正气不足，但也不可忽视气血被阻滞而不畅通的情况；代脉则不同于结脉，它反映了机体阴阳气血已虚惫不堪。同时，大量的医疗实践证明，结脉、代脉不仅见于病人，亦可见于某些健康者；不仅见于虚证，亦可见于痰食阻滞、跌仆重伤、七情惊恐等实证。故对"得此脉者，必难治"亦应活看。

李士材说："结脉之止，一止即来，代脉之止，良久方至。《内经》以代脉之见，为脏气衰微，脾气脱绝之诊也。惟伤寒心悸，怀胎三月，或七情太过，或跌仆重伤，又风家痛家，俱不忌代脉，未可断其必死。"

2.3.8 蓄水证

【原文】

太陽病，發汗后，大汗出，胃中乾①，煩躁不得眠，欲得飲水者，少少與飲之②，令胃氣和則愈。若脉浮，小便不利，微熱消渴③者，五苓散主之。（71）

【词解】 ① 胃中干：病理概念。指津液耗伤，胃中阴液不足。

② 少少与饮之：每次与饮少量，含有多次饮用之意。

③ 消渴：指口渴大量饮水的症状，不是病名。

【提要】 指出太阳病发汗太过可能出现的两种转归。论述蓄水证的病因和证治。

【释义】 辛温发汗是治疗太阳病的正确治法，倘若汗不如法，汗出过多，有可能产生两种变化。其一，病人出现烦躁不得眠，口干渴想喝水，为发汗虽使表邪得解，但因汗出太过，损耗津液，致胃中阴液一时性不足。胃不和则卧不安，津不足自欲饮水以润其燥。对此只需每次少量，频频与服汤水，以补充必要的水液，至胃津恢复，胃气调和，诸证自除。其二，病人表现为脉浮、微热，为汗不如法，表邪不解；口渴多饮，小便不利，为外邪入里，膀胱气化不行，水道失调，水蓄于内，不能化为津液上承。证属表里同病。

本条把一种病因可能引起的两种不同变化并列，且两者皆有口渴，似有鉴别辨证之意。其证一为水液不足，欲得饮水；一为水蓄于内，口渴多饮消水。前者当补水液，后者应利小便，虽同见口渴，实不可混淆。

张锡驹说："大汗出，胃中干者，乃胃无津液而烦躁，故与水以润之。"

徐灵胎说："胃中干欲饮，此无水也，与水则愈；小便不利而欲饮，此蓄水也，利水则愈，同一渴而治法不同，盖由渴之象，乃渴之余证不同也。"

【治法】 化气利水，兼以解表。

【方药】 五苓散方

猪苓十八铢（去皮） 泽泻一两六铢 白术十八铢 茯苓十八铢 桂枝半两（去皮）

上五味，捣为散，以白饮[①]和服方寸匕[②]，日三服。多饮暖水，汗出愈，如法将息。

【方义】 方以用药五味，以苓为主，共为散剂得名。方中猪苓、泽泻渗湿利水，茯苓、白术健脾利湿，桂枝通阳化气，兼以解表。为散剂使其迅速发散。服药后多饮暖水，以使出汗，共奏化气利水、通里达表之功。方为表里同治之剂，重在化气利水，而不拘于有无表证。

【原文】

發汗已，脉浮數，煩渴者，五苓散主之。（72）

【提要】 补述蓄水证的重要脉证。

【释义】 本条属于补述性条文，故有省文。原文提出使用发汗法以后，病人脉象浮数，既说明太阳病未解，也反证其原患太阳表证；心烦、口渴，用通里达表利水剂为主治疗，反映外邪入里，与水停蓄于膀胱，水道不利，水不化津。证属蓄水，故小便不利等当为必见。

上条言蓄水证脉浮，本条补充脉浮数；上条证列消渴，本条又述心烦口渴。两条参看互补，辨蓄水证才能比较全面。

方有执说："已，言当发汗毕，非谓表病罢也。烦渴者，膀胱水蓄不化，故用四苓以利之；浮数者，外证未除，故凭一桂以和之，所以谓五苓能两解表里也。"

【参考资料】 医案选录

1. 某，遗由精窍，淋在溺窍，异出同门，最宜分别，久遗不摄，是精关不摄反虚，但点滴茎中痛痒，久腹坚满，此属淋闭，乃隧道不通，未可便认为虚，况夏冷足趾湿腐，其下焦先蕴湿热，热阻气不流行，将膀胱撑满，故令胀坚，议理足太阳经，五苓散。（《临证指南医案》）

2. 某，胀满跗肿，小溲短涩不利，便泄不爽，当开太阳为主，五苓散加椒目。（《临证指南医案》）

3. 某，67 岁，少腹单胀，二便通利稍舒，显是腑阳窒痹，浊阴凝结所致，前法专治脾阳，宜乎不应，当开太阳为要。五苓散加椒目。（《临证指南医案》）

【原文】

中風發熱，六七日不解而煩，有表里證[①]，渴欲飲水，水入則吐者，名曰水逆，五苓散主之。（74）

【词解】 ① 有表里证：指太阳表证与蓄水证同时存在，表里同病。此处系用病证概念代表病理变化。

【提要】 论述蓄水重证的临床特点和治疗。

【释义】 太阳中风证发热，经过六七日而不得解除，病人又出现心烦、渴欲饮水、水入则吐，仲景用利水剂治疗，为水邪内蓄，水不化津欲引水自救，饮入之水为停蓄之水邪格拒而上逆，仲景名为"水逆"。证属表证仍在，蓄水已成，故称"有表里证"。然从水不化津而渴饮，饮入之水被格拒而吐，吐后仍然渴饮，虽饮水而口渴不得缓解，虽呕吐而水饮不得去除，可知本证虽然兼有表证，而重在水逆，故治以五苓散化气利水，兼以解表。

黄元御说："中风发热，六七日经尽不解，而且烦渴思饮，外而发热，是有表证；内而作渴，是有里证；渴欲饮水，而水入则吐者，是有里水瘀停也，此名水逆。由阳水在中，而又得新水，以水济水，正其所恶，两水莫容，自当逆上也。五苓散桂枝行经而发表，白术燥土而生津，二苓泽泻泄水而泄湿也。多服暖水，蒸泄皮毛，使宿水亦从汗散，表里皆愈矣。"

【参考资料】 医案选录

胡永隆之子三岁，其弟久隆之子四岁，时当夏季，患烦渴吐泻之症，俱付幼科医治，病势转剧，惟永隆求治于余。视其汗出烦躁，饮水即吐，泄泻迸迫，小水短赤，舌干芒刺，中心黄苔甚厚，时时将舌吐出。细为思之，与仲景所谓太阳中风，发热六七日，不解而烦，有表里证，渴欲饮水、水入即吐，名曰水逆，治与五苓散者相符。但此症烦热蓄盛，三焦有火，宜加苦寒之味，引之屈曲下行，妙在剂中之桂，为膀胱积热化气之品，又合热因寒用之旨，庶几小便通而水道分清矣。以猪苓、茯苓、泽泻、白术、肉桂、黄连、栀仁。二剂而愈。（《谢映庐医案》）

【原文】

傷寒，汗出而渴者，五苓散主之；不渴者，茯苓甘草湯主之。（73）

【提要】 指出水停中焦与水蓄下焦的一个鉴别要点。

【释义】 本条使用以方证"证"的笔法确定病证，要在突出五苓散证与茯苓甘草汤证的一个鉴别要点，而省略两证的主要表现。外感病，水蓄下焦，气化不行，水不化津，津不上承，故见口渴；其水饮停于中焦，水津尚能敷布，则口不渴。故口渴与否，在两症具备此可比条件时，可以作为一个鉴别要点。全面鉴别五苓散证与茯苓甘草汤证，必结合主证和病位特点进行，切不可以口渴与否为唯一鉴别点而误辨。

【治法】 温中化饮，通阳利水。

【方药】 茯苓甘草汤方

茯苓二两　桂枝二两（去皮）　甘草一两（炙）　生姜三两（切）

上四味，以水四升，煮取二升，去滓。分温三服。

【方义】 方中茯苓健脾利水，桂枝通阳化气，生姜温中散饮，炙甘草补虚和中，兼调诸药。方为温中化饮，通阳利水之剂。

【原文】

太陽病，小便利者，以飲水多，必心下悸①；小便少者，必苦里急②也。（127）

【词解】 ① 心下悸：指上腹部动筑不宁。

② 苦里急：即里急之痛苦，指小腹部有胀满急迫的不适感。

【提要】 再辨水停中焦与水蓄下焦的要点。

【释义】 太阳病，小便通利，因饮水过多而致胃脘部悸动不宁，是水停中焦，脾胃运化水湿功能失健所致；若饮水过多而小便量少，又见小腹部急迫胀满，则是水蓄下焦、膀胱气化功能失职所致。提示鉴别水停中焦与水蓄下焦，应着重对比两点：其一，小便的利与不利。小便利者，属水停中焦；小便量少不利者，为水蓄下焦。其二，病痛的部位，证在心下，为水停中焦；证在小腹，则水蓄下焦。值得注意的是，两个鉴别点只在有可比条件时才有鉴别意义，不可视为辨证的唯一依据。

成无己说："饮水多而小便自利者，则水不内蓄，但腹中水多，令心下悸。《金匮要略》曰：'食少饮多，水停心下，甚者则悸。'饮水多而小便不利，则水蓄于内而不行，必苦里急也。"

2.3.9　蓄血证

【原文】

太陽病不解，熱結膀胱①，其人如狂②，血自下，下者愈。其外不解者，尚未可攻，當先解其外。外解已，但少腹急結③者，乃可攻之④，宜桃核承氣湯。（106）

【词解】 ① 热结膀胱：膀胱代表下焦，包括胞宫等。热结膀胱，为邪热与瘀血蓄于下焦。钱潢说："盖以太阳在经之表邪未解，故热邪随经，内入于腑，而瘀热结于膀胱，则热在下焦，血受煎迫……"

② 如狂：指神志失常，但较发狂为轻。也有随文解释为像发狂似的不安。如成无己说："其人如狂者，为未至于狂，但不宁耳。"

③ 少腹急结：指下腹部拘急硬痛。

④ 攻之：指祛邪的治疗方法。此处指通下瘀热的治法。

【提要】 指出蓄血轻证的证治，提示兼有表证，当先解表的治疗原则。

【释义】 太阳病不解，又致热结膀胱，结合"血自下，下者愈"分析，是既言病因，又言病机。说明病证因太阳表邪不解，外邪化热入里，与血结于下焦。由于血蓄下焦，故见少腹急结，心主血脉，主神志，邪热与瘀血互结，上扰心神，则见如狂之失常。对本证的治疗，其表证不解者，当先解表，不可先攻逐瘀血。外邪已解，只有蓄血证的表现，即可用桃核承气汤攻下瘀热。从病人如狂，尚未至发狂之甚；有瘀血自下，邪热随瘀而去，病证可愈的机转；兼有表证，当先解表的治则等三点分析，可以判断证属蓄血轻证。

钱天来说："注家有血蓄膀胱之说，恐尤为不经。愚谓仲景之意，盖以太阳在经之表邪未解，故热邪随经，内入于府，而瘀热结于膀胱，则热在下焦，血受煎迫，故溢入回肠，其所不能自下者，蓄积于少腹而急结也。"

【治法】 活血化瘀，通下瘀热。

【方药】 桃核承气汤方

桃仁五十个（去皮尖） 大黄四两 桂枝二两（去皮） 甘草二两（炙） 芒硝二两

上五味，以水七升，煮取二升半，去滓，内芒硝，更上火微沸，下火。先食温服五合，日三服。当微利。

【方义】 方以桃仁为主，活血逐瘀；桂枝辛温，通经活血，以助桃仁；大黄苦寒，荡实除热，亦助桃仁；芒硝咸寒，软坚去实；炙甘草调和诸药，且防伤正。方为泻热逐瘀轻剂。

【参考资料】 医案选录

1. 李×，年廿余。先患外感，诸医杂治，证屡变，由其父陪来求诊。审视面色微黄，少腹满胀，身无寒热，坐片刻即怒目注人，手拳紧握，伸张如欲击人状，有顷即止，嗣复如初。脉沉涩，舌苔黄暗，底面露鲜红色。诊毕，其父促疏方，并询病因。答曰：病已入血分，前医但知用气分药，宜其不效。《内经》言"血在上善忘，血在下如狂"，此证即《伤寒论》"热结膀胱其人如狂"也，当用桃核承气汤，即疏方授之。一剂知，二剂已，嗣以逍遥散加丹、栀、生地调理而安。（《遯园医案》）

2. 王××，女，30岁，已婚，农民。于1975年11月24日就诊。因早产后小腹作痛，伴腰痛，继见悲伤欲哭，时又大笑，不能自主，劝说不止，遂来诊治。患者体质尚佳，时而言语不休，诉说胸中憋闷，小腹作痛；时又沉默寡言，问不答话。脉沉实有力，舌质淡红，舌苔白。证属早产后下焦蓄血，小腹作痛，其人如狂。投以桃仁承气汤加麦芽。水煎服。服3剂后复诊，如狂之症消除，只觉小腹微微作痛，胸中郁闷。再投桃仁承气汤加麦芽、香附、百合。又服3剂而愈。（《福建医药杂志》1980年第2期）

3. 黄××，女，30岁。因孩子患病忧劳过度，一日忽然精神失常，终日骂詈，狂扰不安，口干舌绛，大便四日未通，按其少腹胀满坚硬，断为下焦热结证，用大剂桃仁承气汤：桃仁一两 大黄两半 甘草五钱 桂枝三钱 芒硝二钱 煎汤灌下（仅灌半剂）。周时下黑粪五六枚，精神安定，再经调理数天，恢复正常。（《福建中医药》1964年第5期）

4. 张令施乃弟伤寒坏证，两腰偻废，卧床彻夜痛叫，百治不效，求诊于余。其脉亦平顺无患，其痛则比前大减。余曰：痛非死证，但恐成废人矣。此证之可以转移处，全在痛如刀刺，尚有邪正互争之象。若全然不痛，则邪正混为一家，相安于无事矣。今痛觉大减，实有可虑，宜速治之。病者曰：此身既废，令安从活，不如速死。余蹙额欲为救全，而无治法，谛思良久，谓热邪深入两腰，血脉久闭，不能复出，只有攻散一法，而邪入既久，正气全虚，攻之必不应，乃以桃仁承气汤，多加肉桂、附子二大剂与服，服后即能强起。再仿前意为丸，服至旬余全安……(《寓意草》)

5. 徐伯昆，长途至家，醉饱房劳之后，患腰痛屈曲难行。延医数手，咸谓腰乃肾府，房劳伤肾，惟补剂相宜，进当归、枸杞、杜仲之类，渐次沉困，转侧不能，每日晡心狂意躁，微有潮热，痛楚异常，卧床一月，几成废人。余诊之，知湿热聚于腰肾，误在用补。妙在有痛，使无痛，则正与邪流，已成废人。此证先因长途扰其筋骨之血，后因醉饱辞其营卫之血，随因房劳耗其百骸之精，内窍空虚，湿热扰乱，血未定静，乘虚而入，聚于腰肾之中。若不推荡恶血，必然拈积坚固，后来斧斤难伐矣。以桃仁承气汤加附子、玄胡、乳香数剂，下恶血数升而愈。(《谢映庐医案》)

【原文】

太陽病，六七日表證仍在，脉微而沉，反不結胸[①]，其人發狂者，以熱在下焦，少腹當鞕滿，小便自利者，下血乃愈。所以然者，以太陽隨經，瘀熱在里[②]故也。抵當湯主之。(124)

【词解】　① 结胸：证名，指实邪结于胸膈脘腹的病证。

② 太阳随经，瘀热在里：指太阳本经邪热，由表入里，与瘀血蓄于下焦。

【提要】　论述蓄血重证的病因病理及证治。

【释义】　本条有作者自注句，其说理部分应纳入正文分析。“抵当汤主之”当接在“下血乃愈”后，亦为倒装文法。太阳病已六七日，表邪不解，外邪循经化热入里，与瘀血互结而发病。病人表现发狂、少腹硬满，为邪热与瘀血结于下焦，且上扰心神；脉象沉微，为血蓄于里，气血受阻，脉道沉滞，并非主虚证之微弱脉象；表证不解，脉象沉而不浮，说明证以外邪内陷为主，病人反不结胸，除外了实邪结于上焦；小便自利，为膀胱气化功能正常，水道通调，可除外蓄水之证。其表邪不解而不先治其外，反映里证深重。综合辨析，确为蓄血重证无疑，故急治其里，用抵当汤攻下瘀血。

程郊倩说：“六七日为时既久，邪气自入传里，纵表证仍在，而脉微而沉，是徒有表证，而已无表脉，况反不结胸，将不复在于上焦可知，而为蓄血证无疑。何以验之？少腹当硬满，而小便自利也。少腹坚满，故知其热在下焦，小便自利，故知其热不结于下焦之气分，而结于血分也。热结于气分，则为溺涩，热结于血分，则为蓄血。血既蓄而不行，自非大下其血不愈，故直用抵当汤以破其坚垒，斯血去而邪不留耳。”

【治法】　破血逐瘀。

【方药】　抵当汤方

水蛭(熬)　虻虫各三十个(去翅足，熬)　桃仁二十个(去皮尖)　大黄三两(酒洗)

上四味，以水五升，煮取三升，去滓。温服一升。不下，更服。

【方义】　方中水蛭、虻虫直入血络，破血逐瘀；桃仁活血化瘀；大黄泻热导瘀。方为攻逐瘀血峻剂。使用时应中病即止，体弱、高年、孕妇有内出血者慎用或禁用，自当识之。

【原文】

太陽病身黄[①]，脉沉結，少腹鞕，小便不利者，爲無血[②]也。小便自利，其人如狂者，血證諦[③]也。抵當湯主之。(125)

【词解】 ① 身黄：即发黄，为身目黄染。

② 无血：指无血证，此处指无瘀血。

③ 谛：证据确实的意思。

【提要】 补述蓄血证的脉证，指出辨别有无蓄血的一个要点。

【释义】 太阳病，又见小腹硬结、神志失常、小便自利、脉象沉结等症，为血热互结，蓄于下焦。肝藏血，主疏泄。血瘀于里，肝藏血失常，致失疏泄，胆汁不循常道，则可见发黄。但发黄多因湿热熏蒸、肝胆疏泄失常所致，与蓄血所致发黄不同，当加鉴别。仲景提出病人小便不利者，湿无出路，多为湿热内蕴而无瘀血之证，即属湿热发黄；小便自利，有神志失常者，可确诊为蓄血发黄。提示小便通利与否，是辨别有无蓄血的一个要点。治疗蓄血所致发黄证，要在攻逐瘀血，故抵当汤为主选之方。

成无已说："身黄脉沉结，小腹硬，小便不利者，胃热发黄也，可与茵陈蒿汤。身黄脉沉结，少腹硬，小便自利，其人如狂者，非胃中瘀热，为热结下焦而为蓄血也，与抵当汤以下蓄血。"

【参考资料】 医案选录

1. 仇景莫子仪病伤寒七八日，脉微而沉，身黄发狂，小腹胀满，脐下如冰，小便反利。医见发狂，以为热毒蓄伏心经，以铁粉、牛黄等药，欲止其狂躁，予诊之曰：非其治也，此瘀血证尔，仲景云太阳病身黄，脉沉结，小腹硬，小便不利，为无血，小便自利，其人如狂者，血证也，可用抵当汤，再投，而下血几数升，狂止，得汗而解。(《伤寒九十论》)

2. 张意田治角口焦姓人，七月间患壮热舌赤，少腹闷满，小便自利，目赤发狂，已三十余日，初服解散，继则攻下，但得微汗，而病终不解。诊之，脉至沉微，重按疾急。夫表证仍在，脉反沉微者，邪陷于阴也，重按疾急者，阴不胜真阳，则脉流搏疾，并乃狂矣，此随经瘀血，结于少腹也，宜服抵当汤。乃自制虻虫、水蛭，加桃仁、大黄煎服，服后下血无算，随用熟地一味捣烂煎汁，时时饮之，以固真元。共服熟地二斤余，人参半斤，附子四两，渐得平复。(《续名医类案》)

3. 宋××，女，18 岁。于 1970 年 8 月患癫狂，目光异常，时而若有所思，时而若有所见，时而模仿戏剧人物，独自动作吟唱，入夜尤剧，妄言躁狂欲走，中西医多方治疗无效。病至半月，势渐重笃，卧床不起，饮食不进有数日，邀衣宸寰老医师诊视。脉之，六部数疾，尺滑有力；按之，少腹上及脐旁坚硬急结。询其经事，家人回答初得病时正值经期，大便周余未解，小便尚通，舌黯红干燥。乃曰："王氏《脉经》说'尺脉滑，血气实，妇人经水不利……宜……下去瘀血。'脉证合参，属瘀热发狂，宜急泄热破瘀。"疏抵当汤：桃仁 25 克　大黄 10 克　水蛭 10 克　虻虫 10 克　适缺虻虫，嘱先服下观察。翌日诊视，药后大便得通，证无进退，曰："证属瘀热发狂无疑，抵当何以不效？殆缺虻虫之故。"仍用前方，亟令觅得虻虫。时值夏月，家人乃自捕虻虫二十余枚合药。服药三时许，果从前阴下瘀血紫黑，夹有血丝血块，大便亦解胶黑之屎。令以冰糖水饮之，沉沉睡去，嘱勿扰唤。翌晨，神清索食，惟觉困乏，疏方生地，白薇，丹参，莲心，荷叶，琥珀调之，竟愈……现已婚生子，未再复发。(《上海中医药杂志》1980 年第 3 期)

【原文】

傷寒有熱，少腹滿，應小便不利，今反利者，爲有血也，當下之，不可餘藥①，宜抵當丸。(126)

【词解】 ① 不可余药：不可用其他的药剂。从抵当丸服法看，亦可解释为不可剩余药渣，即连汤带渣一并服下。

【提要】 论述蓄血缓证的治法，再次指出从小便通利与否分辨有无蓄血。

【释义】 外感病发热，又见小腹硬满，小便通利，仲景指明乃有瘀血，为邪热与瘀血结于下焦之蓄血证。但病人未见神志失常，仲景用丸剂缓下，说明病证较缓。邪在下焦，应分辨有否蓄水。从小便通利，即可除外应有小便不利的蓄水证，从而使蓄血证的诊断，更为明确。

成无己说："伤寒有热，少腹满，是蓄血于下焦。若热蓄津液不通，则小便不利，其热不蓄，津液行，小便自利者，乃为蓄血，当与桃仁承气汤抵当汤下之。然此无身黄屎黑，又无喜忘发狂，是未致于甚，故不可余驶峻之药也，可与抵当丸，小可下之也。"

柯韵伯说："有热即表证仍在，少腹满而未硬，其人未发狂，只以小便自利，预知其为有蓄血，故小其制，而丸以缓之。"

【治法】 攻下瘀血，峻药缓图。

【方药】 抵当丸方

水蛭二十个（熬） 虻虫二十个（去翅足，熬） 桃仁二十五个（去皮尖） 大黄三两

上四味，捣分四丸。以水一升煮一丸。取七合服之。晬时[①]当下血，若不下者，更服。

【词解】 ① 晬时：即周时。

【方义】 本方药物与抵当汤完全相同，但方中水蛭、虻虫的剂量减少三分之一，桃仁减少五分之一。且改汤为丸，以取峻药缓攻之义。本方既药力缓和，更于破血逐瘀方中别裁一法。

【参考资料】 医案选录

1. 常熟鹿苑钱钦伯之妻，经停九月，腹中有块攻痛，自知非孕，医予三棱、莪术多剂未应，当予抵当丸三钱，开水送下。入夜，病者在床上反复爬行，腹痛不堪，天将旦，随大便下污物甚多，其色黄白红夹杂不一，痛乃大除。次日复诊，予加味四物汤调理而愈。（《经方实验录》）

2. 李。据云：两次服辛温药，瘀浊随溢出口，此必热瘀在肝胃络间，故脘胁痞胀，大便阻塞不通，芦荟苦寒通其阴，仅仅更衣，究竟未能却瘀攻病，有年久恙，自当缓攻，汤药荡涤，理难于用，议以桃仁承气汤为丸。（《临证指南医案》）

2.3.10 结胸证

2.3.10.1 结胸证辨

【原文】

問曰：病有結胸[①]，有藏結[②]，其狀何如？答曰：按之痛，寸脉浮，關脉沉，名曰結胸也。（128）

【词解】 ① 结胸：证候名，是有形之邪气凝结于胸膈，以胸脘部疼痛为主证的一种病证。

② 藏结：证候名，其证与结胸相似，但病变性质不同，是脏气虚衰，阴寒凝结的一种病证。

【提要】 结胸证的脉证特点。

【释义】 结胸与脏结证有相似之处，故需要认真鉴别。结胸为邪气内陷，与有形之物如痰水之类凝结于胸膈，其证属实，故按之疼痛。寸脉以候上，脉若浮者，说明阳热在于上；关脉以候中，脉若沉者，说明痰水结于中。寸浮关沉的脉象，反映了热与水结成为结胸证候。

汪苓友说："结胸病状，与藏结虽相似而各别。夫结胸藏结，何以云太阳病，以两者皆太阳病误下所致也。盖结胸病始因误下，而伤其上焦之阳，阳气既伤，则风寒之邪，乘虚而入，

上结于胸，按之则痛者，胸中实也，寸浮关沉者，风与寒气相结而为实之证也。若藏结病则不然，其始亦因误下，而伤其中焦之阴，阴血既伤，则风寒之邪，亦乘虚而入，内结于藏。”

2.3.10.2 热实结胸

（1）大陷胸丸证

【原文】

病發于陽，而反下之，熱入因作結胸；病發于陰，而反下之，因作痞也。所以成結胸者，以下之太早故也。結胸者，項亦强，如柔痓①狀，下之則和，宜大陷胸丸。（131）

【词解】 ① 柔痓：今通作“柔痉”，属于痉病的一种。痉是以颈背强，角弓反张为主证的疾病。其证若见汗出者名为柔痉。

【提要】 辨结胸与痞证的成因，以及热实结胸偏于上的证治。

【释义】 本条可分作两段，从“病发于阳，而反下之”至“以下之太早故也”为第一段，论述结胸与痞证的成因。以下的“结胸者，项亦强……”为第二段，是论热实结胸而邪偏于上的证治。

“病发于阳而反下之”，是说病在于表，表为阳，治当发汗解表，医计不出此，而反用下法，致使邪热内陷，与痰水有形之物相搏，结于胸膈，因成结胸之证。“病发于阴而反下之”，是说病在里，里为阴，如里非实证，则亦不可妄下。如不当下而下，则必损伤脾胃之气，使升降失常，气机滞塞，因作心下痞。结胸言“热入”，而痞证不言者，以结胸为病发于阳（表），而痞证则为病发于阴（里）故也。

第一段，既言结胸，必见胸膈或心下硬痛等实证。今因水热互结，势偏于上，津液凝聚而失于滋润，故见颈项强急、俯仰不能自如，以及热迫津液外泄而见汗出，或见头汗出，其形“如柔痉状”。治用大陷胸丸缓泻上焦水热之结，庶水热去，则项强转柔，故曰“下之则和”。

柯韵伯说：“阳者指外而言，形躯是也，阴者指内而言，胸中心下是也，此指人身之外为阳，内为阴，非指阴经之阴，亦非指阴证之阴。头不痛而项犹强，不恶寒而头汗出，故如柔痉状，此表未尽除，而里证又急，丸以缓之，是以攻邪为和剂也。”

汪苓友说：“下之则和者，言邪实去则胸中和而项自舒之意。若不云如柔痉，恐医人误以为太阳经风寒之邪未解，反疑其当用发汗之药，殊不知项虽强，表证已解，里证甚急，治法宜下。”

【治法】 逐水破结，峻药缓攻。

【方药】 大陷胸丸方

大黄半斤 葶苈子半升（熬） 芒硝半升 杏仁半升（去皮尖，熬黑）

上四味，捣筛二味，内杏仁、芒硝，合研如脂，和散。取如弹丸一枚；别捣甘遂末一钱匕，白蜜二合，水二升，煮取一升，温顿服之。一宿乃下。如不下，更服，取下为效。禁如药法。

【方义】 大黄、芒硝泻热破结以荡实邪；甘遂峻逐水饮，破其结滞；葶苈、杏仁泻肺导滞，以驱在上之水结。

本方虽为峻下逐水之剂，但变汤为丸，又制小其服，并有白蜜甘缓，故变峻泻为缓攻。这种峻药缓用之法，实有以攻为和之意。

（2）大陷胸汤证

【原文】

太陽病，脉浮而動[①]數，浮則爲風，數則爲熱，動則爲痛，數則爲虛。頭痛，發熱，微盗汗出，而反惡寒者，表未解也。醫反下之，動數變遲，膈内拒痛，胃中空虛，客氣[②]動膈，短氣躁煩，心中懊憹，陽氣[③]内陷，心下因鞕，則爲結胸。大陷胸湯主之。若不結胸，但頭汗出，餘處無汗，劑頸而還，小便不利，身必發黄。（134）

【词解】① 动：在此作动词解，而不是具体的动脉。

② 客气：即邪气。

③ 阳气：这里系指表邪、热邪而言。

【提要】辨表证误下而形成结胸与发黄的证治。

【释义】本条宜分三段理解。第一段，从"太阳病"至"表未解也"，讲的是从脉证分析而知表邪未解；第二段，从"医反下之"至"大陷胸汤主之"，论误下后形成大结胸的证治；第三段，从"若不结胸"至全文结束，论误下后形成湿热发黄的变证。

"太阳病，脉浮而动数"，是指太阳病而脉搏躁动，也就是脉浮而躁动数急。浮主风邪在表，动数则主热，应身体必有所疼痛，故云"动则为痛"。数脉虽主热，但其热并未与体内有形之实邪相结，故谓"数则为虚"，可见这里的虚，并非正虚之"虚"，乃是里无实邪之意。"头痛，发热"，是属表证，但见"微盗汗出"，则反映阳热之邪较盛，且有入里的趋势。因为寐则卫气行于阴，阴者，里也，卫气行于里而使里热外蒸，表气不固则盗汗出。此时若表邪已尽入于里，则恶寒必罢，今仍头痛发热而反恶寒，则说明"表未解也"。既是表未解，纵有里实之热亦不可攻下，故"下之"曰"反"。如医反用下法，则使邪气内陷，结于胸膈，故脉由数而变为迟缓。喻嘉言说：迟"有结而难开之象"，所以脉迟是邪气凝结的反映。邪陷入里，正气与之抗拒相争，故"膈内拒痛"。胃气因误下而虚，邪反乘虚而犯胸膈，是谓"胃中空虚，客气动膈"。胸为气海，受邪则气机受阻，故见"短气"。心居胸中，被邪所扰，故烦躁而至懊憹。

以上诸证，皆因阳热内陷与痰水相结而致结胸的病变反映。而"心下因硬"一证，反映结胸主证已备，故当以大陷胸汤泻热逐水。

亦有虽经误下而不成结胸，导致湿热郁蒸的，则另是一种病变机转。热为阳邪，欲外越而从汗出，但因湿之黏腻纠缠而不得宣泄，故"但头汗出，余处无汗，剂颈而还"。湿为阴邪，欲下泄而从小便出，但又被热邪牵引而不能下行，故小便不利。热不得越，湿不得泄，互结蕴蒸，故身必发黄。

方有执说："太阳之脉本浮，动数者，欲传也。浮则为风四句，承上文以释其义，头痛至表未解也，言前证。然太阳本自汗，而言微盗汗，本恶寒而言反恶寒者，稽久而然也。医反下之，至大陷胸汤主之，言误治之变，与救变之治。膈，心胸之间也，拒，格拒也，言邪气入膈，膈气与邪气相格拒而为痛也，空虚，言真气与食气，皆因下而致亏损也。客气，邪气也；短气，真气不足以息也；懊憹，悔恨之意，心为邪乱而不宁也。阳气，客气之别名也，以本外邪，故曰客气，以邪本风，故曰阳气，以里虚也，因而陷入，故曰内陷。"

【治法】泻热逐水破结。

【方药】大陷胸汤方

大黄六两（去皮）　芒硝一升　甘遂一钱匕

上三味，以水六升，先煮大黄，取二升，去滓，内芒硝，煮一两沸，内甘遂末。温服一升。得快利，止后服。

【方义】 甘遂为泻水逐饮之峻药，尤长于泻逐胸腹积水；大黄泻热荡实；芒硝软坚破结。三药合用，共奏泻热逐水破结之功。

本方泻下峻猛，故应中病即止，不可过服，以免损伤正气。方名所以取名陷胸者，如成无己所说："结胸为高邪，陷下以平之，故治结胸曰陷胸汤。"

【参考资料】 医案选录

温××，女，52岁，社员。患者平素喜饮冷水，四肢关节常感疼痛。1973年10月26日初诊。见少腹至心下痞满胀痛，拒按，心中懊憹，起卧不安，大便秘结，口渴，舌燥苔黄，脉寸浮关沉。察其形素盛，必多痰湿，且喜冷饮多年，属膈间留饮为患，水与热互结心下，治宜大陷胸汤泻热逐水。处方：甘遂一钱半（醋炒） 大黄四钱 芒硝三钱 水煎去滓。温分三服。10月30日复诊，自诉药后得快利、胸腹满痛顿减，诸证减轻，仍照原方半量加味连服三剂，病情好转，停药数日，诸证复见，如此反复二次，此乃顽饮根固，药力不足，续与前方一剂。次日得悉心中懊憹比前更甚，坐立不安，患者因反应严重，试进稀粥一小碗，以求暂安。突然倾吐清水数碗，此后诸证悉平。半月后随访，痞消便畅，康复如常。（《新中医》1974年第5期）

【原文】

傷寒六七日，結胸熱實，脉沉而緊，心下痛，按之石鞕者，大陷胸湯主之。(135)

【提要】 论原发的大结胸证。

【释义】 上条讲的是太阳病误下，阳邪内陷而形成的大结胸证；本条论述太阳病未经误下，亦能形成热实结胸之证。

伤寒六七日，为表邪传里之期，表邪内传，因人体阳气偏盛而从阳化热。热与水互结于胸膈，形成"结胸热实"。此之"结胸"是言病位，"热实"是讲病性。沉脉候里而又主水，紧脉为邪实而又主痛，脉沉而紧说明水饮内结而见疼痛之证。此为结胸热实之典型脉象。水热互结于膈间，气血阻滞不通，故见心下痛，按之石硬。所谓"石硬"者，是形容心下肌肉紧张特甚。因结胸邪结之位高，故硬痛以胸膈心下部为主，与阳明腑实之腹满痛，绕脐痛不同。治以大陷胸汤泻热逐水破结。

脉"沉紧""心下痛""按之石硬"是辨识大结胸的三个典型证候，可称为"结胸三证"，它与"麻黄八证"一样，具有特别的辨证意义，也可以说是使用大陷胸汤的主要依据。

柯韵伯说："结胸有热实亦有寒实，太阳病误下，成热实结胸，外无大热，内有大热也。太阳病误下，成寒实结胸，胸下结硬，外内无热证也。沉为在里，紧则为寒，此正水结胸胁之脉；心下满痛，按之石硬，此正水结胸胁之证，然其脉其证，不异于寒实结胸，故必审其为病发于阳误下热入所致，乃可用大陷胸汤，是谓治病必求其本耳。"

【原文】

傷寒十餘日，熱結在里，復往來寒熱者，與大柴胡湯；但結胸，無大熱者，此爲水結在胸脅也。但頭微汗出者，大陷胸湯主之。(136)

【提要】 辨少阳实证与大结胸证的鉴别。

【释义】 伤寒十余日，表邪已化热入里，热结在里，必有大便不通之证，此为阳明腑实证。若又兼见往来寒热之少阳证，则病属阳明热结而兼病少阳不和，亦即少阳阳明并病，当用大柴胡汤表里两解之法。据理推测，上证即是阳明之热在里，可见心下痞满而痛；少阳受邪,则枢机不利,可见胸胁苦满等证,因其证候有类似结胸之处,故当认真加以鉴别,至于“但结胸无大热者”,是谓热与水结,水中有热,虽有发热现象,但既不同少阳证的往来寒热,也没有阳明证的蒸蒸发热。大柴胡汤证虽可有心下痞满而痛,但按之并不石硬;而结胸证则是热与水结胸胁,故既有心下疼痛,又按之石硬。因其热在水中被郁遏,不能向外透越,故仅见头微汗出,而周身无汗,此亦是水热结胸的特征之一。治疗用大陷胸汤泻热逐水破结。

成无已说:“伤寒十余日,热结在里,是可下之证,复往来寒热,为正邪分争,未全敛结,与大柴胡汤下之。但结胸无大热者,非热结也,是水饮结于胸胁,谓之水结胸。周身汗出者,是水饮外散,则愈。若但头微汗出,余处无汗,是水饮不得外泄,停蓄而不行也,与大陷胸以逐其水。”

【原文】

太陽病,重發汗而復下之,不大便五六日,舌上燥而渴,日晡所①小有潮熱②,從心下至少腹鞕滿而痛不可近③者,大陷胸湯主之。(137)

【词解】　① 日晡所:指午后申时左右(即下午3至5时左右的时候)。

② 潮热:发热如同涨潮一样,按时而发。

③ 痛不可近:疼痛特甚,不要人近前触按。

【提要】　辨阳明腑实与大结胸证。

【释义】　太阳病发汗,本为正治之法,但宜中病即止。若重发汗,必伤津液;复加攻下而使邪热内陷。本已津伤胃燥,而邪热又与水饮互结于胸膈,致使津液不能布达于上,则见舌燥口渴;实热内结,腑气不通,故五六日不大便。燥热已累及阳明,故亦可见日晡潮热,但因又有水热互结问题,故只表现为“小有潮热”,且不伴有阳明燥热腑实之谵语等证。水热之结弥漫腹腔,泛溢于上下,则可见从心下至少腹硬满而痛不可近之证。硬满而痛,既包含胀满疼痛的自觉症状,又含有按之石硬的它觉症状。尤其是“不可近”一证,更突出了腹痛之严重,以至达到了不容人近前接触的程度。这种证候也是一般的阳明腑实证所不具备的。其治疗仍以大陷胸汤泻热逐水破结。

本条所述之大结胸证,病变范围广泛,且病势重笃,其证与阳明腑实证有类似之处,但又有严格区别。从病因病机上讲:重发汗而复下之,邪热内陷,津伤化燥者,转属阳明;热入与水结者,则成结胸。阳明热实在肠胃,结胸热实在胸膈。再辨证候:大结胸表现为胸胁,心下或心下至少腹硬满而痛不可近、但头汗出等症;而阳明腑实则见腹满痛,绕脐痛,潮热,谵语,手足濈然汗出等症。

喻嘉言说:“不大便,燥渴,日晡潮热,少腹硬满,证与阳明颇同,但小有潮热则不似阳明大热,从心下至少腹手不可近,则阳明又不如此大痛,因是辨其为太阳结胸,兼阳明内实也。缘误汗复误下,重伤津液,不大便而燥渴潮热,虽太阳阳明亦属下证,但水饮内结,必用陷胸汤,由胸胁以及胃肠荡涤始无奈,若但下肠胃结热,反遗胸膈内结之水饮,则非治矣。”

【原文】

結胸證,其脉浮大者,不可下,下之則死。(132)

【提要】　结胸证脉浮大禁用下法。

【释义】　结胸证脉见浮大,脉浮为表邪未全入里,脉大主里尚未成实。此时,虽有心下硬满疼痛,但由于脉不沉紧,为脉证不符,故不可用大陷胸汤攻下。若误下之,必伤里气,反引邪入里，正气先衰，邪气复结，正虚邪实，攻补两难，预后不佳。若结胸证见脉浮大无力，则更属正虚邪实之候。不顾正虚而妄下，可使正气亡脱，故曰“不可下，下之死”。由此观之，结胸证不可不下，然亦不可下之过早。

此条告诉我们，由于大陷胸汤丸为峻下之剂，故在使用时应当谨慎，尤对脉证不符者，决不能冒然用之以泻下，否则后果不堪设想。

成无己说：“结胸为邪结胸中，属上焦之分，得寸脉浮，关脉沉者，为在里，则可下。若脉浮大，心下虽结，是在表者尤多，未全结也，下之重虚，邪气复结，则难可制，故云‘下之则死’。”

张兼善说：“脉浮大，心下虽结，其表邪尚多，未全结也。若辄下之，重虚其里，外邪复聚，而必死矣。”

【原文】

結胸證悉具[①]，煩躁者亦死。（133）

【词解】 ① 悉具：指主证全备。

【提要】 辨结胸证的预后。

【释义】 “结胸证悉具”，是指心下痛、按之石硬、脉沉紧的结胸主证已全备，反映了水热胶结，邪气盛实，病情极为重笃。若再见烦躁加重而躁扰不宁，表现正不胜邪，邪盛正衰，真气散乱，预后不良。因本条是承接上条，“下之则死”之后，故云“亦死”。尤在泾说：“伤寒邪欲入而烦躁者，正气与邪争也；邪既结而烦躁者，正气不能胜而将欲散乱也。”他指出了本条之烦躁与134条之烦躁的不同。

以上两条（132、133条），就其内容来讲，均属辨结胸预后，若能前后联系对比，则其义更深。前者脉见浮大，不应下而妄下，致促其死；后者当下而又失下，以致结胸证悉具又增烦躁，失去了救治的良机。虽一为误治，一为失治，但所造成的严重后果则是相同的。它告诉我们：治疗疾病，特别是治疗伤寒外感病，不仅要密切观察病情变化，而且一定要抓住治疗时机，只有这样，才能取得满意疗效而不致贻误病机。

张隐庵说：“结胸证悉具者，在外之如柔痉状，在内之膈内拒痛，外内之证悉具也。烦躁者，此上下不交者亦死。”

（3）小陷胸汤证

【原文】

小結胸病，正在心下，按之則痛，脉浮滑者，小陷胸湯主之。（138）

【提要】 辨小结胸的证治。

【释义】 小结胸的成因与大结胸相类似，亦多由表邪入里，或表证误下，邪热内陷，与痰相结而成。其证心下硬满，按之则痛，不按则不痛，说明邪浅热轻，病变部位比较局限，仅在心下胃脘部。其脉浮滑，浮为有热而浅，滑主痰热之邪，是属痰热互结病势轻浅之象，与大结胸之脉沉紧，心下硬痛者不同。由于本证属痰热互结，其势轻浅，病位局限，不比大结胸之邪结深重，病位广泛，故称谓“小结胸”，治宜小陷胸汤清热涤痰而开结。

张兼善说：“从心下至少腹石硬而痛，不可近者，大结胸也；正在心下，未及腹胁，按之痛未至石硬，小结胸也，形证之分若此。盖大结胸者，是水结在胸腹，故其脉沉紧；小结胸者，是痰结在心下，故其脉浮滑。水结宜下，故用甘遂、葶、杏、硝、黄等；痰结宜消，故用栝楼，半夏等。”

张令韶说：“汤有大小之别，证有轻重之殊，今人多以小陷胸汤治大结胸证，皆致不救，遂诿结胸为不可治之证。不知结胸之不可治,只一二节,余皆可治者。苟不体认经旨,必致临时推诿,误人性命也。”

【治法】 清热涤痰开结。

【方药】 小陷胸汤方

黄连一两 半夏半升(洗) 栝楼实大者一枚

上三味,以水六升,先煮栝楼,取三升,去滓,内诸药,煮取二升,去滓。分温三服。

【方义】 方用黄连苦寒,以清泄心下之热;半夏辛温,涤痰化饮而散结;栝楼实甘寒,清热涤痰开结而兼润下。三药配伍,使痰热各自分消,而去其结滞之患。

本方与大陷胸汤虽均由三味药组成,但所用药物不同,故其功能主治亦不同。二方比较:此方用黄连重在清中上焦之热,彼方用大黄意在泻热破结而荡实;此用半夏辛开化痰,彼用甘遂峻泻水饮;此用栝楼实甘寒滑润、清热涤痰开结,彼用芒硝咸寒软坚,泻下破结。且本方用量少,又制小其服,与大陷胸汤比较,有大小缓急之分。故本方取名“小陷胸汤”。

【参考资料】 医案选录

老年妇人,五十余岁。正在心下胃脘部疼痛,且痛时有包鼓起,形如馒头之半,心疑为癌,即往医院作钡透检查。在等待钡透期间;因疼痛加剧不可忍耐,而请中医诊治。脉见弦滑,舌质偏红,苔黄不甚厚,胃脘按之不硬,大便不爽,遂辨为小结胸证。服小陷胸汤二剂后,大便泻下黄涎甚多,痛止而包消。后作 X 线钡透,查无异常。(《伤寒论诠解》)

2.3.10.3 寒实结胸证

【原文】

寒實結胸,無熱證者,與三物小白散。(141)

【提要】 辨寒实结胸的证治。

【释义】 寒实结胸,亦是结胸证的一种,是与热实结胸相对而言的。实,指邪气盛。寒实,是指水寒气冷所凝结的痰饮邪气。既以结胸命名,必是寒痰冷饮结聚于胸膈,而见胸胁或心下硬满疼痛等症。因属寒实结胸,故不见舌燥、口渴、心烦懊侬、日晡潮热等症。水寒内结,阻滞胸阳的畅达,使气机不利,津液不布,或可见畏寒喜暖,喘咳气逆、短气,以致大便不通等症。治用三物白散,温散水寒以破结。

本条文原为“寒实结胸,无热证者,与三物小陷胸汤,白散亦可服”。考《金匮玉函经》、《千金翼方》均无“陷胸汤”及“亦可服”六字,较为合理,故据此改正。

柯韵伯说:“太阳表热未除,而反下之,热邪与寒水相结,成热实结胸;太阴腹满时痛,而反下之,寒邪与寒药相结,成寒实结胸。无热证者,不四肢烦疼也。名曰三白者,三物皆白,别于黄连小陷胸也。旧本误作三物,以黄连、栝楼投之,阴盛则亡矣,又误作白散,是二方矣,黄连、巴豆,寒热天渊,云亦可服,岂不误人。”

【治法】 温寒逐水,涤痰破结。

【方药】 三物白散方

桔梗三分 巴豆一分(去皮心,熬黑,研如脂) 贝母三分

上三味,为散。内巴豆更于臼中杵之,以白饮和服。强人半钱匕,羸者减之。病在膈上必吐,在膈下必利。不利,进热粥一杯;利过不止,进冷粥一杯。

【方义】 治寒实结胸,非辛热不足以开化水寒,非峻攻不足以破其凝结。方用巴豆大辛大热、泻下冷积,散寒逐水,破结搜邪为主要药物。巴豆研如脂、不去油,则其泻下破结之力

更猛。贝母能解郁散结去痰。桔梗开提肺气,既可载药上浮使药力作用于上,又可利肺散结去痰有助于水饮泻下。

因本方由三味药组成,药呈白色,用量甚小,故取名“三物小白散”。巴豆不仅有强烈的泻下作用,还有一定的催吐作用。服药后,病在膈上,寒实邪气可因其高而吐越之;病在膈下,寒实邪气可随其势而泻利之。由于巴豆对胃肠有强烈的刺激作用,吐下又易伤胃气,故用“白饮”即白米汤和服;为了加强或抑制泻下作用,亦用热粥或冷粥调节,其目的都是借水谷以保胃气,存津液。

【参考资料】 医案选录

郑××,七十余岁,素嗜酒,并有慢性气管炎,咳嗽痰多,其中痰湿恒盛,时在初春某日,大吃酒肉,饭后,即入床眠睡,翌日不起,至晚出现昏糊,询之瞠目不知答。因其不发热,不气急,第三天始邀余诊,两手脉滑大有力,满口痰涎粘连,舌苔厚腻垢浊,呼之不应,问之不答,两目呆瞪直视,瞳孔反应正常。按压其胸腹部,则患者蹙眉。大便不行,小便自遗,因作寒湿结胸论治。用桔梗白散五分,嘱服三回,以温开水调和,缓缓灌服,二次药后,呕吐黏腻胶痰,旋即发出长叹息呻吟之声。三次药后,腹中鸣响,得泻下两次,患者始觉胸痛,发热,口渴,欲索饮,继以小陷胸汤两剂而愈。(《江苏中医》1961 年第 8 期)

2.3.11 脏结证

【原文】

何謂藏結?答曰:如結胸狀,飲食如故,時時下利,寸脉浮,關脉小細沉緊,名曰藏結。舌上白胎滑者,難治。(129)

【提要】 论脏结的脉证预后。

【释义】 本条承接 128 条以与结胸证作比较鉴别。藏结“如结胸状”,意即在证候上,如心下硬满甚或连及少腹疼痛等,与结胸证有类似之处。但因其由脏虚寒凝、气血瘀滞所致,故又与结胸证不同。脏结是邪结在脏,胃腑无实邪阻滞,受纳尚可,故“饮食如故”。但因脏为寒结,阳虚不运,水谷不别,所以“时时下利”。而结胸热实,壅滞于胸膈,连及于胃腑,致腑气不通,胃气不降,则可见不能食、不大便等症。藏结证虽亦见寸脉浮,关脉沉紧,似与结胸脉同,但其关部脉还兼见小细,此又与结胸脉大不相同。脉见细小,主气血两虚,诸虚劳损。藏结见寸脉浮,关脉小细沉紧,说明其病属脏气虚、邪内结,为虚实错杂之证。舌苔见白而滑者,是脏结病阳气虚衰而阴寒凝结不化之象。寒结之实,非攻不去,脏气之虚,又不耐攻伐,故云“难治”。

成无己说:“结胸者,邪结在胸,藏结者,邪结在脏,两者皆下后邪气乘虚入里所致。下后邪气入里,与阳相结者为结胸,以阳受气于胸中故尔;与阴相结者,为藏结,以阴受之,则入五脏故尔。气宜通而塞,故痛,邪结阳分,则阴气不得上通;邪结阴分,则阳气不得下通,是两者皆心下硬痛。寸脉浮,关脉沉,知邪结在阳也;寸脉浮,关脉小细沉紧,知邪结在阴也。阴结而阳不结,虽心下结痛,饮食亦自如故,阴气乘阳虚而下,故时时自下利。阴得阳则解,脏结得热证多,则易治,舌上白胎滑者,其胸中亦寒,故难治。”

【原文】

藏結無陽證,不往來寒熱,其人反静,舌上胎滑者,不可攻也。(130)

【提要】 辨脏结证属阴寒,禁用攻下。

【释义】 “脏结无阳证”,概括指出脏结不见发热、心烦、口渴、脉浮等阳热证候。“不往来寒热”,是说虽见胸胁硬满疼痛而类似少阳病证,但没有往来寒热而非少阳病证。其人不烦躁而反静，口不燥渴而舌上胎滑，说明不仅表无热而里亦无热，既然邪不在三阳而里无热实，反映了脏结病不在六腑而在五脏，属脏气虚衰，阴寒凝结之证，脏虚而寒不耐攻伐，故曰“不可攻也”。

本文对脏结证只言“不可攻也”，未出治法。柯韵伯补充了救治方法，可供临证时参考。

柯韵伯说：“结胸是阳邪下陷，当有阳证见于下，故脉虽沉紧，有可攻之里。脏结是积渐凝结而为阴，五脏之阳已竭也，外无烦躁潮热之阳，舌无黄黑芒刺之胎，虽有硬满之证，慎不可攻，理中四逆辈温之，尚有可生之义。”

【原文】

病脅下素有痞，連在臍旁，痛引少腹入陰筋[①]者，此名藏結，死。（167）

【词解】 ① 阴筋：指外生殖器。

【提要】 辨脏结的危候。

【释义】 “病胁下素有痞”，指病人胁下部位素来有痞块或痞积。说明脏结日久而深重，以致气血郁滞，脉络闭阻。痞块积聚是有形之结，乃久病入络而病及血分的表现。痞在胁下，连及脐旁，疼痛牵引少腹以至阴部，反映藏结病已涉及三阴。胁下为肝之部，脐旁大腹为脾所主，少腹属下焦为肝肾之所主，肝脉络阴器，肾开窍于二阴，即胁下、脐旁、少腹至阴筋，为三阴经之分野。肝脾肾诸脏皆虚，阴寒凝结于三阴之部，其病情危重可知，故云“此名脏结，死”。

厥阴肝脉，过阴器，抵少腹，挟胃属肝络胆，上贯膈，布胁肋。而本病胁下素有痞，连在脐旁，痛引少腹入阴筋，恰恰病在足厥阴脉所过之部位；故有注家认为此脏结属肝之病。

黄坤载说：“肝木行于两胁，素有痞者，肝气之郁结也，脐当脾胃之交，中气所在，胁下之痞连在脐旁，土败木郁，肝邪之乘脾也。肝主筋，自少腹而络阴器，前阴者，宗筋之聚，肝气郁结，则痛引少腹而入阴筋。土木郁迫，痞塞不升，此名脏结。久而木贼土崩，必主死矣。”此说可资参考。

2.3.12　痞证

2.3.12.1　痞证的形成

【原文】

脉浮而緊，而復下之，緊反入里，則作痞，按之自濡[①]，但氣痞[②]耳。（151）

【词解】 ① 濡：柔软。

② 气痞：气机痞塞。

【提要】 痞的成因与辨证要点。

【释义】 未言何病，以脉测证，见脉浮而紧，是为太阳伤寒表实证，应以麻黄汤发汗解表。若误用下法，则“紧反入里”，紧，在这里指邪气。误下先虚其里，使脾胃之气受伤，而在表之邪又可乘机内陷，影响脾胃升降功能，致气机痞塞，遂成痞证。痞的特点是心下堵闷不舒，然以手按之却柔软无物，说明内无有形之邪，只是脾胃气机壅滞，故云“但气痞耳”。

本证当与结胸作鉴别比较。结胸为痰水等有形之实邪内结，故其证或为胸胁硬满，或为心下硬满，但按之必痛；痞闷为无形之邪，由气机痞塞而成，故按之柔软而不硬不痛。

本条泛论痞证的成因及辨证要点。就痞的成因来看，主要是来自太阳病误治以后，里虚邪陷所致，但也不能排除由于饮食所伤，或情志等因素，所以，伤寒与杂病都能发生此证，而不可偏持一面。

尤在泾说："此申言所以成痞之故。浮而紧者，伤寒之脉，所谓病发于阴也。紧反入里者，寒邪因下而内陷，与热入因作结胸同意，但结胸心下硬满而痛，痞则按之濡而不硬不痛。所以然者，阳邪内陷，止于胃中，与水谷相结则成结胸；阴邪内陷，止于胃外，与气液相结则为痞；是以结胸为实，而按之硬痛，痞病为虚，而按之自濡耳。"

2.3.12.2 大黄黄连泻心汤证

【原文】

心下痞，按之濡，其脉關上浮者，大黄黄連瀉心湯主之。(154)

【提要】 辨热痞的证治。

【释义】 心下痞，按之濡，谓心下的胃脘部位有堵闷痞塞之感，但按之却柔软，而不坚硬疼痛的，是属气痞。关脉以候脾胃，浮脉又主阳热，在此泛指阳脉而言。今阳热之脉，而又仅见于关上，说明中焦有热，而痞塞不通。然未与有形之物相结，故虽痞塞而不疼痛。

本条只举一脉一证，把热痞的病因、病机、病位、病情以及证候特点概括出来。据此即可与心下硬满、按之痛、寸脉浮、关脉沉的结胸证相鉴别。本证虽无实邪，但仍有热结，故除见心下痞、按之濡、其脉关上浮等主要脉证外，还应兼见心烦、口渴、舌红苔黄，甚至吐衄等热象。治以大黄黄连泻心汤清泄热邪，则痞自消解。

心下痞，是痞在心下。心下即胃脘，又称脘腹，为中焦之部位，属脾胃所主。脾为阴脏，其气主升；胃为阳腑，其气主降。心下部位，正是阴阳气机升降之要道。若有邪陷气结，阻滞上下气机升降，则可见心下气痞。

钱天来说："心下者，心之下，中脘之上，胃之上脘也，胃居心之下，故曰心下也。其脉关上浮者，浮为阳邪，浮主在上，关为中焦，寸为上焦，因邪在中焦，故关上浮也。按之濡，乃无形之邪热也。热虽无形，然非苦寒以泄之，不能去也，故以此汤主之。"

【治法】 泻热消痞。

【方药】 大黄黄连泻心汤方

大黄二两 黄连一两

上二味，以麻沸汤[①]二升渍之，须臾，绞去滓。分温再服。

【词解】 ① 麻沸汤：即滚开的沸水。

【方义】 大黄苦寒，泻热和胃开结，黄连苦寒，以清心胃之火。二药合用，使热去结开，则痞塞自消。因苦寒药物气厚味重，煎煮之后，多走肠胃而具泻下作用，故本方用法不取煎煮，而以麻沸汤浸泡，少顷，绞汁即饮，以取其气，薄其味，使之利于清上部无形邪热，而不在泻下里实之法。

《伤寒论》载本方仅大黄、黄连二个药味，林亿于方后加注云："臣亿等看详大黄黄连泻心汤，诸本皆二味；又后附子泻心汤，用大黄、黄连、黄芩、附子，恐是前方中亦有黄芩，后但加附子也。故后云附子泻心汤。本云：加附子也。"又《千金翼方》注云："此方本有黄芩。"说明本方应有黄芩，以使其泻热消痞之力更强。

【参考资料】 医案选录

宁乡学生某，得外感数月，屡治不愈。延诊时，自云："胸满，上身热而汗出，腰以下恶风。"时夏历六月，以被围绕。取视前所服方，皆时俗清利，搔不着痒之品。舌苔淡黄，脉弦。与附子泻心汤，阅二日复诊，云药完二剂，疾如失矣。为疏善后方而归。(《遁园医案》)

【原文】

傷寒大下后,復發汗,心下痞,惡寒者,表未解也。不可攻痞,當先解表,表解乃可攻痞,解表宜桂枝湯,攻痞宜大黄黄連瀉心湯。(164)

【提要】 热痞兼表的证治。

【释义】 伤寒为病在表,本当发汗以解表,若先大下后而复发汗,为治疗失序,必使胃气受伤,邪热内陷,滞塞中焦,而成心下热痞。若表邪尽陷于里,则恶寒罢,表证解;今仍见恶寒者,是表邪未解。既云"表未解",必伴有发热、头痛、脉浮等表证,与155条只见恶寒汗出之阳虚证不同。此时心下痞已成,而又有表证不解,是属于表里同病,治法当先解表,后治里,表解乃可攻痞。否则,先行攻痞,不仅有郁遏表邪乏弊,而且也有引表邪内陷之机。因在汗下之后,虽有表证不解,不可再用峻汗之法,故曰"解表宜桂枝汤"。

徐灵胎说:"本条是发汗后,汗已止而恶寒,乃表邪未尽,所以先用桂枝汤以解表邪;彼条是恶寒的同时汗仍出,为亡阳在即,所以加入附子。本条为表里同病,故治有先后分二方;彼条只有里病,则治疗不须分先后而并为一方。"

2.3.12.3 附子泻心汤证

【原文】

心下痞,而復惡寒汗出者,附子瀉心湯主之。(155)

【提要】 辨热痞兼阳虚的证治。

【释义】 本条承接上条,故"心下痞"亦属热痞。复见恶寒汗出,有两种可能:若属太阳中风表虚证,则必有发热。今不见发热,说明并非表不解,而是阳气虚、卫外不固所致。这里所说的阳气包括卫阳在内。卫阳根源于肾,出于下焦,经上焦开发,以温分肉,充皮肤,肥腠理,司开合,卫外而为固。今阳虚则卫阳不足,温煦失职,故恶寒;开合失司,肌表不固,所以汗出。治以附子泻心汤泻热消痞,兼以扶阳实表。

徐灵胎说:"此条不过二语,而妙理无穷。伤寒大下后复发汗,心下痞,恶寒者,表未解也条,发汗之后恶寒则用桂枝,此条汗出恶寒则用附子,盖发汗之后,汗已止而犹恶寒,乃表邪未尽,故先用桂枝以去表邪;此恶寒而仍汗出,则亡阳在即,故加入附子以回阳气。又彼先后分二方,此并为一方者,盖彼有表复有里,此则只有里病,故有分有合也。"

【治法】 泻热消痞,扶阳固表。

【方药】 附子泻心汤方

大黄二两 黄连一两 黄芩一两 附子一枚(炮,去皮,破,别煮取汁)

上四味,切三味,以麻沸汤二升渍之,须臾,绞去滓,内附子汁。分温再服。

【方义】 根据林亿及《千金翼方》之注,本方即大黄黄连泻心汤加附子。方用大黄、黄连、黄芩之苦寒,以麻沸汤浸渍,少顷,绞去滓,取其味薄气轻,以清泻上部之邪热,达到消痞的目的,附子久煎别煮取汁,使辛热之药发挥温经扶阳固表的作用。尤在泾对本方的治疗作用及煎服法作了科学的分析:"按此证,邪热有余而正阳不足,设治邪而遗正,则恶寒益甚,若补阳而遗热,则痞满愈增。此方寒热补泻并投互治,诚不得已之苦心,然使无法以制之,鲜不混而无功矣。方以麻沸汤渍寒药,别煮附子取汁,合和与服,则寒热异其气,生熟异其性,药虽同行,而功则各奏,乃先圣之妙用也。"

【参考资料】 医案选录

郑×,男,36岁。因操劳过度,忽然口吐鲜血,吐血后畏寒,胸中痞闷,足胫冷,面色赤,脉浮芤,显系心火上炎，形成上热自热，下寒自寒现象。现吐血未止，急则治标，拟“釜底抽薪”法，但病者尚有畏寒感觉，虑及阳虚，遂决定先以附子泻心汤，以三黄泻心火，使热下行；附子固护阳气。处方：大黄三钱　黄芩二钱　黄连三钱　附子二钱。次日复诊，血止，胸痞解除，但全身发热、心悸、脉轻弦细，此乃大出血之虚热。拟清余热、交心肾法，与黄连阿胶汤二剂后，热退，脉转沉细，心悸未除，精神疲倦。嗣以归脾汤去木香、龙眼肉，加胶饴二两，服两剂而愈。（《伤寒汇要分析》）

2.3.12.4　半夏泻心汤证

【原文】

傷寒五六日，嘔而發熱者，柴胡湯證具，而以他藥下之，柴胡證仍在者，復與柴胡湯。此雖已下之，不爲逆，必蒸蒸而振[1]，却發熱汗出而解。若心下滿而鞕痛者，此爲結胸也。大陷胸湯主之。但滿而不痛者，此爲痞，柴胡不中[2]與之，宜半夏瀉心湯。(149)

【词解】 ① 蒸蒸而振：蒸蒸，这里指正气由内向外之势。振，指周身振动，即战汗的具体表现。

② 不中：为河南方言，即不宜再用的意思。

【提要】 论少阳证、大结胸证及痞证的因果关系。

【释义】 伤寒，病本在表，经五六日，邪气有内传之机，症见“呕而发热者”，说明邪传少阳。少阳属胆与三焦，凡阳经为病，必见发热。邪在胆，逆在胃，胃气上逆则作呕，故发热而呕是少阳主症已见，即“柴胡汤证具”。病在少阳，本应治以和解之法，而医误行泻下，从而发生以下三种转归：

第一，虽经误下，但病情未变，即“柴胡证仍在”。说明其人正气较盛，未因误下而引邪内陷形成坏证，故曰“此虽已下之，不为逆”，可复与柴胡汤。但误下毕竟正气受挫，服柴胡汤后，正气得药力之助，奋起与邪气抗争，以致“蒸蒸而振，却发热汗出而解”的“战汗”情况。

第二，若误下后，见心下满痛，按之石硬，是少阳邪热内陷入里，与水饮等有形实邪相结于胸膈，形成了大结胸证，则应治以大陷胸汤。

第三，若误下损伤脾胃之气，使少阳邪热乘机内陷，寒热错杂之邪干犯于中焦，致脾胃升降失常，气机痞塞，故尔出现“但满而不痛”的心下痞证。此之痞满在于心下，不在胸胁，是中焦气机痞塞，非为少阳半表半里之邪不解，故不能再用柴胡汤，可用半夏泻心汤和中降逆以消痞。

“但满而不痛”是心下痞的辨证眼目，以此可与心下硬满疼痛的结胸证相鉴别。由于心下痞是由寒热错杂之邪痞塞于中焦，脾胃升降失和所致，故当兼见恶心、呕吐等胃气不降之症，及肠鸣、下利等脾气不升之症。《金匮要略·呕吐哕下利病脉证治》谓“呕而肠鸣，心下痞者，半夏泻心汤主之”，是对本条心下痞证的补充，也是将半夏泻心汤列为呕利痞的主要依据。

尤在泾说：“结胸及痞，不特太阳误下有之，即少阳误下亦有之。柴胡证具者，少阳呕而发热及脉弦口苦等证具在也，是宜和解，而反下之，于法为逆。若柴胡汤证仍在者，复与柴胡汤和之即愈，此虽已下之，不为逆也。蒸蒸而振者，气内作而与邪争胜，则发热汗出而邪解也。若无柴胡证，而心下满而硬痛者，则为痞，均非柴胡所得而治之者矣。结胸宜大陷胸汤，痞宜半夏泻心汤，各因其证而施治也。”

【治法】 和中降逆消痞。

【方药】 半夏泻心汤方

半夏半升（洗）　黄芩　干姜　人参　甘草（炙）各三两　黄连一两　大枣十二枚（擘）

上七味，以水一斗，煮取六升，去滓，再煎取三升。温服一升，日三服。

【方义】 本证以呕为主证，故用半夏为主药以降逆止呕。痞因寒热错杂、气机痞塞而成，故用芩连苦寒以泄热，用姜夏辛温以散寒。佐以人参、甘草、大枣甘温，以补脾胃之虚，而复其升降之职。诸药配合，为辛开苦降，寒温并用，阴阳并调之法，从而达到恢复中焦升降、消除痞满的目的。

因本方具有和阴阳、顺升降、调虚实的作用，故亦属和解剂。方后注要求"去滓再煎"者，其目的在于使药性和合，不偏不烈，而利于和解。

【参考资料】 医案选录

张××，男，36岁。素有酒癖，因病心下痞闷，时发呕吐，大便不成形，日三四行，多方治疗，不见功效，脉弦滑，舌苔白。此证为湿伤脾，升降失调，痰从中生。痰饮逆胃则呕吐；脾虚气陷则大便不调；中气不和，气机不利，故心下痞。拟方：半夏12克，干姜6克，黄芩6克，黄连6克，党参9克，炙甘草9克，大枣七枚，服一剂，大便泻出白色黏涎甚多，呕吐遂减十分之七；再服一剂，而痞、利俱减，又服两剂，则病痊愈。（《伤寒论通俗讲话》）

2.3.12.5 *生姜泻心汤证*

【原文】

傷寒汗出，解之后，胃中不和，心下痞鞕，乾噫食臭[①]，脅下有水氣，腹中雷鳴[②]，下利者，生姜瀉心湯主之。（157）

【词解】 ① 干噫食臭：噫，同"嗳"，干噫食臭即嗳气有食物气味。

② 腹中雷鸣：形容腹中有漉漉作响的声音。

【提要】 胃虚不化水气致痞的证治。

【释义】 伤寒病在表，汗出之后，表证虽解，但或因汗不得法，损伤脾胃之气，或因其人素日脾胃气弱，以致邪气乘机内陷，寒热错杂互阻于中焦，使脾胃升降失常，气机痞塞，形成"胃中不和，心下痞硬"的证候。一般地说，心下痞当按之柔软，此言"心下痞硬"，是谓按之腹肌有紧张感，属气机痞塞之重证。然虽痞硬，却按之不痛，故仍与结胸证有别。本证是心下痞满而挟有水气之邪，其主要证候：心下痞硬，噫气带有食臭味，肠鸣有声，泻利，胁下阵痛，或见下肢浮肿、小便不利等症。其病机在于脾胃气虚不运，水邪流于胁下，或走于肠间，故见胁痛，肠鸣，下利；脾虚不能消，故见消化不良、干噫食臭等症。治以生姜泻心汤和胃降逆，散布水气之结。

陈修园说："伤寒汗出，外邪已解之后，唯是胃中不和，不和则气滞而内结，故为心下痞硬，不和则气逆而上冲，故为干噫。盖胃之所司者，水谷也，胃气和则谷消而水化矣。兹则谷不消而作腐，故为食臭，水不化而横流，故为胁下有水气。腹中雷鸣下利者，水谷不消，糟粕未成而遽下，逆其势则不平，所谓物不得其平则鸣者是也，以生姜泻心汤主之。"

【治法】 和胃降逆，散水消痞。

【方药】 生姜泻心汤方

生姜四两（切） 甘草三两（炙） 人参三两 干姜一两 黄芩三两 半夏半升（洗） 黄连一两 大枣十二枚（擘）

上八味，以水一斗，煮六升，去滓，再煎取三升。温服一升，日三服。

【方义】 本方由半夏泻心汤减少干姜用量，再加入生姜所组成。其组方原则与半夏泻心汤大同小异，仍属辛开苦降甘调之法。因本证胃虚食滞，兼有水饮内停，故加生姜，并作为主药，以健胃降逆而消痞满；半夏与生姜相配，则降逆化饮和胃之力更强，姜夏与芩连为伍，辛开苦降，以开泄寒热痞塞之结滞。佐人参、甘草、大枣健脾益胃，以复中焦升降之职。

【参考资料】 医案选录

潘××，女，49岁。心下痞塞，高起如拳，嗳气频作，呕吐酸苦水液，肠鸣漉漉，大便溏，饮食不思，日见疲惫。脉滑按之无力、舌胖嫩，苔水滑，面虚浮而黄。触按其胃脘部，似有块物，但重按即无，抬手又起，中空无物，故属气痞。拟方：生姜15克，干姜3克，黄连3克，黄芩6克，党参6克，炙甘草9克，半夏9克，茯苓18克，大枣七枚。服二剂，则心下块物消退，饮食好转。照原方又进二剂，诸证皆除。为巩固疗效，又服二剂痊愈。（《伤寒论通俗讲话》）

2.3.12.6 甘草泻心汤证

【原文】

傷寒中風，醫反下之，其人下利日數十行，谷不化[①]，腹中雷鳴，心下痞鞕而滿，乾嘔，心煩不得安。醫見心下痞，謂病不盡，復下之，其痞益甚。此非結熱[②]，但以胃中虛，客氣上逆，故使鞕也。甘草瀉心湯主之。（158）

【词解】 ① 谷不化：食物不消化。② 结热：实热阻结。

【提要】 辨脾胃气虚痞利俱甚的证治。

【释义】 伤寒或中风，为病在表，本当以汗解之，医反用下法攻里，则虚其脾胃，引表邪内陷。脾胃气虚，腐熟运化失职，饮食水谷不得消化而下注，故其人泻利日数十行而有完谷不化、肠鸣漉漉、腹中雷鸣等症。脾胃不和，升降失常，气机痞塞，寒热错杂，故心下痞硬而满，干呕，心烦不得安。心烦者，火热扰于上也；下利者，水寒注于下也。心烦不得安与下利谷不化同见，正是脾胃气虚，升降失常，阴阳不调，上热下寒的反映。医见心下痞鞕而满，认为是里有实邪而“病不尽”，遂又用泻下，以致脾胃之气更虚，中焦升降斡旋之力更弱，因而使心下痞硬不仅不除，反而更加严重。“此非结热，但以胃中虚，客气上逆，故使硬也”是自注句，说明心下痞硬，并不是由于实热内结，而是由于脾胃气虚，邪气内陷，气机痞塞，胃中虚气上逆所致。故仍应治以辛开苦降甘调之法，用甘草泻心汤。

喻嘉言说：“下利完谷，腹鸣呕烦，皆误下而胃中空虚之故也。设不知此义，以为结热而复下之，其痞必益甚，故复以胃中虚，客气上逆，昭揭病因。”

沈亮宸说：“半夏泻心，甘草泻心，皆下后伤气之过也。生姜泻心，因于饮食；大黄泻心，因于内热；附子泻心，因于外寒。证既不同，药亦各异也。”

【治法】 和胃补中，消痞止利。

【方药】 甘草泻心汤方

甘草四两（炙） 黄芩三两 半夏半升（洗） 大枣十二枚（擘） 黄连一两 干姜三两

上六味，以水一斗，煮取六升，去滓，再煎取三升。温服一升，日三服。

【方义】 《伤寒论》载本方无人参，考《金匮要略·百合狐惑阴阳毒病证治》用本方有人参，《千金方》、《外台秘要》治伤寒䘌食，用本方亦有人参；又半夏泻心汤、生姜泻心汤与本方用治脾胃气虚，寒热错杂之痞，而皆有人参，本方治下后胃更虚，痞利俱甚之证，则更应加人参。林亿等在本方后注云：“臣亿等谨按：上生姜泻心汤法，本云理中人参黄芩汤，今详泻心汤以疗痞。痞气因发阴而生，是半夏、生姜、甘草泻心三方，皆本于理中也。其方必各有人参，今甘草泻心汤中无者，脱落之也。”总之，本方因治痞利俱甚之证，故用炙甘草和中为主药，人参为必用之药。其方义可与半夏、生姜二方，互相参看。

2.3.12.7　赤石脂禹余粮汤证

【原文】

傷寒，服湯藥，下利不止，心下痞鞕，服瀉心湯已。復以他藥下之，利不止，醫以理中與之，利益甚。理中者，理中焦，此利在下焦，赤石脂禹餘糧湯主之。復不止者，當利其小便。（159）

【提要】　辨误下后致心下痞鞕、下利不止的证治。

【释义】　伤寒为病在表，服汤药致下利不止，心下痞硬，说明是误用泻下药物，伤害了脾胃之气。脾虚清气不升，故下利不止；升降失常，寒热错杂，气机痞塞于中，故心下痞硬，本证治以泻心汤，如甘草泻心汤，原属对证，其所以不效，可能是病重药轻，仍可续服。医见服泻心汤不愈，误认为实邪所致，遂以他药下之，以致里气更虚，关门不固而下利不止。医又认为是中焦虚寒之下利，而治以理中汤温中健脾，然下利不仅不止，反而更加严重。这是因为"理中者，理中焦，此利在下焦"，作者回答了服药不愈的原因。为此，当以赤石脂禹余粮汤涩滑固脱，填补下焦，以断下利。再扩而言之，若服赤石脂禹余粮汤而下利仍不止者，其人又有小便不利者，此乃水湿邪气渗于大肠之故，治当利小便而实大便，使水湿去而达到止泻的目的。

本条以伤寒误下为始因，引出几种下利的辨证与治法，即邪陷表解，脾胃气虚，寒热错杂，升降失常，气机痞塞，心下痞硬，下利不止者，用泻心汤和胃消痞；若脾胃虚寒，表邪不解，而见心下痞硬，利下不止者，当用桂枝人参汤温中散寒，两解表里；若表解邪陷，纯属中焦虚寒者，则宜理中汤温中散寒；若属下元不固，滑脱下利者，当以赤石脂禹余粮汤涩滑固脱而止利；若见大便泻利不止而小便不利者，是脾运失职，水湿偏渗于大肠，清浊不分，水道不利之证，当治以利小便，分清浊而实大便。了解到以上各种不利的证候，以及它们之间的内在联系，对进一步指导临床辨治下利证有重要意义。

柯韵伯说："服汤药而利不止，是病在胃，复以他药下之，而利不止，则病在大肠矣。理中非不善，但迟一着耳。石脂余粮，助燥金之令，涩以固脱，庚金之气收，则戊土之湿化；若复利不止者，以肾主下焦，为胃之关也，关门不利，再利小便，以分消其湿，盖谷道既塞，水道宜通，使有出路，此理下焦之二法也。"

【治法】　涩滑固脱止利。

【方药】　赤石脂禹余粮汤方

赤石脂一斤（碎）　太一禹余粮一斤（碎）

上二味，以水六升，煮取二升，去滓。分温三服。

【方义】　赤石脂甘酸性温，禹余粮甘涩性平，二药皆入胃与大肠，而具有收涩固脱的效用，善治久泻久利、滑脱不禁之症。

有的注家认为本证虽"利在下焦"，但病之本仍在中焦，他们从病机及用药等方面加以分析说明，可供参考。如柯韵伯说："夫甘姜参术可以补中宫大气之虚，而不足以固大肠脂膏之脱，故利在下焦者，既不得以理中之剂收功也。夫大肠之不固，仍责在胃；关门之不闭，仍责在脾；土虚不能制水，仍当补土。二石皆土之精气所结……用以治下焦之标，实以培中宫之本也。此证土虚而火不虚，故不宜姜附……凡下焦滑脱者，以二味为末，参汤调服最效。"柯氏在这里指出，二药为末，参汤调服，也是经验之谈，值得效法。

2.3.12.8 五苓散证

【原文】

本以下之，故心下痞，與瀉心湯，痞不解，其人渴而口燥，煩，小便不利者，五苓散主之。（156）

【提要】 水气不化心下痞的证治。

【释义】 “本以下之，故心下痞”，是说心下痞的成因，来自太阳病误下。心下痞治以泻心汤，本为正治之法，但服汤后，痞不解，说明此心下痞既非热痞，亦非寒热错杂之痞。其人见口燥渴，心烦，小便不利，反映有水饮内停。水蓄膀胱，不能气化以上承，故见口舌干燥，渴欲饮水；不能气化以下泄，所以小便不利；水津不升不降而使中焦痞塞，故心下痞。此心下痞由水而生，故可称谓“水痞”，治以五苓散化气利水，使小便通，气化行，升降利而痞自解。

成无己说：“本因下后成痞，当与泻心汤除之，若服之痞不解，其人渴而口燥烦，小便不利者，为水饮内停，津液不行，非热痞也，与五苓散发汗散水则愈。一方忍之一日乃愈者，不饮者，外水不入，所停之水得行，而痞亦愈也。”

2.3.12.9 旋覆代赭汤证

【原文】

傷寒發汗，若吐，若下，解后，心下痞鞕，噫氣不除者，旋復代赭湯主之。（161）

【提要】 痰气痞的证治。

【释义】 伤寒病在表，若汗不得法，或经吐下之误，虽表邪已解，但脾胃气伤，脾胃运化腐熟功能失常，则痰饮内生；胃虚气逆，升降失和，则心下痞硬，噫气不除，治以旋覆代赭汤和胃降逆，化痰下气。

本证的噫气不除，与生姜泻心汤证的干噫食臭应加以鉴别。本证之噫气不除，是指噫气频作，持续不断，而心下痞硬不能解除。因属痰气交阻之痞，故与生姜泻心汤证有别。

同时，心下痞硬，噫气不除，也有土虚木乘、肝气犯胃的因素在内，也不可不知。

张路玉说：“汗吐下法备而后表解，则中气必虚，虚则浊气不降，而痰饮上逆，故作痞硬，逆气上冲，而正气不续，故噫气不除，所以用代赭领人参下行，以镇安其逆气，微加解邪涤饮而开痞，则噫气自除耳。”

楼全善说：“病解后，心中痞硬，噫气，若不下利者，此条旋覆代赭汤也；若下利者，前条生姜泻心汤也。”

【治法】 和胃降逆，化痰下气。

【方药】 旋覆代赭汤方

旋覆花三两　人参二两　生姜五两　代赭一两　甘草三两（炙）　半夏半升（洗）　大枣十二枚（擘）

上七味，以水一斗，煮取六升，去滓，再煎取三升。温服一升，日三服。

【方义】 旋覆花消痰下气散结，能升能降，疏肝利肺；代赭石重镇降逆；半夏、生姜辛温而散，涤痰散饮，开心下之痞结；人参、甘草、大枣甘温以补脾胃之虚。诸药配合，除痰下气，而消痞除噫。

《伤寒论译释》将本方与生姜泻心汤做了对比分析，录供参考：“旋覆代赭汤方，于生姜泻心汤中去干姜、芩、连三味，加旋覆、代赭二味。如以方测证，则旋覆代赭汤无腹中雷鸣下利，而其逆上之气则较泻心为甚。惟于扶掖中气，宣化胃阳，如人参、半夏、草、枣、生姜二方皆用，是知生姜泻心汤证之心下痞硬、干噫食臭为由于寒热之互结；旋覆代赭汤之心下痞硬、噫气不除为由于虚气上逆。无寒热，故不用干姜、芩连；有虚气，故用旋覆、代赭以降逆，而参夏草枣所以益中虚也。”

痰气痞亦可有发生呃逆或呕吐的，用本方治疗同样有效。

综上所述，心下痞的成因总由脾胃气伤，邪气内陷，升降失常，中焦气机痞塞所致。根据脉证表现，又可分为热痞，寒热错杂痞，水痞，痰气痞等类型，其治法当以辛开苦降，甘调扶虚为要，使其脾胃和，升降复，则痞满自消。

【参考资料】 医案选录

1. 牛××，女，30岁，教师。1966年2月25日初诊。头部胀麻，心烦意乱，胃脘痞满，频频嗳气，恶心欲呕，大便秘结，二三日一行。月经按期，颜色紫黑。舌苔薄黄，脉象沉细涩。辨证：胃虚肝乘，虚阳上逆。治以补虚清热，重镇降逆。拟旋覆代赭汤合竹茹汤加减：旋覆花9克，代赭石6克，清半夏9克，党参9克，竹茹9克，陈皮4.5克，生姜0.9克，生杷叶9克，炒枳实4.5克，制香附9克，菊花9克，水煎服。2月28日二诊：头胀已除，恶心已止，大便已畅，嗳气未止，舌苔白黏，脉象同前。按上方去竹茹，菊花，香附，加茯苓9克，姜川朴4.5克，苏梗4.5克，水煎服。3月3日三诊：服药三剂，嗳气大减，二便均调，将届经期，胃纳不甘，有时胃脘痛，痞满已轻，舌苔薄白，脉仍沉涩。上方佐以调经为治。去党参、枳实、代赭石，加当归6克，白芍9克，砂仁4.5克。水煎服。3月8日四诊：服药三剂，月经已过，嗳气已止，唯食后脘胀，舌苔薄白，脉象细缓，仍用二诊方去苏梗，加黄连1.5克，生甘草3克，水煎服。服药五剂，痊愈。(《吴少怀医案》)

2. 林××，男，37岁，干部。1964年11月2日初诊。嗳气频作，胸脘闷满已3个月。现呕吐少食，舌咽不爽，消瘦，乏力，大便不利，面色晦暗。舌尖赤，苔薄白，脉沉细滑。辨证：肝胃失调，气逆不降。治以辛开苦降，和胃镇逆。方用旋覆代赭汤和橘枳生姜汤加减：旋覆花9克，代赭石6克，北沙参9克，半夏9克，麦冬9克，陈皮4.5克，炒枳壳4.5克，姜黄连1.5克，生姜0.9克，生甘草3克。水煎服。11月5日二诊：服药三剂，胃脘舒适，嗳气已止，食欲少增，舌苔薄黄，脉沉滑缓。改用理气和中清热化痰法，拟橘枳二陈汤加减……连服八剂收功。(《吴少怀医案》)

2.3.13 上热下寒证

【原文】

傷寒，胸中有熱，胃中有邪氣，腹中痛，欲嘔吐者，黄連湯主之。(173)

【提要】 论上热下寒、腹痛欲呕吐的证治。

【释义】 本文所说“胸中”与“胃中”乃是指上下部位而言。所谓“胸中有热”即指邪热偏于上，包括胃脘，上至胸膈。“胃中有邪气”，即指腹中有寒气，部位偏于下，包括脾、下至于肠。今邪热在上，逼使胃气上逆，故欲呕吐；寒邪在腹，脾气受伤，寒凝气滞，故腹中疼痛。治宜黄连汤，清上温下。

此条为热在上而寒在下，在胸在腹，而与心下无关，故不见心下痞证。

成无己说：“湿家下后，舌上如苔者，以丹田有热，胸上有寒，是邪气入里，而为下热上寒；此伤寒邪气传里，而下寒上热也。胃中有邪气，使阴阳不交。阴不得升，而独治于下，为下寒腹中痛；阳不得降，而独治于上，为胸中热欲呕吐。与黄连汤升降阴阳之气。”

程知说：“阴邪在腹，则阳不得入而和阴为腹痛，阳邪在上，则阴不得入而和阳为呕吐。”

【治法】 清上温下，和胃降逆。

【方药】 黄连汤方

黄连三两　甘草三两(炙)　干姜三两　桂枝三两(去皮)　人参二两　半夏半升(洗)　大枣十二枚(擘)

上七味,以水一斗,煮取六升,去滓。温服,昼三夜二。

【方义】　黄连苦寒,以清在上之热;干姜辛热,以温在下之寒;桂枝辛温,既可散寒,又能交通上下之阳气;人参、甘草、大枣益胃和中,以复中焦升降之职;半夏降逆和胃,以止呕吐。

黄连汤即半夏泻心汤去黄芩加桂枝。二方虽仅一药之差,但主治各有不同。半夏泻心汤治寒热杂糅,痞于心下,中挟痰气而以呕吐为主,故方中姜、夏、芩、连并用,借助于辛开苦降以消心下寒热之痞;至于黄连汤,乃治寒热之邪分踞于上下,其症以腹中痛、欲呕吐为主,故重用黄连,并加桂枝。黄连清胸胃之热以坚胃阴,桂枝能交通阴阳以温寒邪。

2.3.14　火逆证

【原文】

太陽病二日,反躁,凡熨[①]其背而大汗出,大熱入胃。胃中水竭,躁煩,必發譫語,十余日,振栗,自下利者,此爲欲解也。故其汗從腰以下不得汗,欲小便不得,反嘔,欲失溲,足下惡風,大便鞕,小便當數,而反不數及不多,大便已,頭卓然而痛[②],其人足心必熱,谷氣[③]下流故也。(110)

【词解】　① 熨:是将药物炙热,或以砖瓦烧热,外用棉布包裹,放置人体,以散寒凝的一种治疗方法。

② 卓然而痛:突然间有明显疼痛。

③ 谷气:水谷之气。

【提要】　论太阳病误火后的变证及自愈的机转。

【释义】　本条可分为两段作解。从"太阳病二日"至"此为欲解也"为第一段,讲太阳病仅二日,邪尚在表,不当烦躁而见烦躁,故为"反躁",表明里热已盛。此时应治以辛凉,忌用火攻发汗,若医误用熨背取汗,以致汗出津伤,里热更盛,则躁烦、谵语等症接踵而至。若病迁延至十余日,火邪渐衰,津液得复,则有振栗自下利而作解的机转。这是正胜邪却,疾病向愈的佳兆。

从"故其汗从腰以下不得汗"至"谷气下流故也"为第二段,讲的是误治后变证的另一机转。阳热亢盛于上,蒸迫津液外渗,故见气逆而呕,腰以上汗出;然盛于上者,必不足于下,阳气与津液不能下达,故从腰以下不得汗又有欲小便而不得,时欲失溲,足下恶风等证。若属阳明胃家燥热逼迫津液偏渗而见大便硬者,则小便必然数多。今见大便硬,而小便既不数亦不多,说明不是燥热津伤,而是阳虚不能通达所致。一旦大便通行,阳气骤然下达,反使头上的阳气一时乍虚,故必卓然而痛。阳气下达,下肢得温,则其人足心必热。"谷气下流故也"为自注句,说明"足心必热"的原因。

成无己说:"太阳病二日,则邪在表,不当发躁而反躁者,热气行于里也。反熨其背而发汗,大汗出则胃中干燥,火热入胃,胃中燥热,躁烦而谵语,至十余日振栗自下利者,火邪势微,阴气复生,津液得复也,故为欲解。火邪去,大汗出则愈。若从腰以下不得汗,则津液不得下通,故欲小便不得,热气上逆而反呕也。欲失溲足下恶风者,气不得通行于下而虚也。津液偏渗,令大便硬者,小便当数,经日小便数者,大便必硬也。此以火气内躁,津液不得下通,故小便不数及不多也。若火热消,津液和,则结硬之便得润,因自大便也。便已头卓然而痛者,先大便硬则阳气不得下通,既得大便,则阳气降下,头中阳虚,故卓然而痛。谷气者,阳气也,先阳气不通于下之时,足下恶风,今阳气得下,故足心热也。”

【原文】

太陽病中風,以火劫發汗。邪風被火熱,血氣流溢,失其常度。兩陽①相熏灼,其身發黄。陽盛則欲衄,陰虚小便難。陰陽俱虚竭,身體則枯燥,但頭汗出,劑頸而還,腹滿,微喘,口乾咽爛,或不大便。久則譫語,甚者至噦②,手足躁擾,捻衣摸床③,小便利者,其人可治。(111)

【词解】 ① 两阳:风为阳邪,火亦属阳,中风用火劫,故称两阳相熏灼。

② 哕:呃逆。

③ 捻衣摸床:病人在神识昏糊的情况下,两手不自觉地摸弄衣襟与床边。

【提要】 太阳中风以火劫发汗的变证及预后。

【释义】 太阳中风,法当用桂枝汤解肌发汗,若误以火劫迫汗,则不仅风邪不能解,反加火邪为害,必伤其血气,而使变证丛生。气受热则动荡,血被火扰则流溢,气血沸腾,势必失其运行之常度。风为阳,火亦阳,风火相煽,即“两阳相熏灼”,使肝胆疏泄太过,胆汁横溢,溶其血液,则身体发黄。火热上熏,灼伤阳络则欲衄。火热下劫,阴液匮乏则小便难。火劫发汗,不仅伤津,而且耗气,气血阴阳俱虚竭,肌肤筋脉失于濡润,则身体枯燥不荣。阳热蒸迫津液外泄,本当周身汗出,今津液虚少,不能溥及全身,故但头汗出,剂颈而还。火热上灼而津伤,则口干咽烂。燥热内结,腑气不通,肺气不降,则腹满微喘,大便干结不下。久而不愈,热盛扰心,则生谵语;甚者胃津大伤,胃气败绝,而致哕逆。《素问·宝命全形论》谓:“病深者,其声哕。”说明病势深重。更见手足躁扰不宁,捻衣摸床,神识昏糊,则属热极津枯、阴不敛阳、阴阳欲离的危象。其预后,取决于津液之存亡。应审视小便的通利与否。若小便利者,说明津液虽伤,但未尽亡,生机尚在,故云“可治”。若小便已无,则是化源告绝,阴液消亡,预后不良。

本条之发黄,非湿热所致,乃由于火毒内攻而成。验之临床,信而有征。至于所记病情,实为临床经验之总结。例如发黄而见衄血、小便难、腹满微喘、谵语、哕、手足躁扰、捻衣摸床等,多属病势危重,预后不良之象。小便利者,其人可治,亦是判断预后的眼目,叙述病机十分深刻。

喻嘉言说:“风,阳也,火,亦阳也,邪风更被火热助之,则血气沸腾,所以失其常度,热气弥漫,所以蒸身为黄。然阳邪盛于阳位者,尚或可从衄解,可从汗解;至于阳邪深入阴分,势必劫尽精津,所以剂颈以下不能得汗,口干咽烂,肺焦喘促,身体枯燥,小便难,大便秘,手足扰动,谵语哕逆,乃是一团邪火内炽、真阴顷刻立尽之象。有非药力所能胜者,必其人小便尚利,阴未尽伤,始得以行驱阳救阴之治也。噫,亦危矣。仲景以小便利一端,辨真阴之亡与未亡最细。盖水出高源,小便利则津液不枯,肺气不逆可知也;肾以膀胱为府,小便利则膀胱之化行,肾水不枯可知也。”

张隐庵说:“通节皆危险之证,重在小便利者其人可治,所谓阴阳自和者,勿治之,得小便利必自愈。”

【原文】

形作傷寒①,其脉不弦緊而弱,弱者必渴,被火必譫語,弱者發熱,脉浮,解之

當汗出愈。(113)

【词解】 ① 形作伤寒：病形类似伤寒证。

【提要】 论类伤寒的证治及误火的变证。

【释义】 “形作伤寒”，指其证候类似伤寒，也有发热、恶风寒、头身痛等症，然其脉不弦紧而弱。“弱脉”，是与伤寒紧脉对比而言，并非脉微弱之弱，“弱者必渴”和“弱者发热”两句话当联系起来理解，即指其人不但脉弱，还同时有发热、口渴的症状。根据“太阳病，发热而渴，不恶寒者为温病”的辨证规律，可以判断本条所述，即属于温病一类。因为温病初起，邪在卫分，也可有微恶寒和脉浮的见症。温病在卫，当用辛凉宣散之法，故谓“弱者发热，脉浮，解之当汗出愈”。若反用火疗之法劫汗外出，则既伤阴津，又助热邪，以致发生神昏谵语等诸般坏证。

本证只言“形作伤寒”，未明确属于何病，有的医家认为是挟虚伤寒证。如柯韵伯说：“形作伤寒，见恶寒，身体痛，厥逆，脉当弦紧，而反浮弱，其本虚可知，此东垣所云劳倦内伤证也。夫脉弱者，阳不足，阳气陷于阴分必渴，渴者液虚故也。若以恶寒而用火攻，津液亡，必胃实而谵语。然脉虽弱而发热，身痛不休，宜消息和解其外……汗出则愈矣。此为夹虚伤寒之证。”

【原文】

太陽病，以火熏之，不得汗，其人必躁。到經①不解，必清血②，名爲火邪。(114)

【词解】 ① 到经：成注曰：六日传经尽，至七日再到太阳经，则叫“到经”。

② 清血：清，同“圊”，登厕之意，清血即便血。

【提要】 太阳病误火，火邪下迫以致发生便血的变证。

【释义】 太阳病邪在表，当以药发汗解表。若医以火熏发汗，而其人又阳郁为甚，因不得汗出，则火热不从汗越而必内攻，故心神被扰，其人必躁。《素问·热论》有“七日巨阳病衰，头痛少愈”的记载，本论第8条也说：“太阳病，头痛至七日以上自愈者，以行其经尽故也”。所以，六日为太阳一经行尽之期，七日则是太阳到经之日。当此之时，正气来复，驱邪外出，则其病当愈。若“到经不解”，说明阳郁太甚，热不从汗出，则必下陷于阴，而迫血妄行，势必发生便血。本证因火为邪，故名“火邪”。

张隐庵说：“太阳病以火熏之，则伤其表阳之气，不得汗，则不得阴液以和之，火伤心主之神，故其人必躁，躁者，上伤心主之神，而下动少阴之气也。到经者，成氏谓复到太阳之经，则当汗出而解。若不解，则火邪内攻，必动其血而为下圊矣。”

【原文】

脉浮，熱甚，而反灸之，此爲實。實以虛治，因火而動，必咽燥，吐血。(115)

【提要】 太阳病误灸，火邪上逆以致发生咽燥吐血的变证。

【释义】 浮脉主表。“脉浮，热甚”，是太阳受邪，表阳闭郁，邪气因盛，故曰“此为实”。邪实在表，法当发汗以解表。今反用艾灸以助阳，是为“实以虚治”，而阳气闭郁更甚。因此可见咽燥、吐血等伤津动血之证。

本条与上一条同为火逆之变，有相似之处，然前条是用火熏，此条是用艾灸。若是阳络受伤，而血上溢为吐血；若阴络受伤，而血下夺则为便血。

成无己说：“此火邪迫血，而血上行者也。脉浮热甚为表实，医以脉浮为虚，用火灸之，因火气动血,迫血上行,故咽燥、唾血。"

喻嘉言说:"脉浮热甚,邪气甚也,邪气盛则实,反灸之,是实以虚治也,血随火炎而妄逆,在所必至矣。咽燥者,火势上逼,枯涸之应耳。"

陈修园说:"手少阴之脉上膈夹咽,火气循经上出于阳络,《经》云:阳络伤则血外溢是也。大黄泻心汤可用,或加黄芩,即《金匮》之正法。"

【原文】

微數之脉,慎不可灸,因火爲邪,則爲煩逆,追虚逐實①,血散脉中,火氣雖微,内攻有力,焦骨傷筋,血難復也。脉浮,宜以汗解。用火灸之,邪無從出,因火而盛,病從腰以下必重而痹,名火逆也。欲自解者,必當先煩,煩乃有汗而解。何以知之?脉浮,故知汗出解。(116)

【词解】 ① 追虚逐实:"追"与"逐"在这里有增加病势之意,即使正虚者益虚,邪实者更实。

【提要】 论虚热或表证不解,误用灸法的各种变证。

【释义】 本条可分三段作解。第一段提到"微数之脉",即脉数而无力,多主阴虚火旺,治宜养阴清热,故谓"慎不可灸"。若误用艾灸,不仅不能疗疾,而反伤阴助热,"则为烦逆"。烦,指热言,逆,指火言。"追虚逐实",是说火之为邪,一面追正气之虚,而另一面又逐邪气之实。即阴本虚,反用灸法则更伤其阴。热本实,反用灸法则助阳增热。这种追虚逐实的结果,则导致血液散乱于脉中,而受到严重损伤。可见灸火虽微,内攻却是有力,它可导致阴血难复,肌肤筋骨失却濡养,形成肌肤枯燥,焦骨伤筋等严重后果。

第二段是论脉浮为病在表,当治以发汗解表,邪随汗解则愈。若误用火灸,是为"实以虚治",势必使表闭阳郁而邪不能出。因本为阳郁,更加火邪,则阳热更盛,壅遏于上不能下达,则下部无阳以温,故从腰以下沉重而麻痹不仁,故名曰"火逆"。

第三段提出,凡火邪而能透表外解者,必有一定的条件和证候反映,其条件是正气来复,而邪气退出于表。其证候则"先烦",随后汗出而解。此时,其脉必浮,反映正气驱邪外出于表的一个标志。

火疗,是我国古代一种物理疗法,在汉时颇为流行。只要用之得当,确有较好的疗效。倘若误施于其禁忌病证,必然导致各种变证,即"火逆"诸证。如今上述的各种火疗方法已逐渐淘汰或被改革,来自火逆的变证也几不复见。但并不因此就失去了学习火逆诸条的意义和价值。现在重温仲景旧论,不要消极地就事论事,而拘泥于原文之中,应该积极地扩大辨证思维,跳出条文之外。由此引申其义,凡是阴虚之体或是温热病患,切不可误用辛温燥烈之药,否则伤阴动血也在所难免。同时,诸条火逆证所表现的气血受伤,阴阳失调的病理变化及证候特点,如上见唾血,下见便血,血散脉中,阳郁于上不能下达,而见腰以下不得汗出必重而痹,足下恶风等,往往在临床许多疾病中都可以见到。因此,研究并探讨这些具有临床意义的病理机制、证治法则,并以此为借鉴,必然有助于提高我们辨证论治的水平。

此外,仲景所出三方,如救逆汤、桂枝加桂汤、桂枝甘草龙骨牡蛎汤,一直被后世医家所习用,并在运用中有所发挥。

程效倩说:"若血少阴虚之人,脉见微数,尤不可灸。虚邪因火内入,上攻则为烦为逆。

血本虚也，而更加灸，则为追虚。热本实也，而更加火，则为逐实。夫行于脉中者营血也，血少被逐，脉中无复血聚矣。艾火虽微，孤行无御，内攻有力矣。无血可逼，燎原乃在筋骨，盖气主煦之，血主濡之，筋骨失其所濡，而火到之处，其骨必焦，其筋必损，盖伤真阴者，未有不流散于经脉者也。虽复滋养营血，终难复旧，此枯槁之形立见，纵善调护，亦终身为残废之人而已，可不慎欤！脉浮在表，汗解为宜矣。用火灸之，不能得汗，则邪无出路，因火而盛，虽不必焦骨伤筋，而火阻其邪，阴气渐竭。下焦乃营血所治，营气竭而莫运，必重著而为痹，名曰火逆。则欲治其痹者，宜先治其火矣。如诊得浮脉，即是邪还于表之兆，切勿妄治其烦，使汗劫而当解者反不解也。"

2.3.15 欲愈候

【原文】

凡病，若發汗，若吐，若下，若亡血，亡津液，陰陽自和者，必自愈。(58)

【提要】 论治病使人体达到阴阳自和的水平，必能自愈。

【释义】 "凡病"，泛指一切病证。"若发汗，若吐，若下，若亡血"之"若"字，当"或"字解，是不定之辞。汗、吐、下之法，本为去邪而设，用之得当，邪去而正不伤，能使人体的阴阳调和趋向病愈。若用之不当，不仅邪不去，还要损伤正气，或损阴损阳，或耗气或亡血，使变证丛生不已。今汗吐下后，"亡血、亡津液"，"亡"在这里作亡失解，而使正气受到了损伤。此时，若邪去，则不一定再用药物治疗，可以通过饮食调补，休息疗养，通过人体阴阳自我调节，达到新的平衡，即可自愈。此即"于不治中治之"的方法。这种"阴阳自和"的原则，为治疗时指明了方向。

中医治病目的以"阴阳自和"为宗旨。既可以通过药物治疗达到这一目的，也可不用药，通过自身功能的恢复与调节而达到这一目的，但决不能在治疗中破坏这一宗旨。因此，其中还含有保胃气、存津液的精神。

《医宗金鉴》说："凡病，谓不论中风、伤寒一切病也。若发汗，若吐，若下，若亡血，若亡津液，施治得宜，自然愈矣。即或治未得宜，虽不见愈，亦不致变诸坏逆，则其邪正皆衰，可不必施治，惟当静以候之，诊其阴阳自和，必能自愈也。"

柯韵伯说："其人亡血，亡津液，阴阳安能自和，欲其阴阳自和，必先调其阴阳之所自，阴自亡血，阳自亡津，益血生津，阴阳自和矣。"

【原文】

大下之后，復發汗，小便不利者，亡津液故也。勿治之，得小便利，必自愈。(59)

【提要】 论误治津伤，若津复而阴阳自和者，必自愈。

【释义】 邪在表，先下而后汗，治疗失序，是为误治，而津液因之受伤。人之尿液是由津液化生的，由膀胱气化而出，故汗下以后小便不利的，乃是"亡津液故也"。切不可见小便不利而误用渗利之法，可待其津液恢复，阴阳自和，"得小便利"时，则其病自愈。

本条举例以解释上条阴阳自和的意义。汗下津伤而小便不利，必须是病邪已去，而津液未复者，始可俟其津液恢复而勿予治疗。若属病邪不去，而津液已伤者，则绝不可等闲视之，应采取积极措施给予治疗。对津液有自复之机，则应以人体的自我调节而为上策，故渗利药物则当绝对禁止。正如尤在泾所说："既下复汗，重亡津液，大邪虽解，而小便不利，是未可以药利之。俟津液之回,则小便自行而愈。若强利之,是重竭其阴也,况未必即利耶?”

柯韵伯说:“勿治之,是禁其勿得利小便,非得其自愈之谓也。然以亡津液之人,勿生其津液,焉得小便利?欲小便利,治在益其津液也。”

章虚谷说:“下多亡阴液,汗多亡阳津,故小便不利勿妄治之,以饮食调理,得津液生而小便利,必自愈也。”

【原文】

太陽病,先下之而不愈,因復發汗,以此表里俱虚,其人因致冒。冒家[①]汗出自愈。所以然者,汗出表和故也。里未和,然后復下之。(93)

【词解】 ① 冒家:即头目眩冒的病人。

【提要】 论太阳病汗下失序以致眩冒的治法。

【释义】 太阳病,当发汗解表,而先下之,病不愈使里气反伤,下后再汗,汗下失序,以致“表里俱虚”。此时正气受挫,而邪气虽微犹未作解,正虚邪留,上蒙清阳,故头目眩冒有物蒙之感。冒家,既有邪气,也反映了正虚,故不能再用发汗之法,只有待其正气自行恢复,阴阳自和,正能拒邪而汗出自愈。其所以然者,乃为“汗出表和故也”。如果汗出眩晕愈后,而又大便秘结,属于里气未和的,可再用调胃承气汤以和胃气则愈。

此证是因正气一时性受挫,故有自愈的可能。但由于误治后,表邪未尽,而又有内陷之邪,形成表里同病,故其治当分先后缓急,先宜发汗使表和,然后复下之,以和其里。

成无己说:“冒者,郁也,下之则里虚而亡血,汗之则表虚而亡阳。表里俱虚,寒气怫郁,其人因致冒。《金匮要略》曰:‘亡血复汗,寒多,故令郁冒,汗之则怫郁之邪得解,则冒愈。’又曰:‘冒家欲解,必大汗出。汗出表和而里未和者,然后复下之。’”

【原文】

太陽病未解,脉陰陽俱停[①],必先振栗汗出而解。但陽脉微者,先汗出而解;但陰脉微者,下之而解。若欲下之,宜調胃承氣湯。(94)

【词解】 ① 脉阴阳俱停:尺寸脉俱隐伏不出。

【提要】 辨战汗作解及汗、下作解的不同脉诊。

【释义】 太阳病未解,说明邪在表,正气趋于外与邪气抗争,脉当阴阳俱浮。今尺脉寸脉即三部脉俱隐伏不出,诊之不得,表明气血一时被邪气抑郁而不能外达。正气抗邪,蓄积力量,先屈而后伸,郁极乃发,并驱邪外出时,则必然先作寒战,振栗有力,不久发热,则继而通身汗出而病解。若只见寸脉微动,寸脉主外,说明表阳被外邪郁闭而不伸,当先发汗解表,使邪气去、阳气伸,则其病可解;若只见尺脉微动,因为尺脉候里,说明里气被邪实闭郁而不畅,理应泻下以攻里,使邪气去,里气通,则病可愈。若欲泻下,可用调胃承气汤。

黄坤载说:“太阳表证未解,脉忽尺寸俱停止而不动,此心气虚不能外发营卫郁闭之故也,顷之必先振栗战摇而后汗出而解。其未停止之先,尺寸之脉必有大小不均,若但寸脉微弱者,是阳郁于下,必阳气升发,汗出而后解,此先振栗而后汗出者也。若但尺脉微弱者,是阴虚阳燥,下窍堵塞,得汗不得,必下之通其结燥,使胃热下泄而后解。阳明病府热蒸发,则汗出表解,今太阳病表证未解,是内热未实,此时若欲下之,宜于汗后用调胃承气,硝黄甘草调其胃府之燥热也。”

2.4 太阳病类似证

2.4.1 十枣汤证

【原文】

太陽中風，下利，嘔逆，表解者，乃可攻之。其人漐漐汗出，發作有時，頭痛，心下痞鞕滿，引脅下痛，乾嘔，短氣①，汗出不惡寒者，此表解里未和也，十棗湯主之。(152)

【词解】 ① 短气：指呼吸不畅而气短促。

【提要】 论述十枣汤证的主要病理和证治。提示应与太阳中风证相鉴别。

【释义】 太阳中风证，并见下利、呕逆等水饮内停表现，为外有表邪，里停水饮，表里同病。爰例当先解表，表解之后，方可攻逐饮邪，切不可先后失序，致生变证。

但里停水饮之证，每因水饮泛溢，临床表现比较杂乱，某些见症与太阳病相似，应注意鉴别。本条所载心下痞硬满闷、牵引胸胁疼痛，为水饮之邪停聚于胸膈的主要表现。水饮在胸，肺气不利，致呼吸气短；饮溢于胃，胃气上逆，则见呕逆；饮趋于肠则下利；饮邪上攻则头痛；饮邪外渗则微微汗出发作有时。其头痛、汗出、呕逆之表现虽与太阳中风证相同，但从汗出为阵发性，特别是汗出不恶寒，可明确不属太阳表证，而是有形水饮走窜上下，充斥内外，泛溢为患之里证，攻逐水饮不容迟疑，方用十枣汤为主。

成无己说："下利，呕逆，里受邪也，邪在里者可下，亦须待表解者，乃可攻之。其人漐漐汗出，发作有时，不恶寒者，表已解也；头痛心下痞硬满引胁下痛，干呕短气者，邪热内蓄而有伏饮，是里未和也，与十枣汤下热逐饮。"

柯韵伯说："然下利呕逆，固为里证，而本于中风，不可不细审其表也。若其人漐漐汗出，似乎表证，然发作有时，则病不在表矣。头痛是表证，然既不恶寒，又不发热，但心下痞硬而满，胁下牵引而痛，是心下水气泛溢，上攻于脑而头痛也，与伤寒不大便六七日而头痛与承气汤同。干呕汗出为在表，然而汗出有时，更不恶寒，干呕而短气，为里证也明矣。此可以见表之风邪已解，而里之水气不和也，以十枣汤主之。"

【治法】 攻逐水饮。

【方药】 十枣汤方

芫花(熬) 甘遂 大戟

上三味，等分，各别捣为散。以水一升半，先煮大枣肥者十枚，取八合，去滓，内药末。强人服一钱匕，羸人服半钱，温服之，平旦服。若下少病不除者，明日更服加半钱，得快下利后，糜粥自养。

【方义】 方中芫花、甘遂、大戟都是泻水峻药，三味合用，药力尤猛。故用肥大枣煎汤调服，以顾护胃气，使邪去正不伤。方为逐水峻剂，使用时慎重用量，中病即止。服药得畅利后，糜粥自养，以补养正气，均很重要，不可忽视。

【参考资料】 医案选录

1. 张任夫，4月4日初诊。水气凌心则悸，积于胁下则胁下痛，冒于上膈则胸中胀，脉来双弦，证属饮家，兼之干呕短气，其为十枣汤证无疑。炙芫花五分 制甘遂五分 大戟五分 右研细末，分作两服。先用黑枣十枚煎烂，去渣，入药末，略煎和服。

4月6日二诊：两进十枣汤，胁下水气减去大半，惟胸中尚觉胀懑，背痠，行步则两胁尚痛，脉沉弦，水象

也。下后，不宜再下，当从温化……（《经方实验录》）

2. 徐×，女。因咳嗽少痰，左侧胸痛，呼吸困难，发冷发热六天入院。入院前三天上述症状加剧。体检：营养、精神差，舌苔厚腻，脉弦滑。呼吸较急促，在左胸前第二肋间隙以下语颤消失，叩呈浊音，呼吸音消失。X线透视积液上缘达前第二肋间，心脏稍向右移位。穿刺抽液50毫升，黄色半透明，李凡他氏试验（++），蛋白5.5克%，白细胞255，淋巴88%，中性12%，未找到结核菌；血沉40毫米/小时。根据上述情况合乎中医所说的悬饮，其病属实证，因此，以逐祛饮邪法，用十枣汤：大戟、芫花、甘遂各三分，研成极细粉末，肥大红枣十个，破后煎汁，在上午十时空腹吞服。药后一小时腹中雷鸣，约二小时左右即大便稀水五次。依法隔日一剂，投三剂后，体温正常，胸畅，胸痛减半，左前三肋以下仍呈浊音，呼吸音减低，X线胸透复查，积液降至第三肋间以下。继服原方四剂，体征消失，血沉5毫米/小时，X线胸透：积液完全吸收，住院26天病愈出院。（《解放军医学杂志》1965年第2期）

2.4.2 瓜蒂散证

【原文】

病如桂枝證，頭不痛，項不强，寸脉微浮①，胸中痞鞕，氣上冲喉咽不得息者，此爲胸有寒②也。當吐之，宜瓜蒂散。（166）

【词解】 ① 微浮：此处微，指轻度；浮，代表有力的阳脉。

② 胸有寒："寒"作"邪"解，此指"痰饮"；胸有寒，指胸膈停滞痰饮的病理。

【提要】 论述瓜蒂散证的主要病理和证治。提示病在上焦应与太阳病相鉴别。

【释义】 病如桂枝证，是指病人有发热、恶风、自汗等症，与太阳中风证相似。但其头不痛、项不强，知病证不属太阳之表，故仲景用一"如"字。病人的主要表现寸脉比较有力，为上焦有实邪阻滞；胸中自觉痞硬，为痰实停滞胸膈；气上冲喉咽，呼吸困难，为痰实停滞，肺气不利，但邪有上越之势。诸证反映胸膈停滞痰饮，气机不利，有上越之势。故当用吐法，使在上之邪"越之"。

成无已说："病如桂枝证，为发热汗出恶风，言邪在表也，头项强痛，因桂枝证具，若头不痛项不强，则邪不在表而传里也。浮为在表，沉为在里，今寸脉微浮，则邪不在表，亦不在里，而在胸中也。胸中与表相应，故知邪在胸中者，犹如桂枝证，而寸脉微浮也。以胸中痞鞕，气上冲咽喉不得息，知寒邪客于胸中，而不在表也……与瓜蒂散以吐胸中之邪。"

【治法】 涌吐痰实。

【方药】 瓜蒂散方

瓜蒂一分（熬黄） 赤小豆一分

上二味，各别捣筛，为散已，合治之，取一钱匕。以香豉一合，用热汤七合，煮作稀糜，去滓。取汁合散。温，顿服之。不吐者，少少加；得快吐，乃止。诸亡血、虚家，不可与瓜蒂散。

【方义】 方中瓜蒂味极苦，性升催吐；赤小豆味苦酸，香豉轻清宣泄，共助瓜蒂。方为涌吐峻剂，体虚、失血之人当忌。又因过吐每伤胃气，当用之人，亦要中病即止，切勿太过。

【参考资料】 医案选录

1. 信州老兵女三岁，因食盐虾过多，得齁喘之疾，乳食不进，贫无可召医治，一道人过门，见病女，喘不止，便教取甜瓜蒂七枚，研为粗末，用冷水半茶盏许调，澄取清汁呷一小呷。如其言才饮竟，即吐痰涎，若黏胶状，胸次既宽，齁喘亦定，少日再作，又服之，随手愈，凡三进药，病根如扫。（《名医类案》）

2. 某，女。素无病，忽一日气上冲，痰塞喉中，不能语言，此邪横塞胸中，当吐之，投以瓜蒂散，得吐后，即愈。（《广东中医》1962年第9期）

现代研究资料

湖南医药工业研究所药理室报道：甜瓜蒂的有效成分及制剂，对实验性急性肝损伤的治疗作用，与同批四氯化碳损伤组比较，有明显的降低血清转氨酶活力的效果。组织切片也观察到治疗组大白鼠的肝细胞疏松，空泡变性坏死及肝组织炎性反应比损伤组织有明显好转。(《中草药通讯》1979 年第 9 期)

附 备考原文

问曰：证象阳旦，按法治之而增剧，厥逆，咽中干，两胫拘急而谵语。师曰：言夜半手足当温，两脚当伸，后如师言。何以知此？答曰：寸口脉浮而大，浮为风，大为虚，风则生微热，虚则两胫挛，病形象桂枝，因加附子参其间，增桂令汗出，附子温经，亡阳故也。厥逆，咽中干，烦躁，阳明内结，谵语，烦乱，更饮甘草干姜汤，夜半阳气还，两足当热，胫尚微拘急，重与芍药甘草汤，尔乃胫伸。以承气汤微溏；则止其谵语，故知病可愈。(30)

未持脉时，病人手叉自冒心，师因教试令咳而不咳者，此必两耳聋无闻也。所以然者，以重发汗，虚，故如此。发汗后，饮水多，必喘，以水灌之，亦喘。(75)

伤寒十三日，过经，谵语者，以有热也，当以汤下之。若小便利者，大便当鞕，而反下利，脉调和者，知医以丸药下之，非其治也。若自下利者，脉当微厥，今反和者，此为内实也，调胃承气汤主之。(105)

伤寒，腹满，谵语，寸口脉浮而紧，此肝乘脾也，名曰纵。刺期门。(108)

伤寒发热，啬啬恶寒，大渴欲饮水，其腹必满，自汗出，小便利，其病欲解，此肝乘肺也，名曰横。刺期门。(109)

太阳伤寒者，加温针必惊也。(119)

太阳病吐之，但太阳病当恶寒，今反不恶寒，不欲近衣，此为吐之内烦也。(121)

太阳病，过经十余日，心下温温欲吐而胸中痛，大便反溏，腹微满，郁郁微烦，先此时自极吐下者，与调胃承气汤。若不尔者，不可与。但欲呕，胸中痛，微溏者，此非柴胡汤证，以呕故知极吐下也，调胃承气汤。(123)

太阳病，二三日，不能卧，但欲起，心下必结，脉微弱者，此本有寒分也，反下之，若利止，必作结胸；未止者，四日复下之，此作协利也。(139)

太阳病，下之，其脉促，不结胸者，此为欲解也；脉浮者，必结胸；脉紧者，必咽痛；脉弦者，必两胁拘急；脉细数者，头痛未止；脉沉紧者，必欲呕；脉沉滑者，协热利；脉浮滑者，必下血。(140)

太阳与少阳并病，头项强痛，或弦冒，时如结胸，心下痞鞕者，当刺大椎第一间、肺俞、肝俞，慎不可发汗。发汗则谵语，脉弦，五日谵语不止，当刺期门。(142)

太阳、少阳并病，而反下之，成结胸，心下鞕，下利不止，水浆不下，其人心烦。(150)

太阳病，医发汗，遂发热，恶寒，因复下之，心下痞，表里俱虚，阴阳气并竭，无阳则阴独，复加烧针，因胸烦，面色青黄，肤瞤者，难治。今色微黄，手足温者，易愈。(153)

伤寒吐下后，发汗，虚烦，脉甚微，八九日心下痞鞕，胁下痛，气上冲咽喉，眩冒，经脉动惕者，久而成痿。(160)

太阳、少阳并病，心下鞕，颈项强而眩者，当刺大椎、肺俞、肝俞，慎勿下之。(171)

伤寒八九日，风湿相搏，身体疼烦，不能自转侧，不呕，不渴，脉浮虚而涩者，桂枝附子汤主之。若其人大便鞕，小便自利者，去桂加白术汤主之。(174)

桂枝附子汤方

桂枝四两(去皮) 附子三枚(炮，去皮，破) 生姜三两(切) 大枣十二枚(擘) 甘草二两(炙)

上五味，以水六升，煮取二升，去滓。分温三服。

去桂加白术汤方

附子三枚(炮，去皮，破) 白术四两 生姜三两(切) 甘草二两(炙) 大枣十二枚(擘)

上五味，以水六升，煮取二升，去滓。分温三服。初一服，其人身如痹，半日许复服之，三服都尽，其人如冒状，勿怪。此以附子、术，并走皮内，逐水气未得除，故使之耳，法当加桂四两。此本一方二法：以大便鞕，小便自利，去桂也；以大便不鞕、小便不利，当加桂。附子三枚，恐多也。虚弱家及产妇，宜减服之。

风湿相搏，骨节疼烦，掣痛不得屈伸，近之则痛剧，汗出短气，小便不利，恶风不欲去衣，或身微肿者，甘草附子汤主之。(175)

甘草附子汤方

甘草二两(炙)　附子二枚(炮,去皮,破)　白术二两　桂枝四两(去皮)

上四味,以水六升,煮取三升,去滓。温服一升,日三服。初服得微汗则解。能食,汗止复烦者,将服五合,恐一升多者,宜服六七合为始。

太阳篇小结

太阳病,是风寒之邪致病的初期阶段,以"脉浮、头项强痛而恶寒"为提纲,体现人体浅表受邪,致卫外不固,营卫不调,正邪相争,太阳经气不利的病理。属于风寒表证,应正确地使用辛温解表法治疗。须注意与温病相鉴别。

太阳病本证,依病情的轻重和病理变化的特点不同,可分为三种证候类型。太阳中风证,以太阳病出现汗出、脉浮缓为特点。主要病理是卫强营弱,属于太阳病的轻证。治以解肌祛风,调和营卫。主方是桂枝汤。太阳伤寒证,以太阳病无汗、脉浮紧为特点。主要病理是营卫闭郁,属于太阳病的重证。治以发汗解表,宣肺定喘。主方是麻黄汤。表郁轻证,以患太阳病时日较久,发热恶寒呈阵发性为特点。主要病理是邪郁不解,正邪交争,似当属太阳病的较重证。治以轻剂发汗,主方如桂枝麻黄各半汤。

仲景对太阳病本证三种证型,使用轻重不同的辛温解表剂,提示病证在表,汗法是正治之法,但要根据病证的轻重,分别使用峻缓之剂,总以使病人遍身微微汗出为佳,决不能太过,亦不能发汗不彻。这一据证施治的方法,具有重要的理论和临床意义。

辛温解表法,为风寒表证而设,凡病证已不属表,皆当禁用。由于发汗既可祛邪,发之太过又能伤阳耗阴,故诸里虚病证,虽兼表证亦当慎用和禁用,仲景举例甚多,应常识勿误。

太阳病本证三型各有兼证。总的来说,或兼突出的太阳经脉不舒(项背强几几),如桂枝加葛根汤证,葛根汤证;或兼邪犯肺(咳喘)与胃(呕利),如桂枝加厚朴杏子汤证、小青龙汤证、葛根汤及葛根加半夏汤证;或兼胸阳被扰(胸满),如桂枝去芍药汤、桂枝去芍药加附子汤证;或兼里热(烦躁等),如大青龙汤证、桂枝二越婢一汤证;或兼气营不足(身痛),如桂枝加芍药生姜各一两人参三两新加汤证;或兼表阳虚漏汗,如桂枝加附子汤证。兼证对主证言,虽属次要,但因兼证也是病证病理的一个方面,故治疗时,只要情况允许,即当尽可能兼顾,即在治主证方中加减施治,切不可随便舍弃。

太阳病既不能汗失及时,汗不如法,更禁用涌吐、攻下及各种火法治疗。如有所误,则每致变证蜂起。其致传经之变者,即当遵循六经证治辨证。其已超出传经范畴,仲景举例论述甚多,值得借鉴和重视。

太阳病可发生邪热内蕴的变证。如以心中懊侬、虚烦不得眠为特点,无形邪热留扰胸膈的栀子豉汤证。以汗出而喘、身无大热为特点,邪热壅肺的麻黄杏仁甘草石膏汤证;以下利、脉促为特点,兼表证未解之邪热伤肠的葛根黄芩黄连汤证;以下利或呕吐为主要表现,邪热内迫肠胃的黄芩汤及黄芩加半夏生姜汤证;以及以心下痞,按之濡,其脉关上浮为特点,邪热结于中焦致气机壅滞的大黄黄连泻心汤证等。均属里热之证,虽可兼见表证,亦应治以清热为主,此为治本之道。

太阳病也可变成实证一类的坏病。如以胸膈脘腹疼痛拒按为特点的结胸证,虽有热与水饮结实重证、痰热互结轻证和寒实与痰饮内结的不同。分别选用大陷胸汤(丸)、小陷胸汤和三物白散。但总属实邪结于胸腹之证，故祛邪开结，是主要治法。

太阳病亦易因发汗太过，或误用吐、下、火逆而损伤正气，致成虚证。如为心阳虚证：可分别出现以心悸、烦躁、惊狂不安为主要表现的桂枝甘草汤证、桂枝甘草龙骨牡蛎汤证、桂枝去芍药加蜀漆牡蛎龙骨救逆汤证；也可因心阳虚致下焦寒邪上冲，出现以气从少腹上冲心胸为主要表现的桂枝加桂汤证。如为阳虚兼水气证：既可见以脐下悸为主要表现的茯苓桂枝甘草大枣汤证；以心下逆满、气上冲胸、起则头眩、脉沉紧为特点的茯苓桂枝白术甘草汤证。也可见表邪不解，并见心下满微痛、小便不利的桂枝去桂加茯苓白术汤证。如为脾虚证：可见脾虚气滞，以腹胀为主要表现的厚朴生姜半夏甘草人参汤证；脾虚气血不调，以腹中拘急疼痛或心中悸而烦为主要表现的小建中汤证；脾虚协热（表邪）下利的桂枝人参汤证等。如为肾阳虚证；可见虚阳外扰，以昼日烦躁不得眠、夜而安静为主要表现的干姜附子汤证；或以烦躁、肢厥、下利、脉微为主要表现的茯苓四逆汤证。亦可见阳虚水泛，以小便不利、头眩、身瞤动振振欲擗地为主要表现的真武汤证。

如为阴阳两虚证：可见心阴心阳两虚，以脉结代，心动悸为主要表现的炙甘草汤证；以恶寒、心烦、咽中干、脚挛急等为特点、表里内外阴阳俱虚的甘草干姜汤及芍药甘草汤证，或芍药甘草附子汤证。体现对阴阳两虚证，当据证之轻重缓急，或先与温中复阳，后与酸甘复阴，或阴阳并补的治疗方法。

太阳病发生“随经”之变，引起蓄水或蓄血证。蓄水证，以小便不利，微热消渴，或烦渴，甚至“水逆”等为特点。主要病理是膀胱气化不行，水蓄下焦，治以通阳化气利水，主方如五苓散。蓄血证，以小便自利，小腹急结或硬满，神志失常，脉象沉涩或沉结等为特点。主要病理是邪热与血结于下焦。治以攻逐瘀血。随蓄血之轻、重和较缓，分别选用桃核承气汤、抵当汤、抵当丸。蓄水、蓄血证同为有形之邪停于下焦之证，其主要区别点是小便通利与否，但应结合病人全身表现认真分辨。

太阳病还可因治失及时、汗不如法或误治变为寒热错杂，虚实兼挟之证。如以热痞并见恶寒、汗出为特点，中焦有热兼表阳虚弱的附子泻心汤证；以痞、呕吐为主要表现的半夏泻心汤证；以痞、干噫食臭、肠鸣下利为主要表现的生姜泻心汤证；以痞、肠鸣下利日数十行、谷不化为主要表现，并有用攻下法治疗痞证加重为特点的甘草泻心汤证；以痞、噫气不除为主要表现的旋覆代赭汤证。以及胸中有热，胃中有邪气的黄连汤证等皆属之。治疗以寒热并用，扶正祛邪为法，当不言而喻。

如为火逆伤阴内热证，可有津液内竭，肌肤失濡、气血紊乱等多种不良后果，仲景虽论述欠详，有证无治，但反映他对火逆伤阴已有认识，对后世医家也不无启发。

由于太阳病的兼变证多种多样，且一种误治之因，可引起不同的变证，某一变证又可因多种原因引发。各种变证之间不具有必然的内在联系，难于用某种规律性治法加以归纳，而只能据证立法施治，故仲景概括为“观其脉证，知犯何逆，随证治之”，总以能使病邪得去，其虚得补，正气来复，阴阳自和，则病证可痊愈。

太阳病是风寒表证必具表现的组合体，并不是临证见到任何一个太阳病的表现，都可辨为太阳病。如十枣汤证虽有头痛，漐漐汗出发作有时等类似表证的表现，实为水饮之邪上攻、外渗所引起，已不是太阳中风证。再如瓜蒂散证，虽也可见如桂枝证的表现和寸脉浮，但头不痛，项不强，实为痰饮停留于胸膈的病证。两证虽有与太阳病类似之处，而其病理机制实异，必细加分辨，不可误为太阳病而妄施汗法。

3 辨阳明病脉证并治

概　　说

阳明，指手阳明大肠经与足阳明胃经而言。胃主受纳，大肠主传导；人体所摄入之水谷，通过整个肠胃功能的生理活动，能化生躯体所赖以濡养的津液与旺盛的阳气。

阳明病在外感病的过程中，多为阳气偏亢邪热极盛的证候。也就是太阳病或少阳病进一步向前发展，病邪入里，侵袭阳明，使肠胃功能失常，邪从燥热之化，故阳明病多为里热实证。

阳明病的病理机制，仲景概括为“胃家实”。胃家是整个肠胃的泛称。实当指邪气实而言。阳明病当概括为两大类型：一为燥热亢盛，肠胃无燥屎阻结，出现身大热、汗出、不恶寒、反恶热、烦渴不解、脉洪大等，称为阳明病热证。此外，表证已罢，邪热内留胸膈，出现心烦懊憹不得眠，为栀子豉汤证。若下后水热互结，出现脉浮发热，渴欲饮水，小便不利，为猪苓汤证。因已涉及阳明，故亦列入本篇。二为燥热之邪与肠中糟粕相搏结而成燥屎，腑气通降失顺，出现潮热、谵语、腹满硬痛，或绕脐疼痛，大便硬结，手足濈然汗出，脉沉实有力，舌苔黄燥或焦裂起刺等，称为阳明病实证。其因脾约或津液内竭，肠道失润而大便硬者，亦列入本篇。

又有阳明病热邪不解，与太阴脾湿相合，湿热郁于中焦，热不得外泄，湿不得下行，导致身热发黄、小便不利等症。也有阳明热甚，深入血分，而见口燥但欲漱水不欲咽、鼻衄等症。

阳明病以热证实证为主，但也有寒证，如阳明中寒证。

阳明病治则，主要是清下两法。阳明病热证用清法，如白虎汤之类。若邪热内扰，郁于胸膈，宜清宣郁热，如栀子豉汤类。若水热互结，小便不利，则宜育阴润燥，清热利水，如猪苓汤。阳明实证用下法，如三承气之类。若津伤便秘，则用润下法或导法。若湿热熏蒸发黄，宜清热利湿，如茵陈蒿汤之类。总之，阳明里热实证的治疗原则，以清下实热保存津液为主，不可妄用发汗利小便等法。若阳明中寒证，则用温中和胃止呕降逆之法。

阳明病由太阳病转属而来的，叫做“太阳阳明”；由少阳病转变而来的，叫做“少阳阳明”；因素体阳盛，蕴有内热，或挟有宿食，当一旦感受外邪后，内外相合，而呈现阳明热实证的叫做“正阳阳明”。又如由三阳病转成阳明病的，要以太阴病为多见。所谓“实则阳明，虚则太阴”，即是说明太阴与阳明随人体虚实而可互相转化。此外，少阴病，厥阴病阳气回复，病邪还腑，也可能转为阳明。

3.1　阳明病纲要

3.1.1　阳明病提纲

【原文】

陽明之爲病，胃家實是也。(180)

【提要】　阳明病的提纲。

【释义】 阳明病是由胃家实所形成的。胃家，包括胃与大肠而言，也就是《灵枢·本输》"大肠小肠皆属于胃"之说。实是病邪深入阳明，肠胃功能失常，邪从燥化，故病以里热实证为特征。又因燥热之邪与肠中宿滞相结与否而有主要两种证型：如燥热未与有形积滞相结而弥漫于全身者，叫做阳明病热证。若阳明燥热与宿食相合，形成燥屎而阻结于肠道的，叫做阳明病实证。此条《玉函经》冠于阳明篇首，揭示阳明病总的证候特征，故为阳明病的提纲。

柯韵伯说："阳明为传化之府，当更实更虚；食入，胃实而肠虚；食下，肠实而胃虚，若但实不虚，斯为阳明之病根矣……然致实之由，最宜详审：有实于未病之先者，有实于得病之后者，有风寒外来热不得越而实者，有妄汗吐下重亡津液而实者，有从本经热盛而实者，有从他经传属而实者。此只举出病根在实，而勿得以为实即胃可下之证。按阳明提纲，与《素问·热论》不同。《热论》重在经络，病为在表。此以里证为主，里不和，即是阳明病。"

3.1.2 阳明病病因病机

【原文】

問曰：病有太陽陽明，有正陽陽明，有少陽陽明，何謂也？答曰：太陽陽明者，脾約①是也；正陽陽明者，胃家實是也；少陽陽明者，發汗、利小便已，胃中燥、煩、實，大便難是也。(179)

【词解】 ① 脾约：胃热肠燥，津液受伤，使脾不能为胃行其津液，以致大便秘者，叫做"脾约"。可与 247 条"其脾为约"之证合参。

【提要】 阳明病的成因和来路。

【释义】 阳明病来路和形成的原因主要有三：一是由太阳转属而来，叫做太阳阳明。多因发汗解表之后，损伤津液，胃热肠燥，约束脾阴的转输功能而致大便秘结的，叫做脾约。二是外邪入里直犯阳明而形成，叫做正阳阳明。多因肠胃素有内热，或挟有宿食，致病邪易入于里，化燥成实，名为胃家实。三是由少阳转变而来，叫做少阳阳明。多因误用发汗、吐、下、利小便等法，损伤津液，以致邪入阳明化燥成实者，为大便难。

此条总的说明阳明病来路：有从太阳转属而来者，有自少阳转变而来者，有肠胃素有内热，感受外邪后，即可呈现为阳明病者；既属阳明病自与胃燥热实有关。惟当辨析又有脾约、大便难、胃家实几种不同病况。此条是互文见义文法，当与其他类似条文合参。若拘于此条表面字句，单从原因而限定证候，显与临床实际不合。细审 181 条太阳病误治后，其证候亦有不更衣、内实、大便难之不同，可以证明其例。

【原文】

問曰：何緣得陽明病？答曰：太陽病，若發汗，若下，若利小便，此亡津液。胃中乾燥，因轉屬陽明。不更衣①，内實，大便難者，此名陽明也。(181)

【词解】 ① 不更衣：成无已云：古人登厕必更衣，不更衣者，通为不大便。

【提要】 辨太阳病误治伤津转属为阳明病。

【释义】 阳明病成因，不止一端。本条是太阳病汗不如法，或汗出太过，或误用下法，或利小便，致津液亏损，胃肠干燥，外邪入里化热成实，而形成阳明病。出现阳明内实的病况有三，不更衣自轻于大便难，大便难又轻于胃家实，此三者虽有轻重之分，但病机均系肠胃因热化燥成实。故云"此名阳明也"。本条与上条合参，其义益明。

尤在泾说:“胃者,津液之腑也。汗、下、利小便,津液外亡,胃中干燥,此时寒邪已变为热。热犹火也,火必就燥,所以邪气转属阳明也。”

【原文】

本太陽,初得病時,發其汗,汗先出不徹,因轉屬陽明也。傷寒發熱,無汗,嘔不能食,而反汗出濈濈然①者,是轉屬陽明也。(185)

【词解】 ① 汗出濈濈然:濈,音“戢”,是热而汗出连绵不断的意思。

【提要】 太阳病汗出不彻及伤寒里热亢盛均可转属阳明。

【释义】 本条阐述太阳病转属阳明的原因有二:一是太阳病初起,当用汗法治疗,如发汗得当,则邪去病解。若发汗不彻,外邪入里化热,因而形成阳明病。二是伤寒发热无汗,是太阳表证。因胃阳素旺,或素有内热,使胃气上逆,故呕不能食。反汗出濈濈然,是针对无汗句,说明表病已罢,里热成实,迫津外泄,故见濈濈然汗出之象,知其转属阳明也。

本条与上两条互参,是言太阳病转属阳明,有过汗亡津液而转属,有发汗不彻而转属,亦有不经发汗或误治,因里热亢盛,亦可转属为阳明病。

陈修园说:“此复申明太阳转属阳明之义。除过汗亡津液外,又有此汗出不彻而转属,不因发汗而转属,合常变而并言之也。”

【原文】

傷寒轉系陽明者,其人濈然微汗出也。(188)

【提要】 伤寒转属阳明的主要症状。

【释义】 伤寒,当属广义,应理解为外感疾病的总称,并非专指太阳伤寒。濈然汗出,是由于阳明主燥热之化,里热蒸腾,逼迫津液外泄所致。汗出虽微,却连续不断,是阳明病特征之一。说明在辨证论治总的精神之下,首先认识主症,是最为关键之处。故提出濈然微汗出,而断为转系阳明。其次,阳明病除濈然汗出外,如属热证,当有身大热、不恶寒、反恶热、烦渴不解、脉洪大等。如属实证,当有潮热、谵语、腹满痛、不大便、脉沉实有力等。更有虽见濈然汗出而非阳明热证实证者。故必须综合全部脉证细辨为是。

汪苓友说:“此承上文而申言之,上言伤寒系在太阴,要之既转而系于阳明,其人外证,不但小便利,当濈然微汗出。盖热蒸于内,汗润于外,汗虽微而府实之证的矣。”

3.1.3 阳明病脉证

【原文】

問曰:陽明病外證雲何?答曰:身熱,汗自出,不惡寒,反惡熱也。(182)

【提要】 阳明病的外证。

【释义】 阳明病是里热实证。其反映于外表的证候,叫做外证。阳明里热亢盛,蒸腾于外,故身热。里热太盛,迫津外泄,则汗自出。不恶寒,是无太阳表证。反恶热,是里热太盛,患者有恶热之感。本条胃家实是病根,身热、汗自出是外证。不恶寒、反恶热是病人自觉证,充分反映出阳明病的本质。恶热下一“反”字,又可说明与太阳桂枝证身热汗出恶风寒者不同。

汪苓友说:“夫身热与发热异,以其热在肌肉之分,非若发热之翕翕然,仅在皮肤以外也。汗自出者,胃中实热则津液受其蒸迫,故其汗自出,与太阳中风汗虽出而不能透,故其出甚少亦有异。此条病则由内热蒸出,其汗必多而不能止也。不恶寒者,邪不在表也。反恶热者,明其热在里也。伤寒当恶寒,故以恶热为反。夫恶热虽在内之证,其状必见于外,或扬手掷足,迸去覆盖,势所必至,因外以征内,其为阳明胃实证无疑矣。”

【原文】

問曰:病有得之一日,不發熱而惡寒者,何也?答曰:雖得之一日,惡寒將自罷,即自汗出而惡熱也。(183)

【提要】 阳明初感的见症与辨证要点。

【释义】 身热、汗自出、不恶寒、反恶热是阳明病外证,也就是辨证要点。但阳明病值初起之时,亦有不发热而恶寒的,这是阳明初感外邪,阳气内郁,热势未盛所致。从“虽得之一日,恶寒将自罢”的语句分析,是阳明恶寒时间较为短暂,其程度也很轻微,很快就可反映出阳明病的本质,在发热的同时恶寒就会消失,出现汗自出、反恶热的本证。

周扬俊说:“按承上言既云反恶热,亦有得之一日而恶寒者,曰尚在太阳居多耳,若至转阳明,未有不罢而恶热者。”

【原文】

問曰:惡寒何故自罷?答曰:陽明居中,主土也①。萬物所歸,無所復傳。始雖惡寒,二日自止,此爲陽明病也。(184)

【词解】 ① 阳明居中,主土也:根据五行学说,土是五行之一,土的方位在中央,脾胃同属于土,故有阳明居中主土之说,但由于脏腑生理功能及病理机制不同,所以又有脾属已土(阴)、胃属戊土(阳)的区别。

【提要】 承上条说明恶寒自罢的原因。

【释义】 足阳明胃,与脾同居中焦而属于土。胃主燥,以阳气用事,主受纳水谷,并通过脾的作用,游溢精气而灌溉四旁,使四肢百骸经络脏腑均得到滋养。若燥化太过,胃热亢盛,则表里寒热之邪,皆聚于胃,其病势发展较为迅速。故其病始因外邪初感,阳郁不伸或热势未盛而恶寒,继而热归于胃,反映出阳明病燥化的本质,故恶寒自罢,而见不恶寒反恶热之象。

六经病均有恶寒,惟阳明主燥,阳明病多值阳热亢盛极期,故初起恶寒迅速自罢,此为阳明病辨证要点。若太阳病则恶寒与发热并见。一分恶寒未去,则是一分表证存在,故表病迁延失治有多日而恶寒仍在者。少阳病则呈往来寒热之象,如不经治疗,则时间迁延较长。三阴阴寒证多见恶寒而不发热,不用温里回阳之剂,则恶寒鲜有自罢者。

此条土为“万物所归,无所复传”之说,应当灵活理解。如太阳表病或少阳半表半里之邪,因阳热偏盛,邪从燥化,可以转属阳明。又三阴脏寒,如阳气回复,脏邪还腑,亦可转入阳明。既属阳明内实,自可径用清下之法,而促使病愈。并非外感疾病,不论何种条件,何种证候,均可转属阳明。且阳明病如攻下太过,也有转入三阴之证。故对本条文的主要精神,当以活看为是。

柯韵伯说:“太阳病八九日,尚有恶寒证。若少阳寒热往来,三阴恶寒转甚,非发汗温中,何能自罢。惟阳明恶寒,未经表散,即能自止,与他经不同。始虽恶寒二句,语意在阳明居中句上。夫知阳明之恶寒易止,便知阳明为病之本矣。胃为戊土,位处中州,表里寒热之邪,无所不归,无所不化,皆从燥化而为实,实则无所复传,此胃家实所以为阳明之病根矣。”

【原文】

傷寒三日,陽明脉大。(186)

【提要】 阳明病的主脉。

【释义】 伤寒为广义,三日是约略之数,不必拘泥。阳明为多气多血之经,胃为水谷之海。外邪入里,侵犯阳明,易于化热化燥,而成正盛邪实之证,邪热亢盛于里,阳气鼓动于外,故脉象应之而大。大为阳盛内实之诊,《素问·脉要精微论》谓“大者病进”者是。惟从阳明病进一步分析,如属热证,则脉象多显洪大滑数;如属实证,则脉多沉实有力。此条脉大当指脉体阔大有力而言。若大而无力、大而无根,即本论30条“大为虚”之脉,与此又有不同。

《医宗金鉴》说:“伤寒一日太阳,二日阳明,三日少阳,乃《内经》言传经之次第,非必以日数拘也。此云三日阳明脉大者,谓不兼太阳阳明之浮大,亦不兼少阳阳明之弦大,而正见正阳阳明之大脉也。盖由表传里,邪热入胃,而成内实之诊,故其脉象有如此者。”

3.2 阳明病本证

3.2.1 阳明热证

3.2.1.1 栀子豉汤证

【原文】

陽明病,脉浮而緊,咽燥,口苦,腹滿而喘,發熱汗出,不惡寒,反惡熱,身重。若發汗則躁,心憒憒①,反譫語。若加温針,必怵惕②,煩躁不得眠。若下之,則胃中空虚,客氣動膈,心中懊憹,舌上胎者,梔子豉湯主之。(221)

【词解】 ① 愦愦:愦,音“溃”。《集韵》:“心乱也。”成无己说:“愦愦者心乱。”即形容心中烦乱不安的意思。

② 怵惕:怵,音“黜”。惕,音“剔”。方中行云:“怵惕,恐惧貌。”

【提要】 阳明热证误治后的各种变证及下后热留胸膈的证治。

【释义】 太阳伤寒脉浮紧,必伴见恶寒发热、无汗身痛等症,属于表实。阳明病,脉浮而紧,浮是里热外扬,紧是邪热成实,属于里热实证。里热上冲,胃失和降,故咽燥口苦。热盛于里,气机阻滞,则腹满而喘。热盛伤气,因而身重。其发热汗出、不恶寒、反恶热,是阳明病外证,由于里热太盛迫津外泄所致。

本条阳明病脉浮紧与太阳伤寒脉象虽同,但主证不同,机理不同。可以说明脉证合参,以辨证为主,理论必须紧密结合临床实际的重要性。若将脉浮紧发热汗出等误认为伤寒表证,妄用辛温发汗,则津液愈伤,里热愈盛。热扰心神则躁,心中愦愦然烦乱不安,更加谵语,是阳明热结成实之征。若误用温针强发其汗,是以火济热,心神受扰,故有怵惕,烦躁不得眠等变症。若认腹满为腑实而误用下法,则下后胃中空虚,邪热乘虚郁于胸膈之间,出现心中懊憹不安、舌上生苔等症,当用栀子豉汤以清宣胸膈郁热。

沈尧封说:“此条当与风温证及三阳合病参看,言无形之燥热为病,而胃无宿食也,故未经误治之时,本是白虎汤主治。”

钱天来说:“舌上胎,当是邪初入里,胃邪未实,其色犹未至于黄黑焦紫,必是白中微黄耳。”

本条治法、方药、方义等,见太阳篇栀子豉汤证下,兹从略。

【原文】

陽明病，下之，其外有熱，手足温，不結胸，心中懊憹，饑不能食[①]，但頭汗出者，梔子豉湯主之。（228）

【词解】 ① 饥不能食：言心烦懊侬之甚，胃脘嘈杂，似饥非饥而又不能进食。

【提要】 阳明病下后余热留扰胸膈的证治。

【释义】 阳明病，如属腑实，下之当愈。今下后邪热未尽，而留扰胸膈。或腑实未成而早用下法，或燥屎虽去而余热尚存。皆可使邪热入里郁于胸膈。外有热，手足温，是无形邪热散漫，当为未下前即具有之证，亦可说明虽用下法而非转为太阴虚寒证。不结胸，是下后邪热未与胸中水饮相结，故非结胸证。因郁热扰于胸膈，故心中懊侬，饥不能食。邪热蒸腾于上，所以但头汗出，当用栀子豉汤以清宣胸膈郁热。

汪苓友说："此亦阳明病误下之变证。阳明误下，邪热虽应内陷，不比太阳病误下之深，故其身外犹有余热，手足温，不结胸。手足温者，征其表和而无大邪。不结胸者，征其里和而无大邪。表里已无大邪，其邪但在胸膈之间，以故心中懊侬，饥不能食者，言懊侬之甚，则似饥非饥，嘈杂不能食也。但头汗出者，成注云：热自胸中熏蒸于上，故但头汗出而身无汗也。"

3.2.1.2 *白虎汤证*

【原文】

傷寒，脉浮滑，此以表有熱，里有寒[①]，白虎湯主之。（176）

【词解】 ① 表有热，里有寒："臣亿等谨按前篇云：热结在里，表里俱热者，白虎汤主之。又云：其表不解，不可与白虎汤。此云脉浮滑，表有热，里有寒者，必表里字差矣。又阳明一证云：脉浮迟，表热里寒，四逆汤主之。又少阴一证云里寒外热，通脉四逆汤主之。以此表里自差明矣。"故本条"里有寒"当作里热解为是。

【提要】 辨阳明病表里俱热的脉象与证治。

【释义】 伤寒，脉浮滑，浮为热盛于外，为表有热。其症当有身热、汗自出、不恶寒、反恶热。滑为热炽于里，为里有热，当有舌上干燥而烦、大烦渴引饮不解之症。此条凭脉象以赅括病机，当指阳明表里俱热之证，故用白虎汤以清阳明独盛之热。本条"表有热，里有寒"，显与临床实际不合，当是原文字句有错讹，故今据以脉测证法释为表里俱热；当与350条互参。

【治法】 辛寒清热。

【方药】 白虎汤方

知母六两　石膏一斤（碎）　甘草二两（炙）　粳米六合

上四味，以水一斗，煮米熟，汤成，去滓。温服一升，日三服。

【方义】 石膏辛甘大寒清热，知母辛苦寒滑而润，二药同用，可清阳明独盛之热。炙草、粳米益气和中，并可免寒凉药剂伤胃之弊。

【参考资料】 医案选录

1. 吴某之室，病起四五日，脉大身热，大汗，不谵语，不头痛，惟口中大渴。时方初夏，思食西瓜，家人不敢以应。延诊，曰：此白虎汤证也，书方如下：生石膏一两，肥知母八钱，生甘草三钱，洋参一钱，粳米一小杯。服后，渴稍解，知药不误，明日再服原方。至第三日，仍如是，惟较初诊时略安……仍以白虎原剂，增石膏至二两、加赤芍一两，丹皮一两，生地一两，大小蓟五钱，并令买西瓜与食。二剂略安，五剂痊愈。（《经方实验录》）

2. 谭×泉之女，发热，医数日未愈，忽于黎明邀诊。至则其发热大渴，手足厥逆，脉浮滑，遂断曰："此热厥也，太阳表邪，随热气入里，至阴阳气不相顺接而厥耳。”泉闻而寻思，盖前医连用犀角，恐其寒化脱阳，习闻余惯用温药起死回生，以为我偏于温补，因而问曰：“连服犀角，何以其厥非从寒化乎？”予曰：“少许犀角，安能敌方中之羌活、独活、陈皮、半夏乎？此证原系少阳，小柴胡汤本可解决，乃误服以燥药为主之剂，故变为热厥也。”遂与大剂白虎汤而愈。（《广东医学·祖国医学版》1963年第1期第36页）

【原文】

三陽合病[①]，腹滿，身重，難以轉側，口不仁[②]，面垢[③]，譫語，遺尿。發汗則譫語。下之則額上生汗，手足逆冷。若自汗出者，白虎湯主之。（219）

【词解】 ① 三阳合病：即太阳、少阳、阳明三经的证候同时出现。

② 口不仁：言语不利，食不知味。

③ 面垢：面部如蒙油垢。

【提要】 三阳合病邪热偏重于阳明的证治及禁例。

【释义】 本条原文末二句应接“谵语遗尿”下，属于倒装句法。此言三阳合病，但综合全部证候作出细致的分析，实即阳明里热独盛之证。由于邪热内盛，胃气不能通畅，因而腹满。阳明热盛，伤津耗气，故身重，难以转侧。胃之窍出于口，胃热炽盛，津液受灼，则口不仁。足阳明经脉绕面部，热势上蒸，所以面部油垢污浊。热扰神明则见谵语，热盛神昏，膀胱失约，故遗尿。此时热邪充斥于上下内外而见自汗出。治法应独清阳明里热，而用白虎汤治之。若误认身重为表证，妄发其汗，则津液外泄，里热愈炽而谵语更甚（《金匮玉函经》“发汗则谵语”下有“甚”字，其义可从）。若因腹满谵语而误认为阳明腑实，妄用下法，则阴液竭于下，阳气无所依附而上越，故出现额上生汗、手足逆冷之危证。

《宗医金鉴》说：“三阳合病者，必太阳之头痛发热，阳明之恶热不眠，少阳之耳聋寒热等证，皆具也。太阳主背，阳明主腹，少阳主侧。今一身尽为三阳热邪所困，故身重难以转侧也。胃之窍出于口，热邪上攻，故口不仁也。阳明主面，热邪蒸越，故面垢。热结于里，故腹满。热盛于胃，故谵语。热迫膀胱，故遗尿。热蒸肌腠，故自汗也。证虽属于三阳，而热皆聚胃中。故当从阳明热证主治也。若从太阳之表发汗，则津液愈竭，而胃热愈深，必更增谵语。若从阳明之里下之，则阴益伤，而阳无依则散，故额汗肢冷也。要当审其未经汗下，而身热自汗出的，始为阳明的证，宜主以白虎汤，大清胃热，急救津液，以存其阴可也。”

【参考资料】 医案选录

吴光禄患伤寒，头痛腹胀，身重不能转侧，口内不和，语言谵妄，有云表里俱有邪，宜以大柴胡下之。李曰：此三阳合病也，误下之，决不可救。乃以白虎汤连进两服，诸证渐减。更加麦冬、花粉，两剂而安。（《续名医类案》李士材案）

3.2.1.3 白虎加人参汤证

【原文】

傷寒，脉浮，發熱，無汗，其表不解，不可與白虎湯。渴欲飲水，無表證者，白虎加人參湯主之。（170）

【提要】 阳明热盛津伤的证治及禁例。

【释义】 伤寒，脉浮，发热无汗，证属太阳伤寒，治法当发汗解表。若兼有内热，亦当宗发表清里两解之法，不可误用白虎汤。用之则寒凉冰伏，徒损中阳，促使表邪内陷，造成变证。故“其表不解”，实为白虎汤及其类证之禁例。若太阳表证已解，阳明里热太盛，并见渴欲饮水等伤津耗气之证，当用白虎汤直清里热，加人参以益元气，生津液。

钱天来说："若渴欲饮水，则知邪热已入阳明之里，胃之津液枯燥矣；然犹必审其无表证者，方以白虎汤，解其烦热，又加人参，以救其津液也。"

本条治法、方药、方义等，见太阳篇白虎加人参汤证下，兹从略。

【原文】

傷寒無大熱，口燥渴，心煩，背微惡寒者，白虎加人參湯主之。（169）

【提要】 阳明里热太盛津气两伤的证治。

【释义】 伤寒无大热，是指邪入阳明，里热太盛，热极汗多，故呈现表无大热之病况。阳明里热炽盛，津液大伤，故口燥而渴，热盛于里，上扰神明则心烦。本条背微恶寒，是恶寒在背，而非全身，且一般轻微，并与口燥渴心烦等症伴见，亦是里热太盛汗出肌疏所致，并非太阳表证不解。也与少阴虚寒背恶寒不同。因病属阳明热盛，津气两伤，故用白虎汤清阳明大热，加人参以益气生津。

《医宗金鉴》说："今伤寒身无大热，知热渐去表入里也。口燥渴，心烦，知热已入阳明也。虽有背恶寒一证，似乎少阴，但少阴证口中和，今口燥渴，是口中不和也。背恶寒，非阳虚恶寒，乃阳明内热，熏蒸于背，汗出肌疏，故微恶之也。主白虎汤以直走阳明，大清其热，加人参者，盖有意以顾肌疏也。"

【原文】

傷寒若吐、若下后，七八日不解，熱結在里，表里俱熱，時時惡風，大渴，舌上乾燥而煩，欲飲水數升者，白虎加人參湯主之。（168）

【提要】 伤寒吐下后，热结在里、热盛津伤的证治。

【释义】 伤寒，误用吐下法后，津液受损，经数日不解，因津伤化燥，而形成阳明热结在里之证。所谓"表里俱热"，表热当指身热、汗自出、反恶热等阳明外证。里热是指舌上干燥大烦渴不解等而言。虽时时恶风，并非太阳证。此病重点，主要是因阳明里热太盛，充斥内外，津气受伤，汗多肌疏所致，故用白虎汤直清阳明里热，加人参以益气生津。

钱天来说："大渴，舌上干燥而烦，欲饮水数升，则里热甚于表热矣。谓之表热者，乃热邪已结于里，非尚有表邪也。因里热太甚，其气腾达于外，故表间亦热，即《阳明篇》所谓蒸蒸发热，自内达外之热也。"

汪苓友说："时时恶风者，乃热极汗多，不能收摄，腠理疏，以故时时恶风也。里热，则胃府中燥热，以故大渴，舌上干燥而烦，欲饮水数升。此因吐下之后，胃气虚，内亡津液，以故燥渴甚极也。"

【原文】

若渴欲飲水，口乾舌燥者，白虎加人參湯主之。（222）

【提要】 承221条，阐述阳明热盛津伤的证治。

【释义】 本条是承接221条而来，阐述阳明病误下后，不仅里热炽盛未能缓解，而且津气受到严重损伤，出现口干舌燥欲饮水等证。故用白虎汤以清阳明里热，加人参以益气生津。

【参考资料】 医案选录

李××，男，52岁。患糖尿病，口渴多饮，饮后复渴，似有水不渴之感。尿糖阳性，血糖超出正常范围。其人渴而能饮，但食物并不为多，大便亦不秘结。问其小便则黄赤而利，然同饮入之水量比则少。脉来软大，舌红无苔。

辨证：为肺胃热盛而气阴两伤之证。此病当属“上消”。治以清上中之热而滋气阴之虚为宜。

处方：生石膏 40 克　知母 10 克　甘草 6 克　粳米一大撮　人参 10 克　花粉 10 克

此方共服五剂，则口渴大减，体力与精神均有好转。化验血糖与尿糖，程度减轻。转方用沙参 12 克，玉竹 12 克，麦冬 30 克，花粉 10 克，太子参 15 克，甘草 6 克，知母 6 克。

此方服十余剂，病情明显好转，后以丸药巩固疗效。（《伤寒论十四讲》）

3.2.1.4　猪苓汤证

【原文】

若脉浮，發熱，渴欲飲水，小便不利者，猪苓湯主之。（223）

【提要】　承 221 条而言阳明津伤水热互结的证治。

【释义】　本条首下一“若”字，是承接 221 条而来，也是设法御病之词，阐述阳明病误下后余热留于胸膈者，有里热太盛津气受伤者，亦有下后出现水热互结之证。本条是下后津液受伤，阳明余热犹存，故脉浮发热，渴欲饮水。小便不利，则是水热结于下焦，亦是猪苓汤的主证。故用猪苓汤取其清热育阴利水。

成无己说：“吐下后客热客于下焦者也。邪气自表入里，客于下焦，三焦俱带热也。脉浮发热者，上焦热也。渴欲饮水者，中焦热也。小便不利者，邪客下焦，津液不得下通也。与猪苓汤利小便，以泻下焦之热也。”

【治法】　育阴润燥，清热利水。

【方药】　猪苓汤方

猪苓（去皮）　茯苓　泽泻　阿胶　滑石（碎）各一两

上五味，以水四升，先煮四味，取二升，去滓，内阿胶烊消。温服七合，日三服。

【方义】　本方用猪苓、茯苓、泽泻甘淡渗湿以利水，阿胶甘平育阴以润燥，滑石清热去湿通窍以利小便，合为育阴润燥清热利水之剂。

【参考资料】　医案选录

陈×，男，17 岁。于 1976 年 12 月 26 日以右下腹剧痛，小便不利，而住入×××医院，经 X 线腹部平片诊为先天性输尿管狭窄、肾积水。治疗三周，未见好转。就诊时下腹部隐痛，腰痛明显，站立困难，小便频急，淋漓不畅，24 小时尿量不及 300 ml，面及下肢轻度浮肿，精神萎靡，唇红舌质偏红，苔微黄，脉弦细略数。诊为溺癃。证属膀胱气滞，约而不通，水道不行；气滞则络瘀血阻，故腰痛甚；小便不利，水无去路，溢于肌肤，而为肿胀；气滞血瘀，久则化热伤阴，故唇舌均红而脉呈数象。治拟滋化源，利膀胱，佐以理气祛瘀而不伤阴者，猪苓汤加减主之。

处方：猪苓、阿胶各 10 克，滑石、川楝子、茯苓各 15 克，琥珀、木通各 6 克，二剂。

二诊：小便较利，尿量约较前增多一倍，腰痛减轻，但有恶心感，脉舌如前。证已减少，药颇中的。虑前方阴药过多，理气不足，仍步前法，加理气镇呕之品，并宜因势利导，使无上逆之虞。上方加砂仁 5 克，竹茹 10 克，瞿麦、冬葵子各 15 克，三剂。

三诊：小便通畅，除感腰微痛外，无其他不适，宜酌去通利之品，加补肾益气之药善后。处方：猪苓、枸杞子、阿胶各 10 克，茯苓、滑石、川楝子、生地、淮山、黄芪、冬葵子各 15 克，琥珀 6 克，砂仁 5 克，五剂。

至同年四月下旬询悉，患者服完上方五剂后，诸证解除，自动出院，在家自按原方续服五剂，即下乡劳动，于今已五年余，未见复发。（《新中医》83 年第 2 期 31 页）

【原文】

陽明病，汗出多而渴者，不可與猪苓湯，以汗多胃中燥，猪苓湯復利其小便故也。（224）

【提要】 猪苓汤的禁例。

【释义】 阳明病热证,因里热炽盛,迫津外泄,则汗出必多。热盛津伤而口渴,自是引水自救的反映,此时化源不足,体液缺乏,小便必少,治法宜用清热生津之剂,切不可用猪苓汤复利其小便。因为猪苓汤的效能,虽兼育阴润燥,实以通利小便为主。若用于阳明热证,必促使津液更伤,邪热愈炽,故特提出以为禁例。

成无己说:"《针经》曰:水谷出于口,输于肠胃,其液别为五。天寒衣薄则为溺,天热衣厚则为汗,是汗溺一液也。汗多为津液外泄,胃中干燥,故不可与猪苓汤利小便也。"

3.2.2 阳明实证

3.2.2.1 承气汤证

(1) 调胃承气汤证

【原文】

太陽病三日,發汗不解,蒸蒸發熱①者,屬胃也②,調胃承氣湯主之。(248)

【词解】 ① 蒸蒸发热:形容发热如热气蒸腾,从内达外之象。

② 属胃也:即转属阳明的意思。

【提要】 太阳病汗后转属阳明胃实的证治。

【释义】 太阳病三日,发汗不解,根据以下证候与治法来分析,并非表证不解,而是病邪由表入里,转属阳明。此蒸蒸发热,是里热亢盛,如热气蒸腾,从内达外,当伴有全身濈濈然汗出可知,此为燥热内实之证,故云"属胃也"。既属阳明内实,亦当伴有心烦或谵语,腹胀满,不大便等燥热结实征象,故用调胃承气汤以泻热和胃。

程郊倩说:"何以发汗不解,便属胃。盖以胃燥素盛,故他表证虽罢,而汗与热不解也。第征其热,如炊笼蒸蒸而盛,则知其汗必连绵濈濈而来。此即大便已硬之征,故曰属胃也。热虽聚于胃,而未见潮热谵语等症,主以调胃承气汤者,于下法内从乎中治。以其为日未深故也。表热未除而里热已待,病势久蕴于前矣,只从发汗后一交替耳。"

【治法】 泻热和胃,润燥软坚。

【方药】 调胃承气汤方

甘草二两(炙) 芒硝半升 大黄四两(清酒洗)

上三味,以水三升,煮取一升,去滓,内芒硝,更上火微煮令沸,少少温服之。

【方义】 大黄苦寒泄热去实,推陈致新。芒硝咸寒,润燥软坚,通利大便。炙草甘平和中,三物相合,为泻下阳明燥热结实而不损胃气之剂。通用于阳明燥热结实,或大便燥坚,痞满不甚,或腑实重证下后邪热宿垢未尽者。

此方服法有两种:一是用温药复阳后致胃热谵语,取"少少温服之",见《太阳篇》29条。二是用于阳明实热之证,取其泻热和胃,用"温顿服之"之法,见207条。一般多采用后者,凡此均可说明因证立法辨证论治之妙。

【参考资料】 医案选录

一人素伤烟色,平日大便七八日一行,今因受外感实热,十六七日大便犹未通下,心中烦热,腹中胀满,用洗肠法下燥粪少许,而胀满烦热如旧。医者谓其气虚脉弱,不敢投降下之药。诊之,知其脉虽弱而火则甚实,遂用调胃承气汤加野台参四钱,生赭石、天门冬各八钱,共煎汤一大碗,分三次徐徐温饮下,饮至两次,腹中作响,觉有开通之意,三次遂不敢服,迟两点钟大便通下,内热全消,霍然愈矣。(《衷中参西录》)

【原文】

傷寒吐后,腹脹滿者,與調胃承氣湯。(249)

【提要】 阳明燥实腹满的证治。

【释义】 伤寒吐后,是原在上焦之实邪,虽能因吐而得到排除,但在中焦之病邪,却化燥成实,且吐后津伤,容易使热邪内聚于腑,成为实证,故腹胀满。此种腹满,当伴有腹部拒按、大便不通、脉沉实、苔黄燥等症。治法可用调胃承气汤以泻热去实,调和胃气。如果吐后腹胀满,时急时缓,喜温喜按,脉缓弱,苔白润等,又属里虚寒证,不可施用攻下之剂。

喻嘉言说:"吐后而腹胀满,则邪不在胸,为里实可知。然但胀满而不痛,自不宜用急下之法,少与调胃可耳。"

【原文】

陽明病,不吐,不下,心煩者,可與調胃承氣湯。(207)

【提要】 阳明内实热郁心烦的证治。

【释义】 阳明病,未经使用吐下之法,而产生心烦,叫做内实,当是阳明内实,实热阻于中焦,扰乱神明,故心烦。既属阳明内实,除心烦外,当有蒸蒸发热、谵语、腹胀满、不大便等症。故可与调胃承气汤以泻热和胃。若吐下后实邪已去,余热留于胸膈,以致心烦懊憹者,名为虚烦,即栀子豉汤证。两者同属阳明病热证,同有心烦,但一虚一实,两不相紊。

(2) 小承气汤证

【原文】

陽明病,其人多汗,以津液外出,胃中燥,大便必鞕,鞕則譫語,小承氣湯主之。若一服譫語止者,更莫復服。(213)

【提要】 阳明多汗伤津致胃燥内实的证治。

【释义】 阳明病,汗出过多,津液外泄,以致肠胃干燥结实,大便必硬。又因大便硬结,腑气不通,浊热上扰,心神不安,则发谵语。本证总由阳明里热炽盛,汗出津伤,胃燥成实所致。故用小承气汤以泻热通便。腑气得通,实热得泻,则谵语自止。若服药后大便通利,谵语得止者,更无复服,以免过服伤正。

尤在泾说:"汗生于津液,津液资于谷气,故阳明多汗,则津液外出也。津液出于阳明,而阳明亦借养于津液,故阳明多汗,则胃中无液而燥也。胃燥则大便硬,硬则谵语,是宜小承气汤,以和胃而去实。"

【治法】 泻热通便,消滞除满。

【方药】 小承气汤方

大黄四两(酒洗) 厚朴二两(炙,去皮) 枳实三枚(大者,炙)

上三味,以水四升,煮取一升二合,去滓。分温二服。初服汤当更衣,不尔者尽饮之。若更衣者,勿服之。

【方义】 大黄苦寒,泻热去实,推陈致新。厚朴苦辛温行气除满。枳实苦微寒理气消痞。合为泻热去实消积滞除痞满之剂。本方即大承气汤去芒硝,减枳朴药量,其通下之力,自然较大承气为缓和,故云"初服当更衣",不言当下。适用于阳明热实燥坚不甚痞满而实之证。

【参考资料】 医案选录

1. 一人伤寒至五日，下利不止，懊侬目张，诸药不效，有以山药、茯苓与之，虑其泻脱也。李诊云：六脉沉数，按其脐则痛，此协热自利，中有结粪，小承气倍大黄服之。果下结粪数枚，利止，懊侬亦痊。（《续名医类案》李士材案）

2. 陈小明，男，12岁。端阳节吃凉粽子多枚，翌日胃疼腹胀，哭啼不止。其父买"一粒丹"成药服之不应，且疼痛转甚。乃请余诊治。切其脉沉滑有力，视其舌则黄白而腻，解衣观其腹膨胀如合瓦，以手按之，叫哭不已，问其大便，知已三日未行。

辨证：食填太仓，胃肠阻滞，气机不利所致。

处方：大黄9克　厚朴9克　枳实9克　藿香梗6克　生姜6克。

服药后不到两小时，腹中气动有声，旋而作泄，味甚酸臭。连下两次，则腹痛止而思睡矣。转方用保和丸加减而愈。（《伤寒论十四讲》）

【原文】

陽明病，譫語，發潮熱①，脉滑而疾②者，小承氣湯主之。因與承氣湯一升，腹中轉氣③者，更服一升；若不轉氣者，勿更與之。明日又不大便，脉反微澀④者，里虚也，爲難治，不可更與承氣湯也。（214）

【词解】 ① 潮热：形容发热有定时增高现象，如潮水定时而至。又因潮热多见于傍晚之时，故又叫做"日晡潮热"。

② 脉滑而疾：脉象圆滑流利，应指快速。

③ 转气：即转矢气，俗称放屁。

④ 脉反微涩：脉象微而无力，指下蹇涩，与滑脉相对。

【提要】 辨阳明腑实的轻证治法及禁例。

【释义】 阳明病，谵语，发潮热，多属腑实燥结之证，如与手足濈然汗出、脉沉实有力等伴见，则是肠中燥结坚实，可用大承气汤攻下，今谵语、潮热而脉滑疾，是里热虽盛，大便已硬，然未至燥坚程度，故用小承气汤以泄热通腑，理气消滞。"因与承气汤"以后，是自注文字，服小承气一升后，腹中转矢气，是肠中燥屎得药物的荡涤作用而使浊气下趋之证。可更服一升，以泻下燥屎。若不转矢气者，则非燥屎阻结，多为大便初硬后溏，故勿更与之。倘若明日仍不大便，脉反见微涩，微为气虚，涩主血少，这是里虚之象。不大便当下，而里虚又不可下，攻补颇难措手，故称难治。然邪实正虚，仍当采取攻补兼施或用温通之法以治之。

成无己说："阳明病，谵语，发潮热，若脉沉实者，内实者也，则可下。若脉滑疾，为里热未实，则未可下，先与小承气汤和之。汤入腹中，得矢气者，中有燥屎，可更与小承气汤一升以除之。若不转矢气者，是无燥屎，不可更与小承气汤。至明日……反得微涩者，里气大虚也。若大便利后，脉微涩者，止为里虚而犹可。此不曾大便，脉反微涩，是正气内衰为邪气所胜，故云难治。"

【原文】

太陽病，若吐、若下、若發汗后，微煩，小便數，大便因鞕者，與小承氣湯，和之愈。（250）

【提要】 太阳病误治伤津致热结成实的证治。

【释义】 太阳病，或发汗太过，或误用催吐攻下之法，使津液受伤，表邪入里，邪从燥化而转属阳明。邪热内扰，神明不安，则心烦。燥实内结，气机阻滞，故大便硬。小便频数，则津液从下渗泄，尤为大便硬的主要征验。然心烦既微，仅仅大便硬尚未至燥坚的程度，自非大实之证，故与小承气汤下其邪热燥结，使肠胃气机调畅，病自可愈。

本条与249条调胃承气汤证均由表病误治而来，但彼证病机以津伤化燥、里热炽盛为重点，以蒸蒸发热、心烦、谵语、腹满、不大便、舌苔干燥等而为主症。本证则以津伤化燥、气机阻滞为重点，以腹大满不通、大便硬、舌苔黄厚或腻为主症，或兼潮热、谵语、心烦等。两者同属阳明实证，但因证候不同，治法又有不同。

程郊倩说："吐下汗后，而见烦证，征之于大便实。固非虚烦者比。然烦既微，而小便数，当由胃家失润，燥气客之使然。胃虽实，非大实也。以小承气，取其和也，非大攻也。"

（3）大承气汤证

【原文】

二陽并病，太陽證罷，但發潮熱，手足漐漐汗出，大便難而譫語者，下之則愈，宜大承氣湯。（220）

【提要】 二阳并病，转属阳明腑实的证治。

【释义】 二阳并病，如太阳表证未解，又见阳明里证，治则当取小发汗法，详见太阳篇48条。今二阳并病，太阳表证已罢，邪热全入阳明。但发潮热，是阳明里热结实的主要证型。手足漐漐汗出，是里热蒸腾，由内向外，与太阳桂枝证翕翕发热恶风寒汗出自有不同。胃热上扰神明则谵语，燥热结成腑实故大便难，宜用大承气汤，通下腑实，荡涤燥结，则病可愈。

柯韵伯说："太阳证罢，是全属阳明矣。先揭二阳并病者，见未罢时便有可下之证，今太阳一罢，则种种皆下证。"

【治法】 攻下实热，荡涤燥结。

【方药】 大承气汤方

大黄四两（酒洗） 厚朴半斤（炙，去皮） 枳实五枚（炙） 芒硝三合

上四味，以水一斗，先煮二物，取五升，去滓，内大黄，更煮取二升，去滓，内芒硝，更上微火一两沸。分温再服。得下，余勿服。

【方义】 本方用大黄苦寒泻热去实，推陈致新。芒硝咸寒软坚润燥，通利大便。枳实辛微寒，理气消痞。厚朴苦辛温，利气消满。四味相合，为攻下实热荡涤燥结之峻剂，适用于阳明腑实重证或阳明痞满燥实坚数证具备者。

【参考资料】 医案选录

1. 李士材治一伤寒，口不能言，目不能视，体不能动，四肢俱冷，咸谓阴证。诊之六脉皆无，以手按腹，两手护之，眉皱作楚，按其趺阳，大而有力。乃知腹有燥屎也。欲与大承气汤。病家惶惧不敢进，李曰：吾郡能辨是证者，惟施笠泽耳。延诊之，若合符节，遂下之，得燥屎六七枚，口能言，体能动矣。故按手不及足者，何以救垂绝之证耶？（《续名医类案》）

2. 陈某，男，45岁。1958年冬至后五日，腹中大痛，辗转床上，呻吟声达户外，手足微冷而腹部热甚，脐部拒按，脉沉实而紧。据患者自诉，冬至节曾吃糯米团一大碗，次日便觉腹中不舒，大便日行五六次，而粪出甚少。现大便不通已三天，腹痛阵阵发作，疼痛剧烈时，上自胸膈，下连少腹，如绞如刺，肛门感胀坠窘迫，痛苦难言。诊断认为里实证。因为大便不通，腹痛拒按，声音雄壮，实证明显。脉沉实主内有宿结；紧主痛候。手足微冷，系因里有实邪，血气被遏所致，遂与大承气汤。处方：大黄四钱 厚朴三钱 枳实三钱 芒硝六钱（另冲） 水煎顿服。服后便通而安。（《伤寒论汇要分析》）

【原文】

傷寒，若吐、若下后，不解，不大便五六日，上至十餘日，日晡所發潮熱，不

惡寒，獨語如見鬼狀。若劇者，發則不識人，循衣摸床①，惕而不安，微喘直視，脉弦者生，澀者死。微者，但發熱譫語者，大承氣湯主之。若一服利，則止后服。（212）

【词解】 ① 循衣摸床：同“捻衣摸床”。仍为患者昏迷时，两手不自觉地循衣被床帐反复摸弄，多见于热病后期的危重证候。

【提要】 阳明腑实重证及正虚邪实的危候治法和预后。

【释义】 伤寒，或用催吐或用攻下法后，病仍不解，因津液劫夺，邪从燥化，归入阳明热结成实，以致多日不大便。日晡所发潮热，是热结于腑的热型，也是阳明腑证重要征验之一，不恶寒是阳明外证，自包括发热等而说。独语如有所见，是肠中燥实结聚浊气上干所致。此时表证已罢，里热结实已甚，当用大承气汤以攻下实热。若因循失治，病势增剧，出现神识昏糊，目不识人，循衣摸床，惊惕不安，微喘直视等，为热极津竭之危重证候，此时如脉见弦长，为阴液未至全竭，正气犹存，尚有生机，当急与攻下以泻阳救阴。若脉见短涩，则是正虚邪实，热极津竭，预后不良。如症状较轻，只发潮热谵语者，可用大承气汤以攻下实热。但用时应审慎从事，中病即止。若一服通利，则止后服，以免过剂伤正。

汪苓友说：“此条举谵语之势重者而言。伤寒若吐若下后，津液亡而邪未尽去，是为不解。邪热内结，不大便五六日，上至十余日，此为可下之时。日晡所发潮热者，府实燥甚，故当其旺时发潮热也。不恶寒者，表证罢也。独语者，即谵语也，乃阳明府实而妄见妄闻。病剧则不识人。剧者，甚也。热气甚大，昏冒正气，故不识人。循衣摸床者，阳热偏胜而躁动于手也。惕而不安者，胃热冲膈，心神为之不宁也。又胃热甚而气上逆则喘。今者喘虽微而直视，直视则邪干于脏矣。故其死生之际，须于脉候决之。《后条辨》云：以上见证莫非阳亢阴绝，孤阳无依而扰乱之象。弦，涩皆阴脉：脉弦者为阴未绝，犹带长养，故可生。脉涩者为阴绝，已成涸竭，以故云死。其热邪微而未至于剧者，但发潮热、谵语，宜以大承气汤，下其胃中实热，肠中燥结。一服利止后服者，盖大承气虽能抑阳通阴，若利而再服，恐下多反亡其阴，必至危殆，可不禁之？”

【参考资料】 医案选录

1. 吴姓妇人，病起已六七日，壮热，头汗出，脉大，便闭，七日未行，身不发黄，胸不结，腹不胀满，惟满头剧痛，不言语，眼张，瞳神不能瞬，人过其前，亦不能辨，证颇危重。余曰：目中不了了，睛不和，燥热上冲，此《阳明篇》三急下证之第一证也。不速治，行见其脑膜暴裂，病不可为矣。于是遂书大承气汤方与之。

大黄四钱 枳实三钱 川朴一钱 芒硝三钱

并嘱其家人速煎服之，竟一剂而愈。盖阳明燥气上冲巅顶，故头汗出，满头剧痛，神识不清，目不识人，其势危在顷刻。今一剂而下，亦如釜底抽薪，泄其胃热。胃热一平，则上冲燥气，因下无所继，随之俱下，故头目清明，病遂霍然。非若有宿食积滞，腹胀而痛，壮热谵语，必经数剂方能奏效，此缓急之所由分。是故无形之气与有形之积，宜加辨别，方不至临诊茫然也。（《经方实验录》）

2. 江××，男，28岁，农民。于1961年9月16日初诊。突发腹痛腹胀，呕吐已一天，不发热，不恶寒，不能食，腹胀痛拒按。西医协助会诊，肠鸣音亢进，可闻到气过水声。腹部透视，中腹有两处较大液平，结肠充气。白细胞12 000/mm^3，中性70%，印象：肠梗阻。建议先服中药。舌苔黄厚，脉沉滑有力，二日未解大便，小便短赤。阳明腑气不通，可下之。大黄（后下）12克，生枳实12克，厚朴15克，玄明粉（冲）9克，莱菔子9克，一剂。

上午服药，夜七时，泻稀水便二次，放矢气。腹痛，呕恶等均缓解。腹透：液平消失，调理而愈。（《新中医》1983年第2期第15页）

【原文】

大下后，六七日不大便，煩不解，腹滿痛者，此有燥屎也。所以然者，本有宿食故也，宜大承氣湯。（241）

【提要】　下后燥屎复结的证治。

【释义】　阳明腑实重证，经过大下之后，如大便通利、秽浊得下，则脉静身凉、知饥能食，病自可愈。今大下后六七日又不大便，症见烦不解，腹满痛，是下后邪热未尽，津液未复，则六七日所进食物，变为宿食，又与燥热相合而为燥屎，仍宜用大承气汤以泻热通腑，下其燥屎。

本条下后六七日不大便，烦不解，腹满痛，自是辨大承气证的关键。如不大便，心烦腹满，结实未甚，当用小承气汤。亦有下后心烦、谵语、不大便、蒸蒸发热等为阳明里热独盛而用调胃承气汤者，说明下后因证而辨，仍可再下。但在下法范围内使用何方，又须根据病情作出决定。

周扬俊说："既曰大下，则已用大承气，而邪无不服，是用之已得其当矣。若尚有余邪，后结于六七日之后，则前此之下未为合，则何不成结胸与痞等证乎？仲景推原其故，乃知今日犹有燥屎者，则前日之所未下者，本宿食也。宿食例中，不问新久，总无外邪，俱用大承气。则六七日前大下，既不为误。后邪复归于胃，烦满腹痛，则六七日之大下，自不可少。不明其理，必至逡巡而不敢下矣，又何以涤胃热乎？"

【原文】

病人小便不利，大便乍難乍易，時有微熱，喘冒①不能卧者，有燥屎也。宜大承氣湯。（242）

【词解】　① 喘冒：即气喘而头昏目眩。

【提要】　阳明腑实燥屎内结的证治。

【释义】　阳明腑实，一般证候是小便数，大便硬，亦有腑热结实，损伤津液，二便皆不通利。今阳明腑实，燥屎内结，故大便乍难。又因小便不利，是津液未至枯竭程度，一部分津液尚能还流于肠中，所以燥屎虽结，有时又呈现出大便乍易。时有微热，喘冒不能卧者，均是邪热深伏于里而不发泄于外，燥屎阻结于中而又攻冲于上所致，故宜用大承气汤，以泻热去实。但证情复杂，亦有属于热结旁流者。

钱天来说："凡小便不利，皆由三焦不运，气化不行所致。惟此条小便不利，则又不然。因肠胃壅塞，大气不行，热邪内瘀，津液枯燥，故清道皆涸也。乍难，大便燥结也。乍易，旁流时出也。时有微热，潮热之余也。喘者，中满而气急也。冒者，热邪不得下泄，气蒸而郁冒也。胃邪实满，喘冒不宁，故不得卧。《经》所谓胃不和则卧不安也。若验其舌苔黄黑，按之痛，而脉实者，有燥屎在内故也，宜大承气汤。"

【参考资料】　医案选录

陈姓少年，时十六。适值新年，饮食失时，饥餐冷饭，更受风寒，遂病腹痛拒按，时时下利，色纯黑，身不热，脉滑大而口渴。经十余日，始来求诊。察其证状，知为积滞下利，遂疏大承气汤方，怜其贫也，并去厚朴。计大黄四钱，枳实四钱，芒硝三钱。书竟，谓其母曰：倘服后暴下更甚如前，厥疾可瘳。其母异曰：不止其利，反速其利，何也？余曰：服后自如。果一剂后，大下三次，均黑粪，干湿相杂，利止而愈。此《金匮》所谓宿食下利，下之乃愈，宜大承气汤之例也。（《经方实验录》）

【原文】

傷寒六七日，目中不了了①，睛不和②，無表里證，大便難，身微熱者，此爲實

也。急下之,宜大承氣湯。(252)

【词解】 ① 目中不了了:即视物不清。

② 睛不和:指眼球转动不灵活。

【提要】 伤寒目中不了了,睛不和,治法当急下存阴。

【释义】 伤寒六七日,既无头痛恶寒等表证,又无腹满谵语等里证,只见身微热,大便难,病情似不急迫,但值得提出的是"目中不了了,睛不和"是邪热深伏、热结于腑的危重证候,反映于外的表现,必须加以重视。根据《灵枢·大惑论》"五脏六腑之精气,皆上注于目,而为之精,精之窠为眼,骨之精为瞳子……上属于脑",热邪不燥胃津,必耗肾液。此证阳热呈亢盛之势,阴液有消亡之虞,故危重如此。治法当采取急下存阴之法,急与大承气汤以泻阳救阴。

钱天来说:"六七日,邪气在里之时也。外既无发热恶寒之表证,内又无谵语腹满等里证,且非不大便,而曰大便难,又非发大热,而身仅微热,势非甚亟也。然目中不了了,是邪热伏于里而耗竭其津液也。《经》云:五脏六腑之精,皆上注于目。热邪内灼,津液枯燥,则精神不得上注于目,故目中不了了,睛不和也。此终为邪热内实于里也,当急下之,以救阴液,宜大承气汤。"

【原文】

陽明病,發熱、汗多者,急下之,宜大承氣湯。(253)

【提要】 阳明病发热汗多,治法当急下存阴。

【释义】 本阳明病,当指阳明燥热结实于腑,亦当概括有腹胀满痛拒按、不大便等症而说。阳明燥结成实,热归于腑,多见潮热或身微热,手足濈然汗出。今阳明病,发热汗多,是里热蒸腾,迫津外泄,阳热呈亢极之势,阴液有枯竭之虞,故应采取急下存阴之法,宜大承气汤以泻阳救阴。

程郊倩说:"发热而复汗多,阳气大蒸于外,虑阴液暴亡于中,虽无内实之兼证,宜急下之以大承气汤矣。此等之下,皆为救阴而设,不在夺实,夺实之下可缓,救阴之下不可缓。不急下,防成五实。《经》曰:五实者死。"

【原文】

發汗不解,腹滿痛者,急下之,宜大承氣湯。(254)

【提要】 发汗后阳明腑实重证,治法宜急下存阴。

【释义】 太阳表证,发汗后当脉静身凉而病解,今阳明里实,又当发汗之后,则津液外泄,里热炽盛,且腹满而痛,是阳明里热成实燥屎内结之特征。里热既盛,津液又伤,而腑气不通,燥屎内结,病情至为严重,故当采用急下之法,宜大承气汤,以泻阳救阴。

程郊倩说:"发汗不解,津液已经外夺,腹满痛者,胃热遂尔迅攻,邪阳盛实而弥漫,不急下之,热毒熏蒸糜烂,速及肠胃矣。阴虚不任阳填也。"

【原文】

腹滿不減,減不足言,當下之,宜大承氣湯。(255)

【提要】 辨腹满当下的证治。

【释义】 此条是辨析阳明实热腹满当下之证,腹满的一般原因,有虚寒与实热的不同。《金匮·腹满寒疝宿食病脉证治第十》"腹满时减,复如故,此为寒,当与温药",是言虚寒性腹满。今腹满不减，减不足言，是言腹满减的程度很少，不足以言其减，是阳明里实腹满的特征。此外，并当伴有腹痛拒按，大便不通，舌苔干燥黄厚等见证，法当与攻下，宜用大承气汤。

喻嘉言说："减不足言四字，形容腹满如绘。见满至十分，即使去一二分，不足杀其势也。"

【参考资料】 医案选录

许生泳堂母病请治，据云因食豚肝面饼，后偶触怫郁，致患腹痛，自用麦芽查曲香砂二陈不应。因其痛在少腹，以为寒凝厥阴，加吴茱萸、炮姜，服之益剧。予问痛处可按乎？曰拒按。又问日来便乎？曰未也。切脉沉细，视舌苔黄，中心焦躁。顾谓生曰：此下症也。生曰：连服温消诸剂不验，思亦及此，因家母平素质亏，且脉沉细，故未敢下。予曰：痛剧脉伏，此理之常，质虽虚而病则实，书称腑病以通为补。仲师云："腹满不减，减不足言，当下之。"又云："舌黄未下者，下之黄自去。"今痛满拒按，舌苔焦燥，下证悉具，夫复何疑。方定大承气汤，用元明粉代芒硝，仍加香砂查曲，兼行气滞。服头煎后，便行一次，其病略定。随服复煎，夜半连下三次，痛势大减，舌干转润，易以调中和胃，旬后起居如常。（《杏轩医案》初集）

【原文】

陽明、少陽合病，必下利，其脉不負者，爲順也。負者，失也①。互相尅賊，名爲負也。脉滑而數者，有宿食也，當下之，宜大承氣湯。（256）

【词解】 ① 其脉不负者，为顺也。负者，失也：这是根据五行生尅学说，综合脉证来辨析疾病的顺逆。如阳明少阳合病下利，纯见少阳弦脉，为木来克土，病情较逆，即"负者失也"。如脉来实大滑数，是木不克土，其脉与阳明实热证相合，即"为顺也"。

【提要】 辨阳明少阳合病宜下的脉证和治法。

【释义】 阳明属胃，少阳属胆。脾与胃合，肝与胆合。肝脾为木土之脏，有互相克制之义。今阳明、少阳合病，因少阳主火，阳明主燥，火燥相合，邪热较盛，影响肠胃功能失常而见下利。此时脉象若见实大滑数，是阳明偏胜之象。木不克土，脉证相合，为不负为顺。若见弦脉，是木火偏胜，木必克土，为负为失。今脉滑数主阳明有宿食之脉，为胃热燥实之明证。故主用大承气汤以攻下实热。

成无己说："阳明土，少阳木，二经合病，气不相和，则必下利。少阳脉不胜，阳明不负，是不相克，为顺也。若少阳脉胜，阳明脉负者，是鬼贼相克，为正气失也。《脉经》曰：脉滑者，为病食也。又曰：滑数则胃气实。下利者脉当微厥冷，脉滑数，知胃有宿食，与大承气汤以下之。"

【原文】

病人不大便五六日，繞臍痛，煩躁，發作有時者，此有燥屎，故使不大便也。（239）

【提要】 辨阳明腑实燥屎内结之证。

【释义】 病人不大便五六日，是邪热入里，归于阳明。然而燥屎形成与否，不可仅凭不大便与日数，还应结合全部证情来进行辨析。今绕脐痛，是肠胃干燥，宿垢与燥热相合，结为燥屎，阻塞肠道，气滞不通所致。惟其燥屎内结，燥热上扰，故令烦躁。也正因燥屎不得下泄而解，而矢气攻冲时，则腹痛烦躁即相应而发作，所以发作有时。本条是承接238条"若有燥屎者，宜大承气汤"而来，治法自宜使用大承气汤以泻热去实，攻下燥屎。

《伤寒论》条文中，凡用大承气汤，多辨其有无燥屎。所举燥屎有关证候，如潮热、谵语、手足濈然汗出，服小承气汤后转矢气等。本条是言绕脐痛为有燥屎，可见证候多端，医者当抓住主要矛盾，进行全面分析为是。

程郊倩说："攻法必待有燥屎，方不为误攻，所以验燥屎之法，不可不备，无恃转矢气之一端也。病人虽不大便五六日，屎之燥与不燥，未可知也。但绕脐痛，则知肠胃干屎无去路，滞涩在一处而作痛。烦躁发作有时者，因屎气攻动，则烦躁发作。又有时伏而不动，亦不烦躁而有绕脐痛者，断其有不大便，当无差矣，何大承气汤之不可攻耶？"

【原文】

陽明病，譫語，有潮熱，反不能食者，胃中必有燥屎五六枚也。若能食者，但鞕耳。宜大承氣湯下之。(215)

【提要】 辨阳明腑实大便燥结微甚的证治。

【释义】 本条"宜大承气汤下之"，应接"胃中必有燥屎五六枚也"句下读，当是倒装文法。阳明病中，谵语是里热炽盛上扰神明所致，潮热为邪热归于阳明已成腑实的特征。就一般证候而言，胃热当消谷引食，今反不能食，是阳明胃热，津液干燥，浊气壅滞不行，燥屎内结于肠中之故，宜用大承气汤以攻下实热。若谵语潮热症见饮食尚可，则知大便硬尚未至燥坚程度，只用小承气汤轻下即可。

本条不能食，是阳明病谵语潮热而不能食。既属阳明腑实，当有腹满痛不大便等，与阳明中寒不能食自有不同。上条(214)"阳明病，谵语，发潮热，脉滑而疾者，小承气汤主之"。若脉迟(实而有力)则当用大承气汤矣。本条反不能食，是肠中有燥屎，宜大承气汤。若能食大便硬，则又宜用小承气汤矣。综上所述，是知仲景笔法，一为明写，一则反衬而出，综合脉证。反复分析比较，细致入微，值得后人深入探讨。

周扬俊说："大承气汤句，宜单承燥屎五六枚来。何者？至于不能食，为患已深，故宜大下；若能食但硬，未必燥屎五六枚，口气原是带说，只宜小承气汤可耳。"

【原文】

汗出，譫語者，以有燥屎在胃中，此爲風也。須下者，過經[①]乃可下之。下之若早，語言必亂，以表虛里實故也。下之愈，宜大承氣湯。(217)

【词解】 ① 过经：太阳表证与阳明里实两者同见，若表证已罢，纯见里证者，叫做过经。即成注"须过太阳经，无表证"。

【提要】 辨表虚里实是否当下的证治。

【释义】 此是太阳表虚与阳明里实两者同见之证，故治法当表解后乃可攻里。汗出，是风邪未解，故云"此为风也"。当包括有恶风寒、发热、头痛等表证在内。谵语，是胃热上扰神明不安所致。既云"以有燥屎在胃中"，其症应有腹满痛、拒按、不大便等。本条未具者，自是省文，只略举一二主症而概括言之。表里证同时并见，治法一般当据表解后乃可攻里之例。故云"过经者乃可下之"。表证已罢，纯为阳明邪热与宿垢结于肠中成为燥屎，当用大承气汤以泻热去实。若表证未罢，下之过早，则表邪内陷，胃热更甚，必致神识昏迷而语言错乱，此是表虚里实之证，治法示人切不可早下。

本条"下之愈，宜大承气汤"，当在"过经者乃可下之"句下，自是倒装文法。

成无己说："胃中有燥屎，则谵语，以汗出为表未罢，故云风也。燥屎在胃，则当下。以表未和，则未可下。须过太阳经无表证，乃可下之。"

【原文】

陽明病，下之，心中懊憹而煩，胃中[①]有燥屎者，可攻。腹微滿，初頭鞕，后必溏，不可攻之。若有燥屎者，宜大承氣湯。（238）

【词解】 ① 胃中：此处当指肠中。

【提要】 辨阳明病可攻与不可攻的证治。

【释义】 本条"若有燥屎者，宜大承气汤"应在"可攻"句下，自是倒装文法。阳明病腑实，下之当愈。今下后心中懊憹而烦，是邪热尚未尽除，热邪上扰神明不安所致。从"胃中有燥屎者，可攻"之句来进行分析，其证除心中懊憹而烦外，当有腹满痛拒按、大便不通等。既已形成燥屎，自非下后余热未尽的虚烦，而是阳明燥结的实烦。故宜用大承气汤以泻热去实。若腹微满，大便初硬后溏，自非燥屎阻结，故不可攻之。

尤在泾说："阳明下后，心中懊憹而烦，胃中有燥屎者，与阳明下后心中懊憹、饥不能食者有别矣。彼为邪扰于上，此为热实于中也。热实则可攻，故宜大承气。若腹微满，初头硬后必溏者，热而不实，邪未及结，则不可攻。攻之必腹满不能食也。"

3.2.2.2　润导法

【原文】

趺陽脉[①]浮而濇，浮則胃氣强，濇則小便數，浮濇相摶，大便則鞕，其脾爲約，麻子仁丸主之。（247）

【词解】 ① 趺阳脉：即足背动脉，在冲阳穴处，属足阳明胃经。

【提要】 辨脾约脉证和治法。

【释义】 趺阳脉属足阳明经，诊之可候胃气的盛衰。其脉浮为胃气强，主胃中有热。涩主脾阴不足，为脾约。因脾之转输功能为胃热所约束，不能为胃行其津液，致使津液偏渗于膀胱，而不得濡润于肠道，故小便数，大便硬，宜用麻子仁丸润下通便。此证列于阳明，其主证为大便结硬，或数日不行，或便出不畅，饮食小便如常。一般并无恶热、潮热、谵语、烦躁、腹满硬痛等症，与阳明腑实之用承气汤类者，又有不同。

成无己说："趺阳者，脾胃之脉诊。浮为阳，知胃气强。涩为阴，知脾为约。约者，俭约之约，又约束之约。《内经》曰：'饮入于胃，游溢精气，上输于脾，脾气散精，上归于肺，通调水道，下输膀胱，水精四布，五经并行。'是脾主为胃行其津液者也。今胃强脾弱，约束津液，不得四布，但输膀胱，致小便数，大便难。与脾约丸通肠润燥。"

【治法】 润肠滋燥，缓通大便。

【方药】 麻子仁丸方

麻子仁二升　芍药半斤　枳实半斤（炙）　大黄一斤（去皮）　厚朴一尺（炙，去皮）　杏仁一升（去皮尖，熬，别作脂）

上六味，蜜和丸，如梧桐子大，饮服十丸，日三服，渐加，以知为度。

【方义】 本方是小承气汤加麻仁、杏仁、芍药而组成。取麻仁润肠滋燥通利大便为主药。配以杏仁润肺肃降，使气下行，并具有润肠道、通大便的作用。芍药和营而缓急。大黄、枳、朴泄热去实，行气导滞。以蜜和丸，渐加，以知为度，取其缓缓润下之义。

【参考资料】 医案选录

刘××，男，28岁。大便燥结，五六日一行。每次大便，困难异常，往往因用力太劳而汗出如雨。口唇发干，以舌津舔之则起厚皮如痂，撕则唇破血出。其脉沉滑，舌苔黄。

辨证：是属胃强脾弱之脾约证。因脾荣在唇，故脾阴不足，则唇燥干裂。

处方：麻子仁丸一料，服之而愈。(《伤寒十四讲》)

【原文】

陽明病，自汗出，若發汗，小便自利者，此爲津液内竭，雖鞕不可攻之，當須自欲大便，宜蜜煎導而通之，若土瓜根及大猪膽汁，皆可爲導[①]。(233)

【词解】 ① 导："导"有因势利导之义。如津伤便秘者，用滑润类药物纳入肛门，引起排便，叫做导法。为中医外治法之一种。

【提要】 津伤便硬、大便欲解不得的治法。

【释义】 阳明病，本自汗出，再发汗则津液大伤，加之小便自利，此为津液内竭，以致大便结硬干涩难解。此与阳明热实燥结之证又有不同，故不可攻下。须待患者自欲大便，即硬粪下近肛门而又欲解不得之时，取因势利导之法，用蜜煎做成坐药，插入肛门，取其润燥导便通下。亦可用土瓜根或大猪胆汁宣气清热，导下通便。使燥粪得下，病自可愈。

本条主要是津液内竭，肠道干燥而大便硬。其主症重在"当须自欲大便"。与脾约证用麻子仁丸不同，更与阳明热实腑证用承气汤类者大不相同。

《医宗金鉴》说："阳明病，自汗出。或发汗，小便自利者，此为津液内竭。虽大便硬，而无满痛之苦，不可攻之。当待津液还胃，自欲大便，燥屎已至直肠，难出肛门之时，则用蜜煎润窍滋燥，导而利之，或土瓜根宣气通燥，或猪胆汁清热润燥，皆可为引导法，择而用之可也。"

【治法】 清热润燥，导下通便。

【方药】

1. 蜜煎方

食蜜[①]七合

上一味，于铜器内，微火煎，当须凝如饴状，搅之勿令焦著，欲可丸。并手捻作挺，令头锐，大如指，长二寸许，当热时急作，冷则硬，以内谷道[②]中，以手急抱，欲大便时乃去之。

2. 土瓜根方

已佚

3. 猪胆汁方

又大猪胆一枚，泻汁，和少许法醋[③]，以灌谷道内，如一食顷[④]，当大便出宿食恶物，甚效。

【词解】 ① 食蜜：即蜂蜜。

② 谷道：即肛门。

③ 法醋：即食用醋。

④ 一食顷：约吃一顿饭的时间。

【方义】 上三方均属导法，对于津液亏损、大便硬结，或年迈体虚，阴血素亏，大便干涩难下，而又不堪使用攻下剂者，甚为适宜。蜜煎甘平润滑，宜于肠中津液干枯而大便硬者。猪胆苦寒清热，用作导药，宜于津亏有热而大便硬者。土瓜一名王瓜，《本草衍义》谓是赤雹子。《植物名实图考》亦宗其说，土瓜气味苦寒无毒，其根作长块状，富于汁液。本方虽佚，但用作导药，自是事实。可根据证情选用。

【参考资料】 医案选录

1. 艾道先染伤寒，近旬日，热而自汗，大便不通，小便如常，神昏多睡。诊其脉，长大而虚。予曰：阳明证也。乃兄曰：舍弟全似李××证，又属阳明，莫可行承气否？余曰：虽为阳明，此证不可下。仲景阳明自汗，小便利者，为津液内竭，虽坚不可攻。宜蜜兑导之。作三剂，三易之，先下燥粪，次泄溏，已而汗解。(《伤寒九十论》)

2. 陈姓始病咯血，其色紫黑，经西医用止血针，血遂中止。翌日病者腹满，困顿日甚。延至半月，大便不行。始用蜜导不行，用灌肠法又不行。复用一切通大便之西药，终不行……使人延周，时不大便已一月矣。周至，察其脉无病，病独在肠。乃令病家觅得猪胆，倾于盂，调以醋，借西医灌肠器以灌之。甫灌入，转矢气不绝，不逾时，而大便出，凡三寸许，掷于地，有声，击以石，不稍损。乃浸以渍水，半日许，盂水尽赤，乃知向日所吐之血，本为瘀血，因用针止住，反下结大肠，而为病也。越七日，又不大便，复用前法，下燥矢数枚，皆三寸许，病乃告痊。予于此悟蜜煎导法惟证情较轻者宜之。土瓜根又不易得。惟猪胆汁随时随地皆有。近世医家弃良方而不用，为可惜也。(《经方实验录》)

3.2.2.3　下法辨证

【原文】

陽明病，脉遲，雖汗出不惡寒者，其身必重，短氣，腹滿而喘，有潮熱者，此外欲解，可攻里也。手足濈然汗出者，此大便已鞕也，大承氣湯主之。若汗多，微發熱惡寒者，外未解也，其熱不潮，未可與承氣湯。若腹大滿不通者，可與小承氣湯，微和胃氣，勿令致大泄下。(208)

【提要】　辨阳明病可攻与不可攻及大小承气汤的证治。

【释义】　本条当分三段来解释：从“阳明病”至“大承气汤主之”为第一段。阳明病，脉迟，是由于实热壅结于里、腑气不通、脉道郁滞不利之故。其脉虽迟必按之有力。其症虽汗出却不恶寒，可知表证已解。里热炽盛，腑气壅滞，外则影响经脉气血受阻，故身重。内则气机不得通降，故短气、腹满而喘。更见潮热，是病邪归于阳明、腑有燥热结实之证。又因四肢禀气于脾胃，肠胃燥实，则四肢应有外候，津液为里热所迫而外泄，故手足濈然汗出。通过以上阳明病脉迟、潮热、手足濈然汗出、腹满而喘等一系列证候来辨析，当是阳明里热太盛，腑气不通，大便硬结，已成燥屎之证，应与大承气汤，以攻下里实。

从“若汗多”至“未可与承气汤”为第二段，说明虽汗出较多，但仍有轻微的发热恶寒，是知表证未解，又无潮热，则为腑实未成，不仅禁用大承气汤，即一般下法，亦不可用。

自“若腹大满不通者”至“勿令致大泄下”为第三段。如果表证已解，腹部胀满显著，大便不通，但无潮热，是里虽实满而燥结不甚。故只用小承气汤轻下，不可用大承气汤峻下。

尤在泾说：“伤寒以身热恶寒为在表，身热不恶寒为在里。而阳明无表证者可下，有表证者则不可下。此汗出不恶寒、身重、短气、腹满而喘、潮热，皆里证也，脉虽迟犹可攻之。以腹满便闭，里气不行，故脉为之濡滞不利，非可比于迟则为寒之例也。若手足濈然汗出者，阳明热甚，大便已硬，欲攻其病，非大承气汤不为功矣。若汗多、微发热恶寒，则表犹未解，其热不潮，则里亦未实，岂可漫与大承气汤，遗其表而攻其里哉！即腹大满不通，而急欲攻之者，亦宜与小承气，微和胃气，而不可以大承气，大泄大下，恐里虚邪陷，变证百出，则难挽救矣。”

【原文】

陽明病，潮熱，大便微鞕者，可與大承氣湯，不鞕者，不可與之。若不大便六七日，恐有燥屎，欲知之法，少與小承氣湯，湯入腹中，轉矢氣者，此有燥屎也，乃可攻之。若不轉矢氣者，此但初頭鞕，后必溏，不可攻之。攻之必脹滿不能食也。欲飲水者，與水則噦。其后發熱者，必大便復鞕而少也，以小承氣湯和之。不轉

矢氣者，慎不可攻也。(209)

【提要】 辨大小承气汤的证治及误用攻下后之变证。

【释义】 本条当分四段解释。自“阳明病”至“不硬者，不可与之”为第一段。阳明病，潮热。潮热为阳明腑实燥结的重要主症之一，有潮热当是肠中大便结硬，腑气不通，并应伴有腹满痛拒按、手足濈然汗出等症，可用大承气汤以泻热去实。若大便未硬，则不可用。其大便微硬之“微”字，疑系衍文。因“不硬者，不可与之”，正与“大便硬者，可与大承气汤”的文字对勘。如此解释，似较贴切。

从“若不大便”至“乃可攻之”为第二段。若不大便六七日，而潮热、腹满痛等症尚未显著，欲知肠中是否形成燥屎，可用小承气汤以试探之，如汤入腹中转矢气者，是肠中有燥屎，得药力而浊气下趋之征，乃可用大承气汤攻下。

从“若不转矢气者”至“与水则哕”为第三段。若服小承气汤后不转矢气，是肠中燥屎尚未形成。大便初硬后溏，切不可攻下。妄用攻下之剂，必会使脾胃阳气受伤，发生腹部胀满、不能食，甚至有饮水则哕等变症。

从“其后发热者”至“慎不可攻也”为第四段。说明下后亦可使津液受伤，邪热复结聚成实，则大便复硬而少。此时当以小承气汤和下之。“不转矢气者，慎不可攻也”，是反复告诫不可妄用攻下之义。

尤在泾说：“阳明病有潮热为胃实，热不潮者为胃未实。而大承气汤有燥屎者可与，初硬后溏者则不可与。故欲与大承气，必先与小承气，恐胃无燥屎，邪气未聚，攻之则病未必去而正已大伤也。服汤后转矢气者，便坚药缓，屎未能出而气先下趋也，故可更以大承气攻之。不转矢气者，胃未及实，但初头硬，后必溏，虽小承气已过其病，况可以大承气攻之哉。胃虚无气，胀满不食，所必至矣。又阳明病能饮水者为实，不能饮水者为虚。如虽欲饮而与水则哕，所谓胃中虚冷，欲饮水者，与水则哕也。其后却发热者，知热气还入于胃，则大便而从虚冷所变，故虽硬而仍少也。亦不可与大承气汤，但与小承气微和胃气而已。盖大承气为下药之峻剂，仲景恐人不当下而误下，或虽当下而过下，故反复辨证如此，而又申之曰：不转矢气者，慎不可攻也。”

【原文】

得病二三日，脉弱，無太陽柴胡證，煩躁，心下鞕，至四五日，雖能食，以小承氣湯少少與，微和之，令小安。至六日，與承氣湯一升。若不大便六七日，小便少者，雖不受食，但初頭硬，后必溏，未定成鞕，攻之必溏，須小便利，屎定鞕，乃可攻之，宜大承氣湯。(251)

【提要】 辨大小承气汤的使用方法。

【释义】 本条当分三段解释：从“得病二三日”至“与承气汤一升”为第一段。得病二三日，既无太阳表证，又无少阳柴胡证，其主症为烦躁、心下硬，是阳明里热内实之证。至四五日尚能食，亦是胃中有热而大便硬可知。但脉弱，不宜大剂攻下，只须用小承气汤少少与服，和胃通腑，使患者得以小安。至六日，仍烦躁、心下硬而不大便的，可再与小承气汤一升。此段用药如此徘徊瞻顾者，因其人脉弱，是证实脉虚，据太阴病例，恐其人大便为之易动故也。

从“若不大便六七日”至“攻之必溏”为第二段。若不大便六七日，不能食，似是腑实燥结的大承气证，但小便少，是津液尚还入肠中，故大便初头硬，后必溏。因为大便未定成硬而妄用攻下之剂，必致损伤脾胃阳气而造成大便稀溏的变证。

末四句为第三段。综合上文烦躁，心下硬，不大便之证，欲知大便是否已硬，既应审其能食与不能食，又要知其小便利与不利。因此，必须小便利为津液内竭，大便成硬，方可与大承气汤攻下。此条综合脉证，反复细辨，示人攻下之法，应当审慎之意。

喻嘉言说："此段之虽能食，虽不能食，全与辨风寒无涉，另有二义。见虽能食，不可以为胃强而轻下也；虽不能食者，不可以为胃中有燥屎而轻下也。前段云：谵语，有潮热，反不能食者，胃中必有燥屎五六枚。与此互发。"

【原文】

陽明病，本自汗出，醫更重發汗，病已瘥，尚微煩不了了者，此必大便鞕故也。以亡津液，胃中乾燥，故令大便鞕，當問其小便日幾行，若本小便日三四行，今日再行，故知大便不久出。今爲小便數少，以津液當還入胃中，故知不久必大便也。(203)

【提要】 根据小便的多少以推测大便硬的程度。

【释义】 阳明病不大便的原因，有燥热结实与津液内竭两种。前者当用苦寒泻热去实之法，如承气汤类。后者当俟津回燥释而大便自通，亦可根据大便结硬的病况，而酌用润下或导法。本证由于医者发汗伤津，病邪虽去，但因津液内竭，肠胃干燥而大便硬，所以有微烦不了了的现象。推测津液是否恢复，当问其小便的次数。如小便本为日三四次，今减为日一二次，则知胃中津液不偏渗于膀胱，而还流于肠中，使燥者得润，结者可通。故曰"不久必大便也"。

本证小便数少，故知不久必大便。若247条脾约证为小便数，大便硬，233条之用导法，证为小便自利，大便硬，与此正当合参。故知读《伤寒论》，既要理解正面，又要晓得反面。

方中行说："差，小愈也。以亡津液至大便硬，是申释上文。当问其小便日几行至末，是详言大便出不出之所以然。盖水谷入胃，其清者为津液，粗者为渣滓。津液之渗而外出者则为汗，潴而下行者为小便，故汗与小便出多皆能令人亡津液，所以渣滓之为大便者，干燥结硬而难出也。然两者水谷分行之道路，此通则彼塞，此塞则彼通。小便出少则津液还停胃中，胃中津液足则大便软滑，其所以必出可知也。"

3.2.2.4 下法禁例

【原文】

傷寒嘔多，雖有陽明證，不可攻之①。(204)

【词解】 ① 攻之：此处是指泻下而言。

【提要】 伤寒呕多，是病机向上，不可攻下。

【释义】 呕吐一证，可出现于多种病患，如有阳明里热，又兼呕吐频繁，是胸膈有热胃气上逆所致。以其热上聚于胸，未结于腹，不可逆其病机而妄用攻下之法。其次，少阳病以呕为主证，少阳喜呕，其病机是邪郁胸胁，枢机不利，与阳明热实结于腹部者不同。少阳治法以和解为主，汗吐下均属禁例。若少阳病兼阳明而呕，亦当以和法与下法并用，不可纯用攻下。

沈明宗说："恶寒发热之呕，属太阳。寒热往来之呕，属少阳。恶热不恶寒之呕，属阳明。然呕多，则气已上逆，邪气偏侵上脘，或带少阳，故虽有阳明证，是不可攻。攻则正伤邪陷，为患不浅。”

【原文】

陽明病，心下鞕滿者，不可攻之。攻之，利遂不止者死，利止者愈。（205）

【提要】 阳明病，心下硬满者，误用攻下后的变症与预后。

【释义】 阳明病使用攻下之法，适宜于腑实燥结，其症当有腹部硬满疼痛、大便不通等。今阳明病，心下硬满，是病位偏于上部，其病机当是阳明无形邪热聚结于上，气机阻滞不行，故仅觉心下硬满而不疼痛。虽是阳明病，尚未入腑成实，故不可攻下。若误攻则脾胃阳气受伤，病邪内陷而下利不止，多为预后不良。若利能自止，是体质尚旺，胃气有渐复之机，亦可向愈。

本证心下硬满与热实结胸类似，但结胸以心下痛，按之石鞕，甚则手不可触近等症为主，治法当攻下水热，破结去实。本证则心下硬满而不疼痛，与结胸不同，故禁用攻下。

成无己说：“阳明病，腹满者，为邪气入府，可下之。心下硬者，则邪气尚浅，未全入府，不可便下。得利止者，为邪气去，正气安则愈。若因下利不止者，为正气脱而死。”

【原文】

陽明病，面合色赤①，不可攻之。必發熱，色黄者，小便不利也。（206）

【词解】 ① 面合色赤：即满面通红。

【提要】 阳明病面合色赤者禁下及误下后的变证。

【释义】 阳明病，面合色赤，是邪热怫郁于经而不得宣透于外，熏蒸于上，故面部通红。阳明邪热虽盛，但腑未成实，又无潮热腹满痛，大便硬等证，故不可攻下。若误用攻下必损伤脾胃，脾虚则水湿不得运行，热邪入里，与湿相合，湿热郁蒸，形成黄疸，必见发热、身黄、小便不利等症状。

成无己说：“合，通也。阳明病，面色通赤者，热在经也，不可下之。下之虚其胃气，耗其津液，经中之热，乘虚入胃，必发热色黄，小便不利也。”

【原文】

陽明中風，口苦咽乾，腹滿微喘，發熱惡寒，脉浮而緊。若下之，則腹滿、小便難也。（189）

【提要】 阳明病表邪未解，里未成实，禁用下法。

【释义】 阳明中风，症见脉浮而紧、发热恶寒，是太阳表证未解。口苦、咽干，是少阳证在。惟腹满、微喘，是阳明里证。但喘而微，又无潮热、谵语，自是里热未盛腑未成实之象，且表邪未解，故不可下。若误用下法，则表邪内陷，而腹满愈甚，损伤津液，故小便难。

《医宗金鉴》说：“阳明，谓阳明里证。中风，乃太阳表证也。口苦、咽干，少阳热证也。腹满，阳明热证也。微喘，发热、恶寒，太阳伤寒证也。脉浮而紧，伤寒脉也。此为风寒兼伤、表里同病之证，当审表里施治：太阳阳明病多，则以桂枝加大黄汤两解之；少阳阳明病多，则以大柴胡汤和而下之。若惟从里治，而遽以腹满一证为热入阳明而下之，则表邪乘虚内陷，故腹更满也，里热愈竭其液，故小便难也。”

【原文】

陽明病，不能食，攻其熱必噦，所以然者，胃中虚冷故也。以其人本虚，攻其熱必噦。（194）

【提要】 胃中虚冷者禁下及误下后之变证。

【释义】 阳明病,不能食,有腑实燥结与胃中虚冷之别。阳明腑实,除不能食外,还当伴有潮热、谵语、腹满痛、不大便、脉沉实、苔黄燥等,自当采用攻下之法,如承气汤类。本证不能食,则是脾胃中气本虚,胃中虚冷,不能受纳所致。治法非温不足以暖其寒,非补不足以益其虚,自应采取用温中和胃之法。若误用攻下,则胃阳衰败,浊阴之气上逆,而发生哕逆变证。

高士宗说:"遍阅诸经,止有哕而无呃,以哕之为呃也,确乎不易。《诗》曰:鸾声哕哕。谓呃之发声有序如车鸾声之有节奏也。凡经论之言哕者,俱作呃解无疑。"

3.3 阳明病兼变证

3.3.1 发黄证

【原文】

陽明病,無汗,小便不利,心中懊憹者,身必發黄。(199)

【提要】 辨阳明病湿热郁蒸发黄。

【释义】 阳明病里热实证,一般均有汗出,小便自利。如果阳明邪热与湿相合,湿热不能外泄,则无汗。水湿不得下行,则小便不利。湿热上扰心胸,因而心烦懊憹。同时因湿热郁遏于中焦,影响肝胆疏泄功能,使胆汁外溢,故出现目黄、身黄、小便黄等黄疸症状。

尤在泾说:"邪入阳明,寒已变热,无汗则热不外越,小便不利则热不下泄,蕴蓄不解,集于心下而聚于脾间,必恶热为懊憹不安;脾以湿应,与热相合,势必蒸郁为黄矣。"

【原文】

陽明病,被火,額上微汗出,而小便不利者,必發黄。(200)

【提要】 阳明病误用火法后而导致发黄。

【释义】 阳明病为热证实证,治法当以清下为主。若用火法,自属误治。今阳明病误用火治法,因火与热合,两阳相熏灼,使邪热愈炽,而津液益伤。热炽故额上微汗出,津伤则身无汗而小便不利,因而导致发黄。

本条与上条同为阳明发黄,证候亦相类似,但上条纯属湿热发黄。本条由于误治,重在热盛津伤,与第6条风温误用火法后发黄其机理略同,两者须加审辨。

舒驰远说:"太阳邪风被火热,两阳相熏灼,其身发黄。今阳明被火者亦然,总为无汗而小便不利致。其所以无汗者,非腠理闭密也,小便不利者,非气化不行也,盖以津液被劫,无阴以化之也。"

【原文】

陽明病,發熱,汗出者,此爲熱越[①],不能發黄也。但頭汗出,身無汗,劑頸而還,小便不利,渴引水漿[②]者,此爲瘀熱[③]在里,身必發黄,茵陳蒿湯主之。(236)

【词解】 ① 热越:"越"有发扬之义,热越即热邪向外发泄。

② 水浆:泛指饮料,如水、果汁、蔗浆之类。

③ 瘀热:瘀与"郁"可通用,瘀热即邪热郁滞在里的意思。

【提要】 阳明瘀热在里发黄的证治。

【释义】 阳明病属里热实证,其主症有发热汗出,是热势向外宣达而不能发黄。若热与湿合，湿热郁遏，胶结不解，出现但头汗出，至颈而止，身体无汗，是湿热上蒸而不得外散。小便不利，是湿热内郁而不得下行。又因瘀热在里而渴引水浆，益增其湿，湿热熏蒸，身必发黄。治法当用茵陈蒿汤清利湿热以退黄。

程郊倩说："头汗出，身无汗，剂颈而还。足征阳明之气，郁结于内而不得越，故但上蒸于头，头为诸阳之首故也。气不下达，故小便不行。府气过燥，故渴饮水浆。瘀热在里，指无汗言。无汗而小便利者属寒，无汗而小便不利者属湿热。两邪交郁，不能宣泄，故遏而发黄。解热除郁，如茵陈、栀子清上，大黄涤下，通身之热得泄，何黄之不散也。"

【治法】 清利湿热而退黄。

【方药】 茵陈蒿汤方

茵陈蒿六两　栀子十四枚(擘)　大黄二两(去皮)

上三味，以水一斗二升，先煮茵陈，减六升，内二味，煮取三升，去滓。分三服。小便当利，尿如皂荚汁状，色正赤，一宿腹减，黄从小便去也。

【方义】 本方中茵陈蒿、大黄、栀子皆苦寒药，寒能清热，苦能燥湿。其中茵陈并有疏利肝胆的作用，为清热除湿退黄主药。栀子能除烦热，清泄三焦而通调水道。大黄除瘀热，推陈致新，使湿热壅遏之邪，尽从大小便而出。方后云"一宿腹减，黄从小便去也"，可知本证当有腹满、大便秘结、小便不利等症。

【参考资料】 医案选录

陆××，男，23岁，社员。1977年4月23日发病，头昏乏力，恶心呕吐，食欲不振，目黄、尿黄。于5月3日住院治疗。诊断："亚急性黄色肝萎缩"，经用西药治疗效果不显。中医诊察：目肤黄色如金，神情恍惚，烦躁不安，鼻衄时作。中脘痞满拒按，便秘，溲短，色深黄如酱。苔虽不腻，但根部粗糙。舌质深红，脉弦滑无力。证属湿热邪毒盘踞脾胃，弥漫三焦。拟予清热解毒，苦泄通利法。仿茵陈蒿合黄连解毒汤加减：西茵陈60克，生山栀12克，生大黄30克，黄连3克，黄芩9克，枳壳9克，黄柏9克，滑石18克，青黛3克，生草5克。2帖。服后腑行一次，质硬成形，色黄而褐，挟有蛔虫，烦躁已减，能安静入睡。黄疸仍深，精神萎顿，脘腹痞满，溲赤而短、溺时不爽。灰黄腻苔满布，脉濡滑而数。仍宜苦辛通降，泄热化浊，兼以清热解毒，防其神昏。处方：西茵陈60克，生军18克，元明粉9克，生山栀9克，藿梗9克，炒枳实9克，全瓜蒌24克，龙葵30克，木通6克，甘草6克。2帖。药后神烦已安，腹胀大减，然困乏异常，苔厚腻，中心焦黄，舌尖殷红，脉数未清。原法加减再进3帖。病情续见稳定。后以王孟英苦甘合化法，重点用黄连配石斛、茵陈、花粉等。终以疏肝和脾、调益气阴善后。(《上海中医药杂志》1982年第7期第11页)

【原文】

傷寒七八日，身黄如橘子色，小便不利，腹微滿者，茵陳蒿湯主之。(260)

【提要】 反复辨析湿热发黄的证治。

【释义】 本条应与上条茵陈蒿汤证合参。上条侧重叙述其病因，本条则详述其症状。伤寒七八日，身黄如橘子色，是色泽鲜明，为阳黄，属阳明湿热发黄，并当有身黄、目黄、小便黄等特征。湿与热合，郁积于里，腑气壅滞，故腹满。湿热不得从下渗泄，所以小便不利，当用茵陈蒿汤以清利湿热而退黄。

程知说："此驱湿除热法也。伤寒七八日，可下之时。小便不利，腹微满，可下之证。兼以黄色鲜明，则为三阳入里之邪无疑，故以茵陈除湿，栀子清热，用大黄以助其驱邪。此证之可下者，犹必以除湿为主，而不专取乎攻下有如此者。"

【原文】

傷寒，身黄，發熱者，梔子柏皮湯主之。(261)

【提要】 伤寒身黄发热的证治。

【释义】 伤寒身黄发热,当是湿热郁遏于里而不得宣发于外所致,病属阳黄,亦即湿热发黄。除有黄疸特征外,并当有心烦懊侬、口渴、苔黄等症状。因其外无头痛、恶寒等表证,内无腹满大便秘结等里证,故主用栀子柏皮汤,以清泄湿热而退黄。

《医宗金鉴》说:"伤寒身黄发热者,设有无汗之表,宜用麻黄连翘赤小豆汤汗之可也;若有成实之里,宜用茵陈蒿汤下之亦可也;今外无可汗之表证,内无可下之里证,故惟宜以栀子柏皮汤清之也。"

【治法】 清泄湿热以退黄。

【方药】 栀子柏皮汤方

肥栀子十五个(擘) 甘草一两(炙) 黄柏二两

上三味,以水四升,煮取一升半,去滓。分温再服。

【方义】 栀子苦寒善清内热,治郁热结气,泄三焦之火从小便而出。黄柏寒能清热,苦可燥湿。炙甘草甘缓和中,并能调济苦寒之性,使不有损脾胃中气而取得退黄的疗效。本方为清泄湿热之剂。若加茵陈则效果更好。

【参考资料】 医案选录

脉沉,湿热在里,郁蒸发黄,中痞恶心,便结溺赤,三焦病也,苦辛寒主之。

杏仁 石膏 半夏 姜汁 山栀 黄柏 枳实汁(《临证指南案》)

【原文】

傷寒,瘀熱在里,身必黄,麻黄連軺[①]赤小豆湯主之。(262)

【词解】 ① 连轺:"轺"读与"翘"同。旧本连轺下有"连翘根是"四字,现在均代用以连翘。

【提要】 阳黄兼表的证治。

【释义】 伤寒表邪未解,当有发热恶寒无汗身痒等表证。又因热不外泄,与湿相合,湿热郁遏于里,势必发黄。此是阳黄兼表之证。治法单纯清利或解表,均非所宜。故主用麻黄连轺赤小豆汤,一则以解表散邪,一则以清热除湿以退黄。

《医宗金鉴》说:"湿热发黄,无表里证,热盛者清之,小便不利者利之,表实者汗之,里实者下之,皆无非为病求去路也。用麻黄汤以开其表,使黄从外而散,去桂枝者,避其热也。佐姜枣者,和其营卫也,加连翘、梓皮以泻其热,赤小豆以利其湿,共成治表实黄之效也。"

【治法】 解表散邪,清热除湿以退黄。

【方药】 麻黄连轺赤小豆汤方

麻黄二两(去节) 连轺二两 杏仁四十个(去皮尖) 赤小豆一升 大枣十二枚(擘) 生梓白皮一升(切) 生姜二两(切) 甘草二两(炙)

上八味,以潦水[①]一斗,先煮麻黄再沸,去上沫,内诸药,煮取三升,去滓。分温三服,半日服尽。

【词解】 ① 潦水:即地面流动之雨水。李时珍云:"降注雨水谓之潦,又淫雨为潦。韩退之诗云:'横潦无根源,朝灌夕已除'是矣。"

【方义】 方用麻黄、杏仁、生姜以辛温宣发,解表散邪。连翘、赤小豆、生梓白皮苦寒清热除湿以退黄。炙草、大枣甘平和中。本方为表里双解之剂,适用于湿热发黄而又兼有表证。惟梓白皮药肆不备,可代以桑白皮,或再加茵陈。表证一罢,麻黄、生姜等辛温药即须去掉,不宜久服。

【参考资料】 医案选录

家贫齿繁……不期春候反常，时晴时雨，田中插秧锄草，日受湿热熏蒸，夜间又贪凉取快，感受风邪。日前突然恶寒发热，头身重痛，自服表邪丹方，汗出热解，暂得轻松。仍力于田，夜又发热，头重目昏，不能起立。医处以解表渗湿方，寒热稍减，反增口渴心烦，胸中嘈杂，头常汗出，身黄如橘子色，尿短黄。因疑病之加剧，延余治之。切脉滑数，舌苔黄白而腻，发热不恶寒，详参上证。是为热邪蕴郁，湿气熏蒸而成黄疸。前医之解表渗湿为不谬。其证增者，非药误也，乃病正鸱张，一时难以而已。再稽之《金匮翼》："黄疸……此为脾胃积热，而复受风湿，瘀结不散，湿热郁蒸，或伤寒无汗，瘀热在里所致。"指明湿热郁久，蕴而成黄，或因汗出不彻，瘀积而成。治以清热渗湿为宜。但外邪尚未尽解，亦应兼予疏散。处麻黄连翘赤小豆汤加茵陈、苡米，嘱服三剂。复诊：脉不浮而滑数，外热虽除，内热尚盛，疸黄如故，苔仍黄腻，不思食，尿短黄，腹胀，三日未便。再予清热渗湿，微通府气。改用茵陈蒿汤、栀子柏皮汤加苍术、花粉。两日服完三剂，大便通，身黄略褪，可食稀粥半碗，能起立行动。乃予前方去大黄，每次冲服明矾末五分，经服五日，黄褪三分之二，精神饮食匀佳。易茵陈五苓散加苡仁，仍照常吞服矾末，一周黄褪尽，略事清补，遂告痊愈。(《治验回忆录》)

【原文】

傷寒發汗已，身目爲黄，所以然者，以寒濕在里不解故也。以爲不可下也，于寒濕中求之。(259)

【提要】 辨寒湿发黄的证治及禁例。

【释义】 寒湿发黄，亦即阴黄，多由脾胃中气本虚，寒湿内盛；或因伤寒发汗太过，损伤中阳，以致寒湿中阻，进而影响肝胆疏泄功能，使胆汁不循常道，因而出现身、目、小便俱黄等黄疸特征。寒湿均属阴邪，其性沉滞，故阴黄黄色晦暗。治法当温中散寒除湿，此即"于寒湿中求之"之意，切不可因有寒湿腹满等证象，而误用清下之法。王海藏云"阴黄治法，小便利者，术附汤；小便不利，大便反快者，五苓散"，可供参考。

发黄有瘀热在里与寒湿在里两种：瘀热在里，由于湿热郁遏于中焦，病属阳明。其症黄色鲜明如橘子色，伴见汗出不彻，或但头汗出，发热，口渴心烦，大便秘结或不畅，小便黄赤不利，舌苔黄腻，脉多弦滑而数等；寒湿在里，则由脾虚寒湿壅滞所致，病属太阴。其症黄色晦暗，身无大热或身冷汗出，口不烦渴，纵渴亦喜热饮，大便稀溏，舌淡苔白，脉多沉而迟缓等。两者当须鉴别。

汪苓友说："伤寒发汗已，热气外越，何由发黄。今者，发汗已，身目为黄，所以然者，以其人在里素有寒湿，在表又中寒邪。发汗已，在表之寒邪虽去，在里之寒湿未除，故云不解也。且汗为阴液，乃中焦阳气所化。汗后中气愈虚，寒湿愈滞，脾胃受寒湿所伤而色见于外，此与湿热发黄不同，故云不可下。或问曰：湿挟热则郁蒸故发黄。今挟寒，何以发黄？余答曰：寒湿发黄，譬之秋冬阴雨，草木不应黄者亦黄，此冷黄也。王海藏云：阴黄，其证身冷汗出，脉沉，身如熏黄色暗，终不如阳黄之明如橘子色。治法：小便利者，术附汤；小便不利，大便反快者，五苓散。"

【参考资料】 现代研究资料

茵陈附子干姜汤加减治疗阴黄6例报告。作者运用辨证施治原则，对传染性肝炎病例，具有黄疸，形寒畏冷，肢软，神疲，食欲不振，小便黄而无灼热感，大便溏薄，口渴喜热饮或不渴，怔忡，眩晕，脉象沉细或沉弦，舌苔白腻等症，按照阴黄证治法，用茵陈附子干姜汤加减(茵陈　附子　干姜　白术　茅术　姜半夏　泽泻　茯苓　陈皮　枳壳　郁金　冬瓜子　苡仁　绛矾等)治疗五例。平均服药9天后，食欲恢复正常。18天后黄疸退净，治后症状全部消失，肝功能恢复正常(治前黄疸指数最高95单位，最低35单位)。作者认为在食欲不振时,除忌食多脂肪食物外,禁予高糖饮食。因过吃甜食,可使湿邪阻滞,胃纳不易好转,但注射葡萄糖液无碍。(《浙江中医杂志》1960年第1期第17页)

【原文】

陽明病,脉遲,食難用飽,飽則微煩頭眩,必小便難,此欲作谷癉①。雖下之,腹滿如故。所以然者,脉遲故也。(195)

【词解】 ① 谷癉:癉,同“疸”。因水谷之湿郁而发为黄疸。谷疸有湿热与寒湿之分,本证当属于后者,即所谓阴黄。

【提要】 阳明中寒欲作谷疸的证治及禁例。

【释义】 阳明病里热实证,脉应洪大滑数或沉实。间有脉迟必实而有力。今脉迟,是胃阳虚弱,中焦有寒,亦即阳明中寒证,脉必迟缓无力。此证不能多进食物。若强食过饱,使脾胃气机阻滞,水谷不化,郁于中焦,则见微烦。清阳不升则头眩;浊阴不降故腹满,中焦阳气不能煦化,水液不得充分下注,则小便难。此时若不采取适当治疗措施,必因水谷不消,湿邪内郁,久则将成谷疸之证。治法当用温运中阳散寒除湿之剂,所谓“于寒湿中求之”,若误用下法,则中阳衰败,寒湿愈甚,不仅腹满如故,甚至促使病情更向严重方面转化。

程郊倩说:“阳明病,脉迟。迟为寒,寒则不能宣行胃气,故非不能饱,特难用饱耳。饥时气尚流通,饱则填滞,以故上焦不行,而有微烦头眩证;下脘不通,而有小便难证。小便难中包有腹满证在内。欲作谷疸者,中焦升降失职,则水谷之气不行,郁而成黄也。曰谷疸者,明非邪热也。下之,兼前后部言,茵陈蒿汤、五苓散之类也。曰腹满如故则小便仍难,而疸不得除可知。再出脉迟,欲人从脉上悟出胃中冷来。”

3.3.2　血热证

【原文】

陽明病,口燥,但欲漱水,不欲嚥者,此必衄。(202)

【提要】 辨阳明热在血分致衄。

【释义】 阳明病,渴而能饮,是热在气分。今口燥,是阳明有热,惟不烦渴引饮,而只频频漱水,不欲咽,是热邪不在气分而在血分的特征。因为营血属阴,其性濡润,血被热蒸,营气尚能敷布,所以口虽燥只但欲漱水,而不欲咽。血热妄行,灼伤阳络,必致衄血。血热妄行之证,除衄血外,或有吐血、便血及妇女经水妄行等。本条是只举一证,以概其余。

喻家言说:“阳明病,口燥,但欲漱水不欲咽,知邪入血分。阳明之脉起于鼻,故知血得热而妄行,必由鼻而出也。”

【原文】

脉浮,發熱,口乾,鼻燥,能食者則衄。(227)

【提要】 辨阳明气分热盛迫血致衄。

【释义】 脉浮发热,是热在阳明气分。热邪随经上扰,所以口干,鼻燥,胃热则能食,热盛于经而不得外越,波及血分,以致气血两燔,伤及阳络,则为衄血。

【原文】

陽明病,下血,譫語者,此爲熱入血室。但頭汗出者,刺期門,隨其實而瀉之,濈然汗出則愈。(216)

【提要】 阳明病热入血室的证治。

【释义】 阳明病，谵语，是热在气分，或属腑实之证。今因阳明热盛，侵入血室，邪热迫血妄行，故下血。邪热乘血虚与血相结，血热熏蒸于上，故发谵语，但头汗出。本证与阳明腑实证情相似而实不同。阳明腑实则腹胀满疼痛，大便不通。本证为热入血室。主证有下血，并当伴有胸胁或少腹急结、硬痛等。因血室隶属于肝脉，故刺期门以泻其实，使邪热从外宣泄，濈然汗出而解。《太阳篇》热入血室三条，均与妇女经水适来适断有关，可与本条互参。

成无已说："阳明病，热入血室，迫血下行，使下血、谵语。阳明病，法多汗，以夺血者无汗，故但头汗出也。刺期门，以散血室之热，随其实而泻之，以除阳明之邪。热散血除，营卫得通，津液得复，濈然汗出而解。"

【原文】

陽明證，其人喜忘[①]者，必有畜血[②]，所以然者，本有久瘀血，故令喜忘，屎雖鞕，大便反易，其色必黑者，宜抵當湯下之。(237)

【词解】 ① 喜忘：喜作"善"字解。《外台秘要》作善忘，可证。喜忘亦即健忘之意。

② 畜血：畜与"蓄"同，瘀血停留叫蓄血。

【提要】 阳明蓄血的证治。

【释义】 阳明蓄血证，是阳明邪热与宿有的瘀血相结而成。喜忘为有瘀血主证之一。因心藏神，又主血，宿瘀与邪热相合，能使神识失常，所以喜忘。正如《素问·调经论》云："血气未并，五脏安定""血并于下，气并于上，乱而喜忘"。若纯属阳明里热，肠胃燥结，大便必难，今大便虽硬，而排出时反易，其色必黑，此为蓄血见证。因血属阴，其性濡润，一部分离经的血液与燥粪相混合，必然有助于大便排出，但粪色多黑如胶漆，是其特征。

太阳蓄血证有如狂发狂等症状。阳明蓄血证因素有久瘀血与热相结，故令喜忘，两者虽有不同，但因蓄血而产生神识失常则一。此外，太阳蓄血有少腹急结或硬满疼痛者，当须互参。辨太阳蓄血证在小便利与不利，辨阳明蓄血在大便黑与不黑、难与不难。盖各从其脏腑证的类似处作出鉴别。

张路玉说："按大便色黑，虽曰瘀血，而热邪燥结之色，未尝不黑也。但瘀血则粘黑如漆，燥结则晦黑如煤，此为明辨。"

【原文】

病人無表裏證，發熱七八日，雖脉浮數者，可下之。假令已下，脉數不解，合熱則消谷善饑，至六七日，不大便者，有瘀血，宜抵當湯。(257)

【提要】 辨阳明腑实与有瘀血的证治。

【释义】 病人无表里证，自然是既无头痛、恶寒等太阳表证，又无腹满、谵语等阳明里证。因发热七八日不解，虽脉浮数，然无表证，当是热盛于内而蒸腾于外的证象，可用下法以泄其热。若下后脉浮已去而数不解，当是气分之热已去，血分之热不减，故脉仍数。至六七日不大便，而且能食易饥，则非阳明腑实，而是血瘀热结之证，宜用抵当汤以破血消瘀。

此证除消谷善饥至六七日不大便、脉数外，其主症当与上述蓄血少腹急结或硬满疼痛，喜忘或发狂，小便自利等同参。

【原文】

若脉數不解，而下不止，必協熱便膿血也。(258)

【提要】 承上条言下后有便脓血变证。

【释义】 下后脉数不解，又不大便，是邪热不得向外宣泄，热与血结，而为蓄血。若下后脉数不解而下利不止，为热得下泄，追血下行，灼伤阴络，则产生便脓血变证。所以说“必协热便脓血也”。

尤在泾说：“热在血则必病于血，其变亦有二：合犹并也，言热气并于胃为消谷善饥，至六七日，不大便者，其血必蓄于中。若不并于胃而下利不止者，其血必走于下。蓄于中者，为有蓄血，宜抵当汤。结者散之，亦留者攻之也。走于下者，为协热而便脓血，则但宜入血清热而已。”

3.4 阳明病辨证

3.4.1 辨中风中寒

【原文】

陽明病，若能食，名中風；不能食，名中寒。（190）

【提要】 以能食、不能食来辨别阳明中风与中寒。

【释义】 阳明病有中风证，亦有中寒证。

本条联系着上下条文中的阳明中风与中寒，用能食、不能食，以观察胃阳的盛衰，而区别其寒热属性。盖风属阳而主乎动，风为阳邪，阳能化谷，足征胃阳素旺，故能食者名中风，即阳明病热证。寒属阴而主乎静，寒属阴邪，阴不化谷，实即胃阳不足，故不能食者名中寒，即胃中虚冷证。本条用能食与不能食来辨别本因的寒热，是有一定的实际意义。但辨阳明病热证与寒证，还须综合全部脉证，进行细致分析为是。

柯韵伯说：“此不特以能食、不能食别风寒，更以能食、不能食，审胃家虚实也。要知风寒本一体，随人胃气而别。”

【原文】

陽明病，若中寒者，不能食，小便不利，手足濈然汗出，此欲作固瘕[①]，必大便初鞕后溏。所以然者，以胃中冷，水谷不别[②]故也。（191）

【词解】 ① 欲作固瘕：是因胃中虚冷，水谷不消而结积的病患，其特征为大便初硬后溏。

② 水谷不别：大便中食物不化与水液混在一起。

【提要】 辨阳明中寒欲作固瘕之证。

【释义】 阳明病中寒证，是由于患者平素胃阳不足，复感寒邪，或因中焦阳虚，寒从内生，以致脾胃受纳、腐熟、转输的功能受到障碍，因此出现不能食和小便不利等症状。手足濈然汗出：一则阴寒内盛，阳不外固；一则由于四肢禀气于脾胃，中焦湿胜阳微，水湿不能偏渗于膀胱，而外溢于四末所致。中阳不能健运，转输失职，故小便不利，而有大便初硬后溏，欲作固瘕之证。追溯其发病原因及机理，正如条文中所说“以胃中冷，水谷不别故也”。

阳明病，不能食，手足濈然汗出，小便数，大便硬，为腑实燥结，当用下法。本证不能食，手足濈然汗出，小便不利，大便初硬后溏，为胃中虚冷，水谷不别，当用温中健运之剂。同为阳明病，证候类似，但一属实热，一属虚寒。其脉象、舌苔、证候自有不同。医者当细致审辨。

钱天来说：“注家以前人坚固积聚为谬，而大便初硬后溏，因成瘕泄。瘕泄，即溏泄也，久而不止，则为固瘕。愚以固瘕二字推之，其为坚凝固结之寒积可知，岂可但以溏泄久而不止为解。况初硬后溏,乃欲作固瘕之证,非谓已作固瘕,然后初硬后溏也。观欲作二字及必字之义,皆逆料之词,未可竟以为然也。"

【原文】

陽明病,反無汗而小便利,二三日嘔而欬,手足厥者,必苦頭痛;若不欬、不嘔、手足不厥者,頭不痛。(197)

【提要】 辨阳明中寒寒饮上逆之证。

【释义】 阳明病,法多汗。今病属阳明中寒,寒饮内聚于中焦,中阳不能健运,水气不得宣化,故反无汗。寒饮内蓄,胃失和降,上逆则为呕,射肺则为咳。阳气虚不能达于四末,因而手足厥冷。头为诸阳之会,水寒上逆,直犯清阳,必苦头痛。反之,如不见呕、咳、厥冷,则水寒之气尚不至向上泛逆,也就不会发生头痛。从阳明中寒饮邪上逆而诱发的证候来辨析,当是呕、咳、厥冷为本,头痛为标。在审证关键上,亦可说明阳明中寒头痛与太阳表证不同。

程郊倩说:"阳明病,反无汗,阳虚不必言矣。而小便利,阳从下泄,中谁与温?积之稍久,胃中独治之寒,厥逆上攻,故二三日咳而呕,手足厥。一皆阴邪用事,必苦头痛者,阴盛自干乎阳,其实与阳邪无涉。头痛者标,咳、呕、手足厥者为本。条中有一呕字,不能食可知。"

【原文】

陽明病,但頭眩,不惡寒,故能食而咳,其人咽必痛;若不咳者,咽不痛。(198)

【提要】 辨阳明中风热邪上扰之证。

【释义】 阳明病,若能食,名中风。亦征胃阳素旺,不恶寒,自是阳明热证外候。两者均是审证要点。本证由于感受外邪后入里化热,热邪上干于头故头眩,犯肺则为咳。咽喉为呼吸之门户、与肺胃互应,肺受热扰,影响及咽必痛。若不咳则肺胃未受影响,所以其咽不痛。

【原文】

若胃中虛冷,不能食者,飲水則噦。(226)

【提要】 辨胃中虚冷饮水则哕之证。

【释义】 胃主纳谷,饮食入胃,全赖胃中阳气以运化。若胃阳虚衰,不能受纳腐熟水谷,则不能食,故不能食者名为阳明中寒证。

本证由于胃阳既衰,阴寒内盛,必然导致水谷不化,不但饮食减少,甚至竟不能食,如饮以水,亦必滞留于胃中,水寒相搏,胃失和降,则必上逆而为哕。

张令韶说:"此论阳明中焦虚冷也。若字承上文而言。言不特下焦生阳不启,而为虚寒,即中焦火土衰微,而亦虚冷也。夫胃气壮则谷消而水化。若胃中虚冷,则谷不消化而不能食。夫既不能食,则水必不化,两寒相搏,是以发哕。"

【原文】

食谷欲嘔,屬陽明也。吴茱萸湯主之。得湯反劇者,屬上焦也。(243)

【提要】 辨呕证有阳明中寒与上焦有热之别。

【释义】 食谷欲呕,病位有中焦、上焦之分,证有寒热之别。据阳明病不能食名为中寒为例,如胃阳虚衰,寒饮内停,或中焦阳虚,浊阴上逆,而食谷欲呕,则宜用吴茱萸汤以温胃散寒,降逆止呕。如上焦有热,胃失和降致呕,服用吴茱萸汤辛温之剂,以热治热,必拒而不纳,反使病情增剧。当用其他对证方剂施治,盖呕证的原因甚多,医者当细致辨证,方能作出合理的治疗措施为是。

程郊倩说："食谷欲呕者，纳不能纳之象，属胃气虚寒，不能消谷，使下行也。曰属阳明者，别其少阳喜呕之兼半表，太阳干呕不呕食之属表者不同，温中降逆为主。"

【治法】 温中和胃，降逆止呕。

【方药】 吴茱萸汤方

吴茱萸一升（洗） 人参三两 生姜六两（切） 大枣十二枚（擘）

上四味，以水七升，煮取二升，去滓。温服七合，日三服。

【方义】 方用吴茱萸辛苦温为主药，以温胃散寒，降逆止呕，配以生姜辛温散寒止呕。人参甘温、大枣甘平，补虚和中。本方有温中散寒暖肝和胃降逆止呕的作用。

【参考资料】 医案选录

刘翁××，年古稀，体矍铄，有卢同癖，时吐清涎，每届天候转变，遂发头痛，而以巅顶为剧，服温药则愈。近因家务繁忙，头痛较增，咳剧涎多，不热不渴，畏寒特甚，杂服诸药罔效。昨来迎诊，切脉细滑，舌润无苔，口淡乏味，证同上述。若从其头痛吐涎畏寒等象观测，由于阳气不振，浊阴引动肝气上逆之所致。正如《伤寒论》所谓："干呕吐涎沫，头痛者，吴茱萸汤主之。"且其年高体胖，嗜茶增湿，胃寒失化，水泛成痰，外表虽健，而内则虚寒痰涎也。治以吴茱萸汤，温中补虚，降逆行痰，颇与证情适合。党参八钱 吴茱萸二钱 生姜五钱 大枣五枚 连进五帖，头痛、吐涎渐减，而小便清长，较昔为多，此缘阴寒下降，阳气上升，中焦得运，决渎复常耳。药既见效，原方再进四帖，诸证尽失。改用六君子汤加干姜、砂仁温脾益气，善后调理。（《治验回忆录》）

3.4.2 辨虚证实证

【原文】

夫實則譫語，虛則鄭聲①。鄭聲者，重語也。直視，譫語，喘滿者死、下利者亦死。（210）

【词解】 ① 郑声：郑声是语言重复、声音低微，多见于虚寒重证的后期阶段。

【提要】 辨谵语郑声及谵语危候。

【释义】 谵语与郑声，都是意识不清而妄言乱语。《素问·通评虚实论》说："邪气盛则实，精气夺则虚。"谵语多由邪热亢盛扰乱神明所致。表现为声高气粗，胡言乱语，属实，多见于阳明里热实证。郑声为精气消失而心神无主所致。表现为语言重复，声音低微，属虚，与《素问·脉要精微论》所谓"言而微，终日乃复言者，此夺气也"近似，多见于三阴里虚寒证。谵语而见直视，是阳热极盛，阴液将竭，精气不能上注于目，已属危候。如果再见喘满，为阴竭而阳无所依附，正气将脱于上，故主死。谵语直视而见下利，是中气亦败，利复伤阴，故也主死。

《医宗金鉴》说："谵语一证，有虚有实。实则谵语，阳明热甚，上乘于心，乱言无次，其声高朗，邪气实也。虚则郑声，精神衰乏，不能自主，语言重复，其声微短，正气虚也。"

【原文】

發汗多，若重發汗者，亡其陽，譫語，脉短者死；脉自和者不死。（211）

【提要】 亡阳谵语凭脉以决其预后。

【释义】 阳明病属里热实证，症见谵语，多由邪热炽盛扰乱心神所致。本条谵语则属于虚证。由于汗为心之液，必得阳气蒸腾施化而始出，故发汗过多，阴液走泄，阳气外亡，导致心气散乱，神明无主，故发谵语。此时当凭脉以判其预后，决其生死。如果脉短为气血虚，津液竭，故主危候。若脉不短而自和，是病重而阴阳之气尚未至衰竭程度，仍有生机，应当积极按证施治，故主不死。

汪苓友说："此系太阳病转属阳明谵语之证。本太阳经得病时，发汗多，转属阳明，重发其汗，汗多亡阳。汗为血之液，阳亡则阴亦亏，津血耗竭，胃中燥实而谵语。谵语者，脉当弦实或洪滑，为自和。自和者，言脉与病不相背也，是病虽甚不死。若谵语脉短者，为邪热盛，正气衰，乃阳证见阴脉也，以故主死。或以阳亡为脱阳，脱阳者见鬼，故谵语。拟欲以四逆汤急回其阳，大误之极。"

【原文】

陽明病，脉浮而緊者，必潮熱，發作有時，但浮者，必盗汗出。（201）

【提要】 辨阳明病的脉证。

【释义】 脉浮紧，发热恶寒，是太阳病。今阳明病，脉浮紧而潮热，则浮是热盛于外，紧是邪实于里。阳明腑实燥结，故每当日晡时则发潮热。若脉但浮而不紧，则是阳热炽盛于里，阴为所迫而发越于外，故寐则盗汗出。此条随证以辨脉，而非据脉以定证。可见临证时必须脉证合参，方能作出正确之诊断。

【原文】

脉陽微而汗出少者，爲自和也。汗出多者，爲太過。陽脉實，因發其汗，出多者，亦爲太過。太過者，爲陽絶于里，亡津液，大便因鞕也。（245）

【提要】 汗出过多、津液受伤导致大便硬。

【释义】 脉阳微，是脉浮取有微弱和缓之象，症见汗出而少，说明是在邪正相争正胜邪却的情况下，正气虚而不甚，病邪衰而将退，故云"为自和也"。如汗出过多，则津液伤于外，邪热盛于里，是为太过。阳脉实，指脉浮而充实有力，亦是对阳脉微而言。如属表证，应当汗解。但汗出太多，亦为太过。因为汗出过多，每易导致津液亡于外，阳热盛于里，因而会出现肠中干燥大便硬的变证。

《医宗金鉴》说："脉阳微，谓脉浮无力而微也。阳脉实，谓脉浮有力而盛也。凡中风伤寒，阳微则热微，微热蒸表作汗，若汗出少者，为自和欲解；汗出多者，为太过不解也。阳脉实则热盛，热盛而发其汗出多者，亦为太过。则阳极于里，亡津液，大便因硬，而成内实之证矣。"

【原文】

脉浮而芤①，浮爲陽，芤爲陰，浮芤相搏，胃氣生熱，其陽則絶。（246）

【词解】 ① 脉浮而芤：脉轻按浮大，重按中空，形似葱管，为阴血不足阳气浮盛之象。

【提要】 承上条反复辨析胃热津亏的脉证。

【释义】 本条承上条而来，亦当有大便硬之主证。浮为阳气盛，芤为阴血虚。阳气盛则气有余而生热，阴血虚则阴不足以和阳，浮芤相搏，阳盛阴虚。所谓"胃气生热，其阳则绝"，即是说明阳热独盛，阴液虚竭，阴阳不相调和，因而形成肠中干燥大便硬之证。

钱天来说："浮为阳邪盛，芤为阴血虚。阳邪盛则胃气生热，阴血虚则津液内竭，故其阳则绝。绝者，非断绝败绝之绝，言阳邪独治，阴气虚竭，阴阳不相为用，故阴阳阻绝而不相流通也。即《生气通天论》所谓'阴阳离决，精气乃绝'之义也。注家俱谓阳绝乃无阳互词，恐失之矣。"

【原文】

陽明病，法多汗，反無汗，其身如蟲行皮中狀者，此以久虚故也。（196）

【提要】 久虚人患阳明病的外证。

【释义】 阳明病属里热实证。因热盛于里而蒸腾于外,津液被迫而泄,故见多汗。今反无汗者,以久虚之体,又患阳明病,此不仅津液不足,而且元气亦虚,无以化汗达于肌表,欲汗不汗,故有身痒如虫行皮中之症状。本条与23条同有身痒一症,但彼为二阳并病轻证,邪郁肌表而不能透达,治宜小发汗以祛邪。此以久虚人而患阳明病,气虚津亏,不能使汗畅达于表,治宜益气生津,以充汗源之本,清解阳明,以治邪热之标。

成无已说:"胃为津液之本,气虚津液少,病则反无汗。胃候身之肌肉,其身如虫行皮中者,知胃气久虚也。"

附 备考原文

陽明病,初欲食,小便反不利,大便自調,其人骨節疼,翕翕如有熱狀,奄然發狂,濈然汗出而解者,此水不勝谷氣,與汗共并,脉緊則愈。(192)

傷寒四五日,脉沉而喘滿,沉爲在里,而反發其汗,津液越出,大便爲難,表虚里實,久則讝語。(218)

脉浮而遲,表熱里寒,下利清谷者,四逆湯主之。(225)

陽明中風,脉弦浮大而短氣,腹都滿,脅下及心痛,久按之氣不通,鼻乾,不得汗,嗜卧,一身及目悉黄,小便難,有潮熱,時時噦,耳前后腫,刺之小瘥,外不解。病過十日,脉續浮者,與小柴胡湯。(231)

脉但浮,無餘證者、與麻黄湯。若不尿,腹滿加噦者,不治。(232)

陽明病,脉遲,汗出多,微惡寒者,表未解也。可發汗,宜桂枝湯。(234)

陽明病,脉浮,無汗而喘者,發汗則愈,宜麻黄湯。(235)

病人煩熱,汗出則解,又如瘧狀。日晡所發熱者,屬陽明也。脉實者,宜下之;脉浮虚者,宜發汗。下之,與大承氣湯;發汗,宜桂枝湯。(240)

太陽病,寸緩,關浮,尺弱,其人發熱汗出,復惡寒,不嘔,但心下痞者,此以醫下之也。如其不下者,病人不惡寒而渴者,此轉屬陽明也。小便數者,大便必鞕,不更衣十日,無所苦也。渴欲飲水,少少與之,但以法救之。渴者,宜五苓散。(244)

阳 明 篇 小 结

阳明病以"胃家实"为提纲。所谓"胃家",据《灵枢·本输》"大肠小肠皆属于胃"之说,自概括整个阳明。所谓"实",自是指肠胃燥结者为实之义。盖因阳明病主燥热之化,邪正相争极剧,邪实而正不虚,所以阳明病每多出现于阳热极盛阶段。故"胃家实"三字,自是指阳明病实证,但亦当知还有阳明病热证。

阳明病来路,有自太阳转属而来者,叫做太阳阳明;有从少阳而来者,叫做少阳阳明;有自发于阳明者,叫做正阳阳明。病邪自表入里,归入阳明,其病变机制又有种种不同。例如从太阳而来者,有发汗不彻,邪郁化热而转属者;有汗下太过,津伤化燥而形成者;有属二阳并病,表证已罢,里热独盛者。推之太阴虚寒证,寒湿化燥,脏邪还腑,也可转为阳明病大便硬之证,故《伤寒论》有"土为万物所归,无所复传"之说。实则阳明传变与否,仍当活看。例如阳明清下太过,最易变成三阴虚寒证。

阳明病外证,"身热,汗自出,不恶寒,反恶热"。阳明病主脉,"伤寒三日,阳明脉大"。盖阳明主燥,热盛于里,而蒸腾于外,故脉证俱显阳热亢盛之象。阳明病初起,或阳郁不伸,或表证未罢,亦有恶寒,但时间短暂,故不恶寒,反恶热,最能反映出阳明病的本质。然此脉证只是撮其大要者言之。如属阳明热证,当有身大热,汗自出,不恶寒,反恶热,烦渴,脉浮滑洪数等。如属阳明实证,当有潮热,谵语,腹满痛,大便不通,脉沉实有力等。又须加以审辨。

阳明病本证,当分热证实证。热证:如身大热,汗自出,不恶寒,反恶热,心烦,口渴,脉浮滑洪大等,是阳明热证的主要证型。邪热盛于中焦,治法当清解阳明大热,主方如白虎汤方,如兼口干舌燥,大渴引饮不解,或背微恶寒,或时时恶风,是阳明热盛气津受伤之证。治宜在白虎汤的基础上,加人参以益元气,生津液。若症见心烦懊侬不眠,饥不能食,或但头汗出,舌苔微黄等,是邪热扰于胸膈,治宜清宣上焦法,主方如栀子豉汤方。若症见脉浮发热,渴欲饮水,小便不利等,是水热互结,当用清利下焦法,主方如猪苓汤。然猪苓汤证是阳明下后所致,当是阳明病变局,而非阳明病正局。故曰:"阳明病,汗出多而渴者,不可与猪苓汤,以汗多胃中燥,猪苓汤复利其小便故也。"阳明病实证,病属外邪入里化热,津液受伤,燥结成实,或邪热与肠中宿食结为燥屎。一般证候当有腹胀满,不大便,苔黄燥,脉沉实等。在此脉证基础上,如燥热偏盛,症见蒸蒸发热,或心烦,或谵语,当用调胃承气汤泻热去实以调和胃气。若阳明腑实,虽见潮热谵语,但以痞满为主者,或无潮热而其证重在"腹大满不通",宜用小承气汤以泻热去实,利气消满。亦有大便虽硬,燥结未甚,有欲用大承气,先与小承气为试法者。若症见潮热,谵语,手足濈然汗出,腹满硬痛,大便不通,脉沉迟有力等,则是里热偏亢,燥结又甚,自宜用大承气汤以峻下实热,涤除燥结。更有阳明腑实重证,发则不识人,循衣摸床,惊惕不安,微喘直视,或目中不了了,睛不和;或阳明病,发热汗多;或发汗不解,腹满痛,则是阳热偏亢,阴液潜消,亦主急用大承气汤,是变峻下热实法而为急下存阴法矣。凡此可知下法使用,一般固当持审慎态度,但亦知有急下一法,当用即用,不必徘徊瞻顾,以免有误病人生命。

脾约证由胃热肠燥津亏所致,虽列于阳明,但无潮热、谵语等实热证象,其主症大便硬,亦有"不更衣十日,无所苦也",宜润下法,主方如麻子仁丸。若津液内竭而大便硬,主症为"当须自欲大便",宜用导下法,如蜜煎、大猪胆汁等方可根据病情选用。

辨阳明实证,潮热,手足濈然汗出,不能食,脉迟等,均是审证之关键。但上述脉证亦有不属于腑实者。在临证时既要了解证候之特征,又要综合脉证加以细辨,方能得出正确的诊断。

读《伤寒论》,用伤寒方,既要熟识其适应证,又要了解其禁忌证。如"伤寒脉浮,发热无汗,其表不解,不可与白虎汤"。因白虎汤为辛寒清解大热之剂,适用于阳明里热而禁用于太阳表寒证之故。推之"若发热微恶寒者,外未解也,其热不潮,未可与承气汤",是承气方类,自为阳明腑实证设,而不当用于表证未解之病。此外,下法禁例数条,有病机在上者,有邪热弥漫于表者,有病位实在心下而不在腹部者,皆在"不可攻之"之例,并与临床实际相符。惟仲景此处所谓"攻之",当指大承气汤而言。若在上述证候中,或可采用和下之法,或加大黄、加芒硝于方中兼以荡涤热实,当又不在此例。至如阳明中寒证,更不可滥用寒凉攻下之剂。

发黄有两种:一为瘀热在里,一为寒湿在里。瘀热在里为阳黄,当属阳明。病因为热与湿合,湿热瘀结于中焦不解,因而发黄。其特征为身、目、小便俱黄,黄色鲜明,并有身热、口干、心烦懊侬、胸脘痞闷,身体倦怠,舌苔黄腻,脉多濡数等,治宜清热除湿以退黄。主方如栀子柏皮汤,属清法。如腹部胀满,大便不畅,里实热证偏重,宜用茵陈蒿汤,属清而兼下法。如外兼表邪,有寒热无汗身痒等证,宜用麻黄连翘赤小豆汤,属清而兼汗法。若寒湿在里而发黄,属阴黄,病因寒湿郁遏于里而发黄。其特征黄色晦暗。症见身不发热,畏冷喜温,大便溏薄,口淡苔白,脉沉迟缓等。治当参照太阴温法,温中复阳以化寒湿,所谓"于寒湿中求之”。

阳明为多气多血之经，故阳明病有气分热证，有血分热证，亦有气热而影响血分为病者。其血分之热特征为口干，但欲漱水不欲咽，必衄，是与气分热证口渴引饮不解者，自有不同。此外，阳明蓄血证，是因阳明病患者有久瘀血之故。其证喜忘，大便虽硬而出反易，色黑，又与阳明腑实证不同。然蓄血证当与太阳抵当证数条互参。

太阳主表，故太阳病以有汗、脉缓为中风，无汗、脉紧为伤寒。阳明主里，阳明病则以能食者为中风，不能食者名中寒。用能食不能食，可以反映出胃阳的盛衰与本因的寒热。故阳明中风数条，多属阳明热证。阳明中寒，即胃中虚冷证。

夫实则谵语，虚则郑声，故郑声多见于三阴虚寒证。阳明病热证实证，则多见谵语，是里热蒸腾扰乱神明所致。但阳热炽盛，阴液潜消，故直视谵语，喘满者死，下利者亦死。亦有汗出过多，出现谵语，为亡阳、阴竭危候。阳明病法多汗，也有久虚人患此病，因气虚津亏而反无汗。阳明腑实燥结，以大便硬为主证，也有津液内竭而致大便硬者。仲景辨阳明胃家实，必步步照顾其虚，是辨证论治之精细独到处。

4 辨少阳病脉证并治

概　　说

少阳包括手少阳经三焦与足少阳经胆腑而言。三焦主决渎而通调水道，故名“中渎之腑”，又为水火气机运行之道路。胆附于肝，内藏精汁而主疏泄，故名“中精之腑”。胆腑清利则肝气条达，脾胃自无贼邪之患，同时手足少阳经脉互有联系，故胆气功能疏泄正常，则枢机运转，三焦通畅，水火契机得以升降自如，故能上焦如雾，中焦如沤，下焦如渎，各有所司。

外邪侵犯少阳，胆火上炎，枢机不运，经气不利，进而能影响脾胃，出现口苦、咽干、目眩、往来寒热，胸胁苦满，默默不欲饮食，心烦喜呕，脉弦细，舌苔白等，称为少阳病。少阳居于太阳阳明之间，因病邪既不在太阳之表，又未达于阳明之里，故少阳病亦称半表半里之证。

少阳外邻太阳，内近阳明，病邪每多传变，则证情常有兼挟。若少阳兼太阳表证，可见发热微恶寒，肢节烦疼，微呕，心下支结等。治宜和解发表之法并用。若兼阳明里实证，则见呕不止，心下急，郁郁微烦，或兼潮热，大便硬等。治宜和解兼通下之法。若兼水饮内停，症见胸胁满微结，小便不利，渴而不呕，但头汗出，往来寒热，心烦者，治宜和解与温化水饮并行，更有少阳病因误治失治，导致病邪弥漫，表里俱病，虚实兼见，因而出现胸满、烦惊、小便不利、谵语、身重等症。治法宜于和解少阳中，并用寓有重镇安神、通阳和表、泻热去实之法。

少阳病有从太阳之表而来者，有自发于少阳者，有少阳受病多日不解的，有伤寒中风，有柴胡证，但见一证便是，不必悉具者。更有少阳病因误治失治，阳盛则入阳明之腑，阴盛则入三阴之脏者。若脾胃气和，则不传变。故曰“伤寒三日，三阳为尽，三阴当受邪，其人反能食而不呕，此为三阴不受邪”是也。

少阳病治疗原则，应以和解为主。小柴胡汤是其主方，汗、吐、下三法均属禁忌之例。但因病情有变化，证候有兼挟，故于和解中仍有兼汗兼下等不同治法。

4.1　少阳病纲要

【原文】

少陽之爲病，口苦，咽乾，目眩也。(263)

【提要】　少阳病提纲。

【释义】　病入少阳，邪在半表半里，以致枢机不利，胆火上炎，灼伤津液，故见口苦、咽干，手足少阳经脉起讫于目锐眥，且胆与肝合，肝开窍于目，邪热循经上干空窍，故头目昏眩。

少阳病除口苦、咽干、目眩外，其主症尚有往来寒热，胸胁苦满，默默不欲饮食，心烦喜呕等。其致病因素与发病机理，则是外邪侵入少阳，正邪分争，少阳枢机不利，进而影响脾胃之故，故本条少阳病提纲，应与96条所述主症合参，较为全面。

成无已说:“足少阳，胆经也。《内经》曰：有病口苦者，名曰胆瘅。《甲乙经》曰：胆者，中精之府，五脏取决于胆，咽为之使。少阳之脉，起于目锐眥，少阳受邪，故口苦、咽干、目眩。”

【原文】

少陽中風，兩耳無所聞，目赤，胸中滿而煩者，不可吐下，吐下則悸而驚。（264）

【提要】 少阳中风证治与禁忌及误治后变证。

【释义】 少阳中风，是风邪侵入少阳之经。足少阳经脉起于目锐眦走于耳中，下胸中，贯膈。少阳风火上扰，清窍壅滞，故耳聋，目赤。邪结胸胁，经气不利，所以胸中满而烦。治法当以和解为主。如误认胸满而烦为肠胃实邪阻滞，而用吐下之法，势必耗伤气血，以致心失所养，神明无主，而出现心悸、惊惕等变症，故少阳病禁用吐下之法。

《医宗金鉴》说："少阳，即首条口苦、咽干、目眩之谓也。中风，谓此少阳病，是从中风之邪传来也。少阳之脉，起目锐眥，从耳后，入耳中，其支者，会缺盆，下胸中，循胁。表邪传其经，故耳聋、目赤、胸中满而烦也。然此少阳半表半里之胸满而烦，非太阳证具之邪陷胸满而烦者比，故不可吐下。若吐下则虚其中，神志虚怯，则悸而惊也。”

【原文】

傷寒，脉弦細，頭痛發熱者，屬少陽。少陽不可發汗，發汗則譫語，此屬胃，胃和則愈；胃不和，煩而悸。（265）

【提要】 少阳伤寒禁汗及误汗后的变证与转归。

【释义】 头痛发热，三阳病皆有：若脉浮而头痛发热，是病在太阳之表，当用汗解。若头痛发热而脉洪大或滑数，是病在阳明之里，当清下里热。今伤寒脉弦细而头痛发热，弦是少阳主脉，脉证合参，从而诀诊为病属少阳，治法当用和解而不可妄用汗法。误汗则津液外泄，胃中干燥，津伤热盛，故发谵语。谵语由胃热所致，故云"此属胃"。治法当和胃泄热，则谵语自止。若胃不和则胃燥津伤益甚，更可出现心烦而悸之变症。此皆少阳误汗所致，故少阳病禁用汗法。

《医宗金鉴》说："脉弦细，少阳之脉也。上条不言脉，此言脉者，补言之也。头痛发热无汗，伤寒之证也，又兼见口苦、咽干、目眩之证，故曰属少阳也。盖少阳之病，已属半里，故不可发汗。若发汗，则益伤其津，而助其热，必发谵语，则是转属胃矣。若其人津液素充，胃能自和，则或可愈。否则津干热结，胃不能和，不但谵语，且更增烦而悸矣。”

4.2 少阳病本证

4.2.1 小柴胡汤证

【原文】

傷寒五六日，中風，往來寒熱[①]，胸脅苦滿[②]，嘿嘿[③]不欲飲食，心煩喜嘔，或胸中煩而不嘔，或渴，或腹中痛，或脅下痞鞕，或心下悸、小便不利，或不渴、身有微熱，或咳者，小柴胡湯主之。（96）

【词解】 ① 往来寒热：即恶寒发热交替出现。

② 胸胁苦满："苦"，作动词用，即病人苦于胸胁满闷。

③ 嘿嘿：嘿，同"默"。默默，形容词，即表情沉默，不欲语言。

【提要】 少阳病的证治。

【释义】 伤寒或中风，约经过五六日后，出现往来寒热等证，是病邪已入少阳。因病在少阳半表半里，枢机不利，正邪分争，正胜则热，邪胜则寒，寒热交替出现。所以往来寒热是少阳病主要热型。往来寒热，即与太阳病发热恶寒同时并见者有异，亦与疟疾之寒热间日或一日一作、发有定时者，自有区别。更与阳明病身热汗出、不恶寒、反恶热者不同。足少阳之脉，下胸中，贯膈，络肝属胆，循胁里。邪犯少阳，经气不利，故见胸胁苦满。胆火内郁，进而影响脾胃，则神情默默，不欲饮食。胆火内郁则心烦、胃失和降则喜呕。以上皆属少阳病主证。治法当用和解，主用小柴胡汤以治之。

至于少阳或然证：如邪郁胸胁，未犯胃腑，则烦而不呕；邪热伤津则口渴；肝胆气郁，横逆犯脾，故腹中痛；胁下痞硬较胸胁苦满证情为重，或兼水饮蓄结所致。少阳统辖胆与三焦，三焦为决渎之官，乃水气通行之道路。邪入少阳，影响三焦水分的通调：如水饮停于心下，为心下悸；若兼水停于下，膀胱气化失常，则为小便不利；或寒饮射肺则为咳；至于不渴、身有微热，是里和而表证未解。凡此均属少阳病或然证。治法可在小柴胡汤的基础上，再根据病情，随证加减治之。

方中行说："伤寒五六日，中风，往来寒热，互文也。言伤寒与中风，当五六日之时，皆有此往来寒热以下之证也。五六日，大约言也。往来寒热者，邪入躯壳之里，脏府之外，两夹界之隙地，所谓半表半里，少阳所主之部位。故入而并于阴则寒，出而并于阳则热，出入无常，所以寒热间作也。胸胁苦满者，少阳之脉，循胸络胁，邪凑其经，伏饮搏聚也。默，静也。胸胁既满，谷不化消，所以静默不言，不需饮食也。心烦喜呕者，邪热伏饮搏胸胁者，涌而上溢也。或为诸证者，邪之出入不常，所以变动不一也。"

【治法】 和解少阳。

【方药】 小柴胡汤方

柴胡半斤　黄芩三两　人参三两　半夏半升（洗）　甘草（炙）　生姜（切）各三两　大枣十二枚（擘）

上七味，以水一斗二升，煮取六升，去滓，再煎取三升。温服一升，日三服。若胸中烦而不呕者，去半夏、人参，加栝蒌实一枚。若渴，去半夏，加人参合前成四两半，栝楼根四两。若腹中痛者，去黄芩，加芍药三两。若胁下痞鞕，去大枣，加牡蛎四两。若心下悸、小便不利者，去黄芩，加茯苓四两。若不渴、外有微热者，去人参，加桂枝三两，温覆微汗愈。若咳者，去人参、大枣、生姜，加五味子半升，干姜二两。

【方义】 柴胡气质轻清，苦味最薄，能疏少阳之郁滞。黄芩苦寒，气味较重，能清胸腹蕴热以除烦满。《本经》称柴胡推陈致新，黄芩主治诸热，柴、芩合用，能解少阳半表半里之邪。半夏、生姜调理胃气，降逆止呕。人参、炙草、大枣益气和中、扶正祛邪。本方寒温并用，升降协调，有疏利三焦、调达上下、宣通内外，和畅气机的作用。且方用去滓再煎之法，是取其气味醇和，且有和解少阳枢机之功，故称为和剂。

至于因证加减之例：如胸中烦而不呕，胸烦是邪热聚于胸膈，不呕是胃气尚未上逆。热聚则不得以甘补，不逆则不必用辛散，故去人参、半夏，加栝蒌实以除热荡实；若渴，是木火内郁，进而影响燥热气盛，津气受伤，故去半夏辛燥，加人参、栝楼根甘苦凉润，以清热生津；若腹中痛，是木邪干土。去苦寒之黄芩，以免不利脾阳，加芍药能于土中泻木，和脾络而止腹痛；若胁下痞硬，是邪聚少阳之经。去大枣甘能壅满，加牡蛎咸以软坚；若心下悸，小便不利，是三焦决渎失常，水饮蓄而不行。以水饮得冷则停，得淡渗则通利，故去黄芩，加茯苓。若不渴、外有微热；不渴，知病未入里；外有微热，是兼表未解；故去人参之壅补，而加桂枝以解外若咳者,肺寒而气逆,加干姜之温以暖中寒,五味子之酸以收逆气。人参、大枣甘壅不利于逆,生姜之辛亦恶其散,故必去之耳。

【参考资料】 医案选录

1. 董××,病伤寒数日,两胁挟脐痛不可忍。或作奔豚治,予视之曰:非也。少阳胆经,循胁入耳。邪在此经,故病心烦,喜呕,渴,往来寒热,默不能食,胸胁满闷,少阳证也。始太阳传入此经,故有是证。仲景云:太阳病不解,传入少阳,胁下痛,干呕者,小柴胡汤主之。三投而痛止,续得汗解。(《伤寒九十论》)

2. 曾治某女,29岁。患顽固性呕吐,已三年未愈。每于食后即呕吐,呕吐物味极酸苦而挟痰涎。右胁胀满,胃脘作痛,惟二便尚调。月经前后参差不定,经行则心胸烦满而小腹胀痛。脉沉弦而滑,舌苔白滑。

辨证:此证为肝胆气郁,气郁而疏泄不利,则生痰饮,使胃气失于和降,故呕吐痰涎而味带酸苦。至于舌脉之诊,也都反映少阳气郁不疏之候。

治法:疏利肝胆,清化痰热。

处方:柴胡12克 黄芩10克 半夏 生姜各10克 党参 炙甘草各6克 竹茹 橘皮各12克 香附 郁金各10克

此方共服六剂而呕吐全瘳,其后也未再复发。(《伤寒论十四讲》)

现代研究资料

小柴胡汤治疗产后发热8例。8例均为青壮年,体温超过38℃,最高者达39.6℃。发热原因均系产后感染,白细胞在12 000以上,最高达32 500。发热持续天数为3~6天不等。应用中药日期,自产后起3~11天不等。诊前均已用过西药,如各种抗菌素等,其中5例经用西药效果不显,3例用西药后高热已有下降趋势,但仍有头晕或头痛,胸闷、口苦,或见泛恶、纳呆等证。8例中,最快者服药二剂却退热,最慢者五剂,平均三剂。

临床表现有头晕或头痛发热,午后为甚,胸闷,口苦,或见泛恶等。基本处方为:软柴胡八分,炒黄芩一钱五分,潞党参三钱,姜半夏三钱,甘草五分,全当归三钱,川芎五分,炒白芍一钱五分,紫丹参三钱,益母草三钱,生姜一片。加减法:恶露未净,腹痛拒按者,去白芍、生姜,合生化汤用。发热微恶寒,肢节烦疼,自汗出者,加桂枝。兼高血压者,柴胡炒用。

病案举例:刘姓,女,28岁,第一胎足月自娩,产前血压150/100 mmHg,曾一度发痉,产后第七天,体温突然上升至39.6℃,恶露无臭气。白细胞13 400,中性85%。曾用抗菌素治疗3天无效。症见恶露虽少,未净,腹不胀痛,寒热往来,连日不解,头面浮肿,口苦作恶,胸痞,时太息,舌淡红,苔薄腻,脉弦数。肝阳素旺,复因产后血室空虚,邪乘虚入,居于肝胆之经。少阳之气不和,营卫失调。拟下方:醋炒柴胡八分,姜半夏三钱,炒黄芩一钱半,人参四片(吞),全当归三钱,炒白芍一钱半,紫丹参三钱,粉甘草五分,益母草三钱,炒黑荆芥八分,生姜一片。服上药一剂,得汗热减。第二剂热退(37.4℃)。服三剂后热罢。最后以和养之剂调治,服药八剂收效。(《上海中医药杂志》1965年第10期第14页)

【原文】

血弱氣盡,腠理開,邪氣因入,與正氣相搏,結于脅下,正邪分争,往來寒熱,休作有時,嘿嘿不欲飲食,藏府相連,其痛必下,邪高痛下,故使嘔也,小柴胡湯主之。服柴胡湯已,渴者屬陽明,以法治之。(97)

【提要】 少阳病的病理与转属阳明的证治。

【释义】 本条是承接上条而来,反复阐述少阳病的病理机制与转属阳明的证治。“血弱气尽,腠理开,邪气因入”,是言人体气血虚弱,阳气不能卫外,腠理疏松,外邪乘虚侵入,邪入与正气相搏,结于胁下,胁下为少阳所主的部位。少阳受病,经气不利,故见胸胁苦满。少阳病在半表半里,正邪分争,邪胜则寒,正胜则热,所以往来寒热,休作有时。肝胆相连,脾胃相关,肝木乘脾,则为腹痛,胆热犯胃,故使呕逆。“高”与“下”指部位而言,因胆的部位较高,胆经受邪,故云“邪高”。腹痛的部位较胆为下,所以说“痛下”。尤在泾说“邪高谓病所从来处,痛下谓病所结处”,即是此意。其嘿嘿不欲饮食,亦是少阳受病进而影响脾胃之故。以上所述属于少阳病本证,治法当用和解,而主以小柴胡汤治之。若服柴胡汤后反见渴者,此病不在少阳,已属阳明,应从阳明证治之。因少阳病本有或渴一证,今服柴胡汤后而渴,且曰属阳明,是必少阳证罢,纯是阳明见证可知,自与少阳病或渴又有所不同。

王肯堂说:“血弱气尽至结于胁下,是释胸胁苦满句。正邪分争三句,是释往来寒热句,倒装法也。默默不欲饮食,兼上文满痛而言。脏腑相连四句,释心烦喜呕也。”

方中行说:“已,毕也。渴亦柴胡或为之一证,然非津液不足,水饮停逆则不渴。或为之渴,寒热往来之暂渴也。今服柴胡汤已毕而渴,则非暂渴,其为热已入胃亡津液而渴可知,故曰属阳明也。”

【原文】

本太陽病不解,轉入少陽者,脅下鞕滿,乾嘔不能食,往來寒熱,尚未吐下,脉沉緊者,與小柴胡湯。(266)

【提要】 太阳病转入少阳的脉证治法。

【释义】 本太阳病不解,而出现胁下硬满、干呕不能食、往来寒热等症,是病已转入少阳。亦可说明少阳病来路,多是病邪从表而入少阳半表半里之界。尚未吐下,自是未经误治,正气未伤,一般无邪陷三阴的可能,脉沉紧,是病已去表而转入少阳之象。盖太阳证罢,脉必不浮,少阳证见,故与之相对曰沉,且弦脉之甚者,类似紧脉,故合称沉紧。因病属少阳,故治宜于和解,而与小柴胡汤。

徐大椿说:“此为传经之邪也。以上皆少阳本证,未吐下,不经误治也。少阳已渐入里,故不浮而沉,紧则弦之甚者,亦少阳本脉。”

【原文】

傷寒四五日,身熱,惡風,頸項强,脅下滿,手足温而渴者,小柴胡湯主之。(99)

【提要】 三阳证见,治从少阳以和解为主。

【释义】 伤寒四五日,身热,恶风,颈项强属太阳表证;胁下满,属少阳半表半里之证;手足温而渴,属阳明里证。本条三阳证见,治从少阳,而以和解为主,主用小柴胡汤。使枢机运转,上下宣通,内外畅达,则三阳之邪,均可得解。但从具体证情对于决定具体治疗措施,作出细致分析,应当参照少阳或然证之例,治法于和解之小柴胡汤中,再根据表里证候之孰轻孰重,而适当加减治之。

钱天来说:“身热恶风,项强,皆太阳表证也。胁下满,邪传少阳也。手足温而渴,知其邪未入阴也。以太阳表证言之,似当汗解,然胁下已满,是邪气已入少阳。仲景原云:伤寒中风,有柴胡证,但见一证便是,不必悉具。故虽有太阳未罢之证,汗之则犯禁例,故仍以小柴胡汤主之。但小柴胡汤当从加减例用之。太阳表证未除,宜去人参加桂枝,胁下满,当加牡蛎,渴则去半夏加栝蒌根为是。”

【原文】

傷寒,陽脉①濇,陰脉②弦,法當腹中急痛,先與小建中湯;不瘥③者,小柴胡湯主之。(100)

【词解】 ① 阳脉：指浮取。

② 阴脉：指沉取。

③ 不瘥：谓病不愈。

【提要】 少阳兼里虚寒证，治用先补后和之法。

【释义】 伤寒，阳脉涩，是脉浮取而涩，为本虚，为气血不足。阴脉弦，是脉沉取而弦，弦主病在少阳，又主痛证。腹中急痛而见此脉，主要由于中焦虚寒，气血不足，复为少阳之邪相乘所致，亦即少阳兼里虚寒之证。先与小建中汤者，调和气血，建中止痛，以治里虚之本，并寓扶正祛邪之义。若服汤后腹痛止，而少阳病未解者，则用小柴胡汤，以和解少阳之标。

少阳或然证有兼腹痛，治法用小柴胡汤去黄芩、加芍药，是病以少阳为主，仅加芍药以和脾抑肝缓急止痛。本证腹痛以中焦虚寒为主，少阳之邪次之，治法侧重先宜建立中气，而后和解少阳。两者证情略似而治法不同，可以明确证候与治法之主从关系。

汪苓友说："此条乃少阳病兼挟里虚之证。伤寒脉弦者，弦本少阳之脉，宜与小柴胡汤。兹但阴脉弦而阳脉则涩。此阴阳以浮沉言，脉浮取之则涩而不流利，沉取之亦弦而不和缓。涩主气血虚少，弦又主痛，法当腹中急痛。与建中汤者，以温中补虚缓其痛而兼散其邪也。先温补矣，而弦脉不除，痛犹未止者，为不差，此为少阳经有留邪也，后以小柴胡汤去黄芩加芍药以和解之。盖腹中痛，亦柴胡证中之一候也。愚以先补后解，乃仲景神妙之法。"

【原文】

傷寒中風，有柴胡證，但見一證便是，不必悉具。凡柴胡湯病證而下之，若柴胡證不罷者，復與柴胡湯，必蒸蒸而振，却復發熱汗出而解。（101）

【提要】 辨柴胡汤的使用法及误下后服柴胡汤的机转。

【释义】 伤寒中风，有柴胡证，但见一证便是，不必悉具，所谓一证，当指少阳主证之一而言，如往来寒热、胸胁苦满、心烦喜呕等是。论中如"胸满胁痛者""胸胁满不去者""呕而发热者""续得寒热发作有时者"，均与小柴胡汤，即是其例。可见少阳病只须见到一部分主证，即可使用小柴胡汤，不必主证悉具，然后用之。

病在少阳，见柴胡证，治法当以和解为主。使用下法，自属误治。误下后如柴胡证仍在，自可使用小柴胡汤。惟误下后正气受损，抗邪乏力，服汤后正气得药力之助，奋起抗邪，正邪交争，必然振振而寒，蒸蒸而热，及至正胜邪却时，遂发热汗出而解。此种病解的机转过程，即俗称战汗。

汪苓友说："伤寒中风者，谓或伤寒、或中风，不必拘也。柴胡证者，谓邪入少阳，在半表半里之间也。但见一证，谓或口苦，或咽干目眩，或耳聋无闻，或胁下硬满，或呕不能食，往来寒热等，便宜与柴胡汤。故曰：呕而发热者，小柴胡汤主之，不必待其证候全具也。"

成无已说："邪在半表半里之间，为柴胡证，即未作里实，医便以药下之。若柴胡证仍在者，虽下之不为逆，可复与柴胡汤以和解之。得汤邪气还表者，外作蒸蒸而热。先经下里虚，邪气欲出，内则振振然也。正气胜，阳气生，却复发热汗出而解。"

【原文】

陽明病，發潮熱，大便溏，小便自可，胸脅滿不去者，與小柴胡湯。（229）

【提要】 阳明病柴胡证未去的治法。

【释义】 阳明病，发潮热，潮热为阳明腑实特征，当伴有小便数、大便硬、腹部胀满疼痛等症状。今大便溏,小便自可,腹无满痛之苦,虽有潮热,是燥实未甚,阳明腑证尚未形成,且胸胁满不去,当属少阳证未罢,故仍须从少阳论治,而与小柴胡汤。

钱天来说:"此阳明兼少阳之证也。邪在阳明而发潮热,为胃实可下之候矣。而大便反溏,则知邪虽入而胃未实也。小便自可,尤知热邪未深。胸胁满者,邪在少阳之经也。盖阳明虽属主病,而仲景已云:伤寒中风,有柴胡证,但见一证便是,不必悉具。故凡见少阳一证,便不可汗下,惟宜以小柴胡汤和解之也。"

【原文】

陽明病,脅下鞕滿,不大便而嘔,舌上白苔者,可與小柴胡湯。上焦得通,津液得下,胃氣因和,身濈然汗出而解。(230)

【提要】 本条是承接上条而来,与上条同属阳明病,但少阳柴胡证未罢,故主用和解法,从少阳论治。上条阳明病,发潮热,但大便溏,小便自可,胸胁满不去,其证重在少阳。本条阳明病不大便,但硬满不在腹部而在胁下。舌苔不是黄燥而见白苔,更见呕逆,说明证候仍以少阳为主,当从少阳论治,故可与小柴胡汤。

小柴胡汤为和解少阳宣展枢机之剂,使上焦气机得以宣通,则胁下硬满可去,津液得下,则大便自调,胃气和降,则呕逆可除。三焦通畅,气机无阻,自可周身濈然汗出而病解。

成无己说:"阳明病,腹满,不大便,舌苔黄者,为邪热入府,可下。若胁下硬满,虽不大便而呕,舌上白苔者,为邪未入府,在表里之间,与小柴胡汤以和解之。"

张令韶说:"不大便者,下焦不通,津液不得下也。呕者,中焦不治,胃气不和也。舌上白苔者,上焦不通,火郁于上也。可与小柴胡汤,调和三焦之气。上焦得通而白苔去,津液得下而大便利,胃气因和而呕止。三焦通畅,气机旋转,身濈然汗出而解也。"

【原文】

傷寒五六日,頭汗出,微惡寒,手足冷,心下滿,口不欲食,大便鞕,脉細者,此爲陽微結,必有表,復有里也。脉沉,亦在里也。汗出,爲陽微。假令純陰結,不得復有外證,悉入在里,此爲半在里半在外也。脉雖沉緊,不得爲少陰病。所以然者,陰不得有汗,今頭汗出,故知非少陰也,可與小柴胡湯。設不了了者,得屎而解。(148)

【提要】 辨阳微结的脉证治法及与纯阴结的鉴别。

【释义】 本条着重辨明少阳阳微结与少阴纯阴结的脉证及阳微结的治法。条文当分三段解释:

自"伤寒五六日"至"必有表复有里也"为第一段,阐述阳微结的脉证。伤寒五六日,头汗出为郁热上蒸所致。微恶寒,是表证尚在,不言发热者,当是省文。手足冷为阳郁于里而不能达于四末。脉细(审前后文字当是沉紧而细),是因阳郁于里,气血流行不畅,故脉道不利。心下满,口不欲食,大便硬,皆是邪结胸胁,津液不下,胃气失和所致。较之阳明里实燥结之证,热结尚浅,且表证未解,故称阳微结。其病机总由枢机不利,气血不能流畅运行,故其见证既有表证,又有里证。

自"脉沉亦在里也"至"故知非少阴也"为第二段。辨析阳微结与纯阴结的不同要点。由于阳微结有脉细(沉紧)、手足冷、微恶寒等症,有似少阴纯阴结,故须加以鉴别:第一,少阴里虚寒证,不得复有外证,悉入在里。而阳微结则是既有表证,复有里证,所谓"半在里半在外也”。第二,本证头汗出,为枢机不利,郁热上蒸所致。若少阳阴寒内盛,不得有汗,亦有亡阳汗出或见头汗出,但必伴有少阴虚寒阳气外越危候,与此见证不同。所以虽脉沉紧,不得认为是少阴病。

自“可与小柴胡汤”至“得屎而解”为第三段,提出阳微结的治法。因本证半在里半在外,总由少阳枢机不利所致,当与小柴胡汤,使上焦得通,津液得下,胃气因和,周身濈然汗解,则表里诸证悉除。设里气未和,病人尚不了了,自当微通其便,故云“得屎而解”。

成无己说:“伤寒五六日,邪当传里之时,头汗出,微恶寒者,表仍未解也。手足冷,心下满,口不欲食,大便硬,脉细者,邪结于里也。大便硬为阳结。此邪热虽传于里,然以外带表邪,则热结犹浅,故曰阳微结。脉沉虽为在里,若纯阴结则更无头汗恶寒之表证。诸阴脉皆至颈胸而还,不上循头,今头汗出,知非少阴也。与小柴胡汤,以除半表半里之邪。服汤已,外证罢而不了了者,为里热未除,与汤取其微利则愈,故云得屎而解。”

4.2.2 小柴胡汤禁例

【原文】

得病六七日,脉遲浮弱,惡風寒,手足温,醫二三下之,不能食而脅下滿痛,面目及身黄,頸項强,小便難者,與柴胡湯,后必下重。本渴飲水而嘔者,柴胡湯不中與也,食谷者噦。(98)

【提要】 表病里虚误下致变及中虚饮停的柴胡疑似证。

【释义】 得病六七日,脉浮弱,恶风寒,为表证仍在。但脉迟为寒,不发热而手足温,是病与太阴有关。此因病人脾阳素虚,感受风寒,邪已入里而表证未解,治法当以温中解表为宜。若误认为阳明实证而屡用下法,导致脾胃更虚,受纳无权,则不能食;脾虚而寒湿郁滞,故胁下满痛;影响肝胆疏泄功能,木郁不达,胆汁不循常道,溢于周身,因而面目及身俱黄;脾失转输之职,水不下行,故小便难。颈项强是表犹未解,此时治法应以温中散寒祛湿为主。若误认胁下满痛为少阳病枢机不利,而用小柴胡汤,则苦寒伤中,必致脾虚气陷,更增泻利下重,此段言脾阳虚而寒湿中阻者,出现柴胡疑似证,不可妄用小柴胡汤。

“本渴饮水而呕者”,另指脾虚失运而为寒饮的病理机转。病因脾阳不足,转输无权,以致水气不化,津液不能上承则渴。饮逆于胃,故水入而呕。此症若误认为少阳病之呕,妄用柴胡汤,则中气必败,必进而为食谷则哕之变症。此段言寒饮病不可与柴胡汤之例。

《医宗金鉴》说:“得病六七日,少阳入太阴之时也。脉迟,太阴脉也。脉浮弱,太阳脉也。恶风寒,太阳证也。手足温,太阴证也。医不以柴胡桂枝汤而和之,反二三下之,表里两失矣。今不能食,胁下满痛,虽似少阳之证,而实非少阳也。面目及身发黄,太阴之证已具也。颈项强,则阳明(编者注:“阳明”疑为“太阳”之误。)之邪未已也。小便难者,数下夺津之候也。此皆由医之误下,以致表里杂糅,阴阳同病。若更以有少阳胁下满痛之一证,不必悉具,而又误与柴胡汤,则后必下重,是使邪更进于太阴也。”

成无己说:“不因饮水而呕者,柴胡汤证。若本因饮而呕者,水停心下也。《金匮要略》曰:先渴却呕者,为水停心下,此属饮家。饮水者,水停而呕。食谷者,物聚而哕。皆非小柴胡汤所宜。两者皆柴胡汤之戒,不可不识也。”

4.3 少阳病兼变证

4.3.1 变证治则

【原文】

若已吐下發汗溫針，譫語，柴胡湯證罷，此爲壞病，知犯何逆，以法治之。（267）

【提要】 少阳病误治后变证的救逆治则。

【释义】 本条承接266条而来，是言少阳病治法当以和解为主，主方为小柴胡汤。若用发汗吐下温针等法误治，小柴胡证已不存在，出现谵语，是误治的后果。此为坏病，说明病情已向危重方面转化。此时救治原则，应当审辨误治之逆，综合脉证而随证施治。

沈明宗说："太阳不解，而传少阳，当与小柴胡汤和解，乃为定法。反以吐下发汗温针，以犯少阳之戒。而邪热陷入阳明，故发谵语，已为坏证。要知谵语乃阳明受病，即当知犯阳明之逆而治之。若无谵语，而见他经坏证，须凭证凭脉，另以活法治之也。"

4.3.2 柴胡桂枝汤证

【原文】

傷寒六七日，發熱，微惡寒，支節煩疼，微嘔，心下支結①，外證未去者，柴胡桂枝湯主之。（146）

【词解】 ① 心下支结：即患者感觉心下有物支撑结聚之意。

【提要】 少阳病兼表的证治。

【释义】 本条是伤寒六七日，病邪已入少阳，而太阳外证未罢之证。发热，微恶寒，支节烦疼，是太阳桂枝证；微呕，心下支结，是少阳柴胡证。从仲景对理法方药严谨的一致性来看，本条叠用两"微"字，说明太阳证中恶寒微，知发热亦微，仅肢节烦痛而无头项强痛，周身疼痛，可见其证之轻。少阳证中微呕，即心烦喜呕而微，心下支结与胸胁苦满同类而轻。因太少之证俱轻，故用小剂量的柴胡桂枝汤复方，调和营卫，以解太阳之表；和解枢机，以治少阳之里。

柯韵伯说："此伤寒六七日，正寒热当退之时，尚见发热恶寒诸表证，更兼心下支结诸里证，表里不解，法当双解之。然恶寒微，则发热亦微可知。支节烦疼，则一身骨节不痛可知。微呕，心下亦微结，故谓之支结。表证虽不去而已轻，里证虽已见而未甚，此太阳少阳并病病之轻者。故取桂枝之半，以解太阳未尽之邪；取柴胡之半，以解少阳之微结。凡口不渴，身有微热者，当去人参。此以六七日来，邪虽不解，而正气已虚，故用人参以和之也。外证虽在，而病机已见于里，故方以柴胡冠桂枝之前。为双解两阳之轻剂。"

【治法】 和解少阳，兼以表散。

【方药】 柴胡桂枝汤方

桂枝一两半（去皮） 黄芩一两半 人参一两半 甘草一两（炙） 半夏二合半（洗） 芍药一两半 大枣六枚（擘） 生姜一两半（切） 柴胡四两

上九味，以水七升，煮取三升，去滓。温服一升。

【方义】 本方取小柴胡汤、桂枝汤各用半量，合剂而成。以桂枝汤调和营卫，解肌辛散，以治太阳之表；以小柴胡汤和解少阳，宣展枢机，以治半表半里。本方当是太少表里双解之轻剂。原本方后服法下有"本云：人参汤，作如桂枝法，加半夏、柴胡、黄芩；复如柴胡法，今用人参，作半剂”等二十九字，与方意不合。今删。

【参考资料】 医案选录

刘××，女，21岁。患者于5月3日足月顺产一男婴。5月6日上午6时许，突然寒战，头昏痛，体温达40.4℃。化检：红细胞401万，血色素78%，白细胞17 200。分类计数：中性80%，酸性2%，淋巴18%。用青霉素、链霉素后体温稍降，但当日下午，又发寒战，两腿抽搐疼痛，口唇发绀，体温达41.2℃，大汗，稍缓后又复发寒战一阵，血压98/60 mmHg。血液查疟原虫阴性，即请中医科急会诊。

主诉：上午突发寒战，继之高烧，冷汗甚多，头昏，两侧太阳穴痛，目胀，全身疼痛不适，口苦而干，欲呕，大便整日未行，小便间畅。诊其脉浮数，舌浅红，苔白微腻。为产后外感风寒，太少两阳合病之候。以解肌透表，调和营卫，兼以和解少阳之法治疗。处方：桂枝二钱 白芍二钱 甘草二钱 生姜二钱 大枣四枚 柴胡二钱 沙参三钱 半夏一钱半 黄芩二钱 葛根三钱。一次服。

服药后次日，身痛已解，头痛减，不恶风冷，体温恢复正常（36℃），但自汗甚多，口苦而干，间或欲呕，不思饮食，二便流畅。脉弦数而滑，舌红而苔腻微黄。此表已解，而余证未清，仍宗原法减葛根，加丹参三钱，花粉三钱，知母三钱，麦冬三钱。一次服。

三诊时，自觉诸证悉除，胃纳渐佳，无不适感，体温稳定在36℃左右，停用中药，于翌日痊愈出院。（《广东医学·祖国医学版》1963年第一期第33页）

4.3.3 大柴胡汤证

【原文】

太陽病，過經十余日，反二三下之，后四五日，柴胡證仍在者，先與小柴胡湯；嘔不止，心下急[①]，鬱鬱微煩者，爲未解也，與大柴胡湯下之則愈。（103）

【词解】 ①心下急：心下，指胃上脘部。急，有窘迫之势。心下急是指胃脘部有拘急不快或疼痛的感觉。

【提要】 少阳病兼里实的证治。

【释义】 太阳病传入少阳，而太阳表证已罢，谓之“过经”。病入少阳，治法当以和解为主，而不得妄用攻下。今反二三下之，所幸患者正气尚旺，未因误下而造成变证。后四五日柴胡证仍在，故先与小柴胡汤以和解少阳。若服小柴胡汤后，症见呕不止、心下急、郁郁微烦等，是因屡下之后，病邪兼入阳明，化燥成实之故。少阳病不解，固不当用下，因兼阳明里实，又不得不下，故用大柴胡汤，是即和解与通下并行之法。

汪苓友说：“此条系太阳病传入少阳复入于胃之证。太阳病过经十余日，知其时已传入少阳矣，故以二三日下之为反也。下之而四五日后，更无他变，前此之柴胡证仍在者，其时纵有可下之证，须先与小柴胡汤，以和解半表半里之邪。如和解之而呕止者，表里气和，为已解也。若呕不止，兼之心下急，郁郁微烦。心下者，正当胃府之中，急则满闷已极。郁烦为热结于里。此为未解也。后与大柴胡汤，以下其里热则愈。”

【治法】 和解少阳，通下里实。

【方药】 大柴胡汤方

柴胡半斤 黄芩三两 芍药三两 半夏半升（洗） 生姜五两（切） 枳实四枚（炙） 大枣十二枚（擘）

上七味，以水一斗二升，煮取六升，去滓，再煎。温服一升，日三服。一方，加大黄二两，若不加，恐不为大柴胡汤。

【方义】 本方是小柴胡汤去人参、炙草加芍药、枳实、大黄而组成。因少阳病未解，故用小柴胡汤以和解少阳。又兼阳明里实，故去人参、炙草以免补中益邪。加芍药和营，缓腹中急痛，加枳实、大黄利气消痞，通下热结，合为少阳兼里实两解之剂。

原本所载本方无大黄，但方后云："一方，加大黄二两，若不加，恐不为大柴胡汤。"考《金匮要略》及《肘后方》、《千金》、《外台》诸书，大柴胡汤均有大黄，故此说可从。惟从临床使用大柴胡方之病例进行分析，大柴胡汤具有一方两法，其大黄之去取，仍以里实程度之轻重而作出决定为是。

【参考资料】 医案选录

1. 刘××，性躁善怒，凡事不如意，即情绪索然，抑郁于心，因之肝气不疏，常见胸胁胀痛、噫气不休之症。但服芳香调气药即愈。今秋天候异常，应凉而反热，俨然炎夏，所谓当去不去，非时之候也。妇感时气，前病复作，胸胁益疼，心下痞硬，欲呕。医用前药治之不效，邀往会诊。切脉弦数，口苦，舌干燥，胸胃痞胀，尿黄便结。审为肝燥胃热，有类于大柴胡汤证。由于天候失常，燥热为患，凡前芳香燥药，已非所宜，当随证情之异，应用解郁疏肝清热调胃法。处以大柴胡汤加香附、青皮、郁金、栀仁诸品煎服。顿时心胸朗爽，须臾大便数行，呕痛顿失。故医者贵察天时之变，审证之宜，方随证变，药以时施，拘囿成规，又乌乎可。(《伤寒论通俗讲话》)

2. 李××，女，54 岁。右胁胀痛，掣及胃脘，痛不可忍，满床乱滚，汗出淋漓，惟注射杜冷丁方可勉强止痛。其人体肥，面颊潮红，舌根黄腻，脉沉弦滑有力。问其大便已四五日未解，小便黄赤，口苦泛恶，不能饮食。经西医检查，诊断为胆囊炎，亦不排除胆结石。据我分析，实为肝胃气火交郁，气血阻遏不通，故胁脘疼痛难耐，大便不通，苔黄腻，脉有力，主里已成实，非攻下不能已。为疏：柴胡 18 克，黄芩 9 克，半夏 9 克，生姜 12 克，白芍 9 克，陈皮 12 克，枳实 9 克，生大黄 9 克，生牡蛎 12 克，郁金 9 克。药煎成分三次服，一服痛止，安然入睡；再服，大便解下甚多，心胸甚爽，疼痛未发，口苦、恶心皆除，切其脉转软，换方用调理肝胃之法获效。(《伤寒论通俗讲话》)

3. 何××，女，66 岁(住院号 18266)。患者右上腹反复疼痛四十余年，复发十天，伴畏寒，发热，呕吐。西医诊断：慢性胆囊炎急性发作，胆石症。经西药保守治疗无效，急行手术。但行硬膜外麻醉时，迅速出现急性循环衰竭，被迫中止手术。越二日，仍高烧不退，腹痛加重，乃邀会诊。证见右胁绞痛，硬满拒按，乍寒乍热，口苦呕逆，大便秘结，舌红，苔黄厚粗糙少津，脉滑数……为少阳郁热在里，而兼阳明之大柴胡汤证。法宜清胆泻胃，投大柴胡汤合金铃子散，一剂热退，痛减便通，呕苦止。继以清胆和胃，调理旬日而愈。迄今患者年过八旬，尚能料理家务。(《新中医》1983 年第 2 期第 34 页)

【原文】

傷寒發熱，汗出不解，心中痞鞕，嘔吐而下利者，大柴胡湯主之。(165)

【提要】 少阳兼里实另一证型的治法。

【释义】 伤寒发热，虽汗出而热不解，更见心中痞硬，呕吐而下利者，此是太阳表证已罢，病入少阳，而兼见阳明里实之证。邪入少阳，枢机不利，气机阻滞，故心中痞硬，胆逆犯胃，则见呕吐。加之里气壅实，升降失常，其呕吐当更加突出。可与 103 条呕不止互参。其下利当属热结旁流一类，虽下利而里实燥结仍在，故用大柴胡汤，于和解少阳宣展枢机之中，兼以通下里实。

程郊倩说："心中痞硬，呕吐而下利，较之心腹濡软，呕吐而下利为里虚者不同。发热汗出不解，较之呕吐下利，表解者乃可攻之，竟用十枣汤者又不同。况其痞不因下后而成。并非阳邪陷入之痞，而里气内拒之痞。痞气填入心中，以致上下不交，故呕吐而下利也。大柴胡汤虽属攻剂，然实管领表里上中之邪，总以中焦为出路，则攻中自寓和解之义，主之是为合法。

4.3.4 柴胡加芒硝汤证

【原文】

傷寒十三日不解，胸脅滿而嘔，日晡所發潮熱，已而微利。此本柴胡證，下之

以不得利，今反利者，知醫以丸藥下之，此非其治也。潮熱者，實也。先宜服小柴胡湯以解外，后以柴胡加芒硝湯主之。（104）

【提要】 少阳兼里实误下后的证治。

【释义】 本条当分三段来解释：自“伤寒十三日不解”至“已而微利”为第一段，是言伤寒十三日不解，有向里传变之势。胸胁满而呕，是邪入少阳，枢机不利；日晡所发潮热，则为阳明里实燥结特征，亦即少阳兼里实之证。此时当用和解兼通下之剂为治，则诸证可愈。何以续见微利？必有其故。

自“此本柴胡证”至“此非其治也”为第二段，是言少阳兼里实之证，应见大便秘结，今反下利，此是误用丸药攻下所致。因丸药性缓，不能荡涤肠胃燥实，药力反留中而不去，正气受损，虽有微利而病不解。亦有或用温下丸药，其性辛温燥烈，攻之肠道虽通，但燥热结实仍然存在，故均非其治也。

自“潮热者，实也”至末句第三段，是言误治之后，潮热里实未去，又因少阳病未解，加之先因误攻而大便微利，故先用小柴胡汤以和解少阳，以观病情变化。若病证不愈，再以柴胡加芒硝汤，于和解中兼通下里实。

程郊倩说：“胸胁满而呕，日晡所发潮热，此伤寒十三日不解之本证也。微利者，已而之证也。本证经而兼腑，自是大柴胡，能以大柴胡下之，本证且罢，何有于已而之下利。乃医不以柴胡之辛寒下，而以丸药之毒热下，虽有所去，而热以益热，遂复留中而为实。所以下利自下利，而潮热仍潮热。盖邪热不杀谷，而逼液下行，谓云热利是也。潮热者，实也，恐人疑攻后之下利为虚，故复指潮热以证之。此实得之攻后，究竟非胃实，不过邪热搏结而成。只须于小柴胡解外，后但加芒硝一洗涤之，以从前已有所去，大黄等并不可用，盖节制之兵也。”

【治法】 和解少阳，兼以泻热去实。

【方药】 柴胡加芒硝汤方

柴胡二两十六铢　黄芩一两　人参一两　甘草一两（炙）　生姜一两（切）　半夏二十铢（本云五枚，洗）　大枣四枚（擘）　芒硝二两

上八味，以水四升，煮取二升，去滓，内芒硝，更煮微沸。分温再服。不解，更作。

【方义】 本方亦为和解少阳泻下里实双解之剂。方用小柴胡汤以和解少阳，加芒硝泻热去实，软坚通便。因正气较虚，里实未甚。故较之大柴胡方，不取大黄、枳实之荡涤破滞，而用人参、炙草以益气和中，但药量较轻，为和解枢机兼通下实热之轻剂。

4.3.5 柴胡桂枝干姜汤证

【原文】

傷寒五六日，已發汗而復下之，胸脅滿微結，小便不利，渴而不嘔，但頭汗出，往來寒熱，心煩者，此爲未解也。柴胡桂枝乾姜湯主之。（147）

【提要】 少阳病兼水饮内结的证治。

【释义】 伤寒五六日，经过发汗复下等法治疗后，致表证已罢，邪入少阳，其往来寒热，胸胁满，心烦，是少阳柴胡证。惟少阳证候一般是胸胁满，呕而不渴，小便自可。今胸胁满微结，小便不利，渴而不呕，当是少阳病兼水饮内结，又与纯属少阳者有所不同，因少阳主手足少阳两经及胆与三焦两腑。少阳枢机不利，胆火内郁，每可导致三焦决渎功能失常，故水饮留结于中则胸胁满微结。水道失于通调，阳气不得宣化，因而小便不利，为渴。胃气尚和，所

以不呕。但头汗出，亦是少阳枢机不利，水道不畅，阳郁不能宣达于全身，而反蒸腾于上部所致。主用柴胡桂枝干姜汤，是于和解少阳中兼以化饮解结为治。

唐容川说："已发汗，则阳气外泄矣。又复下之，则阳气下陷，水饮内动，逆于胸胁，故胸胁满微结。小便不利，水结则津不升，故渴。此与五苓散证同一意也。阳遏于内，不能回散，但能上冒，为头汗出。而通身阳气欲出不能，则往来寒热。此与小柴胡汤同一意也。此皆寒水之气，闭其胸膈腠理，而火不得外发，则返于心包，是以心烦。故用柴胡以透达膜腠，用姜、桂以散撤寒水，又用栝蒌、黄芩以清内郁之火。夫散寒必先助其火，本证心烦，已是火郁于内，初服桂姜，反助其火，故仍见微烦。复服则桂姜之性，已得升达，而火外发矣，是以汗出而愈。"

【治法】 和解少阳，温化水饮。

【方药】 柴胡桂枝干姜汤方

柴胡半斤　桂枝三两(去皮)　干姜二两　栝蒌根四两　黄芩三两　牡蛎二两(熬)　甘草二两(炙)

上七味，以水一斗二升，煮取六升，去滓，再煎取三升。温服一升，日三服。初服微烦，复服，汗出便愈。

【方义】 本方是小柴胡汤加减变化而组成。方中柴胡、黄芩同用，能和解少阳之邪；栝楼根、牡蛎并用，能逐饮解结；桂枝、干姜、炙草合用，能振奋中阳，温化寒饮。因不呕，故去半夏、生姜；因水饮内结，故去人参、大枣之甘温壅补。此是和解少阳疏利枢机宣化寒饮之剂，故初服则正邪相争，而见微烦。复服则阳气通，表里和，故汗出便愈。

本方临床应用至广，能治寒多热少或但寒不热的疟疾，并常用于柴胡证兼津亏而痰饮内结者，无论有无外感，用之多效。

【参考资料】 医案选录

1. 刘××，男，35岁。缘患肝炎住某传染病医院，突出的症状是腹胀殊甚，尤以午后为重，坐卧不安，无法可解，遂延会诊。切其脉弦缓而软，视其舌质淡嫩而苔白滑。问其大便情况，则每日两三行，溏薄而不成形，小便反少，且有口渴之证。

辨证：肝病及脾，中气虚寒，故大便虽溏，而腹反胀。此病单纯治肝、治脾则无效。

治法：疏利肝胆，兼温脾寒。

处方：柴胡10克　黄芩6克　炙甘草6克　桂枝6克　干姜6克　花粉12克　牡蛎12克

连服五剂而腹胀痊愈，大便亦转正常，后用调肝和胃之药而善后。(《伤寒论十四讲》)

2. 王某，女，39岁。左乳房外上方有一肿块，如核桃大，肿块近处，有黄豆大数粒小肿块，右乳房中上方稍偏外侧有一肿块如大枣状，触之有痛感，质坚硬，推之可移，边界不清，而两腋下淋巴结不肿大。诊断为乳癖(乳腺囊性增生症)。给以本方，服二十剂后，两侧乳房肿块全消，自觉症状消失而痊愈。三年后随访，未见复发。(《新医药学杂志》1979年第1期第33页)

4.3.6 柴胡加龙骨牡蛎汤证

【原文】

傷寒八九日，下之，胸滿煩驚，小便不利，譫語，一身盡重，不可轉側者，柴胡加龍骨牡蠣湯主之。(107)

【提要】 伤寒误下，病入少阳，邪气弥漫，烦惊谵语的证治。

【释义】 伤寒八九日，误用攻下之法，使病邪内陷，弥漫全身，形成表里俱病虚实互见的变证。下后正气受伤，邪陷少阳，则见胸满而烦，少阳相火上炎，加之胃热上蒸，心气被扰，神明不安,故令惊惕谵语。少阳枢机不利,三焦决渎失职,则小便不利。阳气内郁而不得宣达于外,所以一身尽重而不可转侧,主用柴胡加龙骨牡蛎汤。于和解中寓有通阳和表、泻热清里、重镇安神之义,恰是对证施治之剂。

成无已说:“伤寒八九日,邪气已成热,而复传阳经之时,下之虚其里而热不除。胸满而烦者,阳热客于胸中也。惊者,心恶热而神不守也。小便不利者,里虚津液不行也。谵语者,胃热也。一身尽重,不可转侧者,阳气内行于里,不营于表也。”

【治法】 和解少阳,通阳泻热,重镇安神。

【方药】 柴胡加龙骨牡蛎汤方

柴胡四两　龙骨　黄芩　生姜(切)　铅丹　人参　桂枝(去皮)　茯苓各一两半　半夏二合半(洗)　大黄二两　牡蛎一两半(熬)　大枣六枚(擘)

上十二味,以水八升,煮取四升,内大黄,切如棋子,更煮一两沸,去滓。温服一升。本云:柴胡汤,今加龙骨等。

【方义】 本方由小柴胡汤加减变化而组成。因病入少阳,故治以小柴胡汤,以和解枢机扶正祛邪为主,加桂枝通阳和表,大黄泻热清里,龙骨、牡蛎、铅丹重镇理怯而安神明,茯苓宁心安神并可通利小便,因邪热弥漫于全身,故去甘草之缓,以专除热之力,使表里错杂之邪,得以速解。

【参考资料】 医案选录

1. 李××,女,35岁。素善愁易怒,郁郁寡欢。1960年冬季起,自觉微畏风寒,浑身不适,随即失眠魔梦,继即精神失常,四五日后狂躁大作,打人骂人,撕衣裸体。至1961年3月后渐复常态,入冬原病发作,经四月余,前症又渐消失。1962年11月中旬又复发。当时适余下乡乃邀诊。患者已三日不眠,服西药安眠药无效,言语举止异于常人,面赤,畏风,便秘,溲赤,脉弦细,舌苔薄。处方:龙骨、茯苓各三钱,牡蛎、夏枯草各四钱,黄芩、炒山栀各二钱,柴胡一钱,半夏、龙胆草、当归龙荟丸各一钱半,桂枝、甘草各八分,珍珠母一两,铅丹五分。药后即能入睡,连服三天,语言不乱,诸证已趋正常。后以柴胡加龙骨牡蛎汤去姜、枣、大黄、广丹,加生地、生铁落、龙胆草、夏枯草。服五六剂,月余来院门诊,一切如常人。唯易烦躁,纳闷。续给甘麦大枣汤加五味子、枣仁、龙齿、珍珠母等常服。至今一年未见发作。(《浙江中医杂志》1964年第7期第19页)

2. 詹××,男,36岁。1963年3月初诊。据述几月来左胸膺隐隐作痛,易惊,入睡时尤甚,常因惊惧不能入寐,心悸闻响声增剧,有时心悸略减,即左侧委中跳动。委中不跳,心悸又剧。当时舌苔薄,脉细涩,口苦,大便干结,溲赤,畏冷。处方:柴胡、桂枝、甘草各八分,半夏、黄芩各一钱半,石决明、牡蛎各四钱,大黄、广丹各四分,龙骨二钱,生姜三片,大枣三枚。连服三剂,入睡时不惊恐,心悸已,委中不跳。(《浙江中医杂志》1964年第7期第19页)

3. 陈××,女,11岁。身体修长,状如十四、五岁,性情较躁急。据家属代诉:近年来睡时常魔梦惊起或外出。如无恶梦,每日午后亦呀呀惊叫,余如常人。处方:柴胡、桂枝、龙胆草各八分,黄芩、半夏各一钱,茯苓、龙骨各三钱,广丹、大黄各五分,牡蛎四钱,生姜三片,大枣三枚。二剂病已,连服十剂,至今数月未见发作。(《浙江中医杂志》1964年第7期第19页)

4.3.7　传变与预后

【原文】

傷寒六七日,無大熱,其人躁煩者,此爲陽去入陰①故也。(269)

【词解】 ①阳去入阴:即去表入里之意。

【提要】 辨伤寒表病入里之证。

【释义】 伤寒六七日,无大热,其人躁烦,是表病入里的证象。所云无大热,是指外表热势减轻，但里热转盛，故其人躁烦不安，所谓“阳去入阴”，即表病已去邪入里之义，惟躁烦一证，阳证阴证均可出现，若欲确定诊断，还须综合脉证细辨。本条总的精神，是言伤寒六七日之久，必须根据现有的证候来判断病势的进退，以决定适当治疗方法为是。

柯韵伯说：“此条是论阳邪自表入里证也。凡伤寒发热至六七日，热退身凉为愈。此无大热，则微热尚存，若内无烦躁，亦可云表解而不了了矣。伤寒一日，即见烦躁，是邪气外发之机。六七日乃阴阳自和之际，反见烦躁，是阳气内陷之兆，阴者指里而言，非指三阴也。或入太阳之本，而热结膀胱；或入阳明之本，而胃中干燥；或入少阳之本，而胁下硬满；或入太阴而暴烦下利；或入少阴而口燥舌干；或入厥阴而心中疼热，皆入阴之谓。”

【原文】

傷寒三日，三陽爲盡，三陰當受邪，其人反能食而不嘔，此爲三陰不受邪也。(270)

【提要】 辨伤寒不传三阴之证。

【释义】 仲景撰用《素问》，《素问·热论》有一日太阳、二日阳明、三日少阳、四日太阴等说，故本条首为提出“伤寒三日，三阳为尽，三阴当受邪”，是故作悬拟之词。实则疾病传变与否，与病邪之轻重，正气之强弱，以及治疗当否等因素有关。故计日传经之说，显与临床实际不符。以少阳病为例，阳盛则多入阳明之腑，阴盛则易入三阴之脏。若患者正气素旺，脾胃气和，不见太阴之腹满而吐、食不下，少阴之欲吐不吐，厥阴之饥不欲食、食则吐蛔等证，自可不传三阴。故曰：“其人反能食而不呕，此为三阴不受邪也。”本条总的精神，说明病之传变，必须根据现有的证候来判断，切不可拘泥于日数。

汪苓友说：“伤寒三日者，即《素问》相传日数。上条言六七日，此止言三日，可见日数不可拘也。邪在少阳，原呕而不能食。今后能食而不呕，可征里气之和，而少阳之邪自解也。既里和而少阳邪解，其不传三阴，断断可必，故云三阴不受邪也。”

【原文】

傷寒三日，少陽脉小者，欲已也。(271)

【提要】 辨少阳病欲愈的脉象。

【释义】 伤寒三日，病入少阳，其主脉为弦。今少阳病而见脉小，则是欲愈的脉象。《素问·离合真邪论》说“大则邪至，小则平”，故知其欲愈。本条是以脉括证法，脉小而症状减轻，故为欲愈。若脉小而病证转剧，则是邪胜正衰，病机向危重的方面转化，又当另作别论。

成无已说：“《内经》云：大则邪至，小则平。伤寒三日，邪传少阳，脉当弦紧。今脉小者，邪气微而欲已也。”

附 热入血室

【原文】

婦人中風，發熱惡寒，經水適來，得之七八日，熱除而脉遲，身凉，胸脅下滿，如結胸狀，譫語者，此爲熱入血室①也。當刺期門②，隨其實而取之。(143)

【词解】 ① 血室：指胞宫，即子宫。

② 期门：是肝之募穴，在乳中线上，乳头下二肋，当第六肋间隙取之。

【提要】 热入血室的证候及治法。

【释义】 妇人中风，发热恶寒，是表证。因经水适来，血室空虚，予表邪以内陷之机。表证已罢，故外热去而身凉。病已入里，邪热与血相结，脉道阻滞不利，故脉迟。肝为藏血之脏，因血室瘀滞，致肝之经脉不利，所以胸胁下满，状如结胸，血热上扰，神明不安，则发谵语，此是热入血室证，治法可刺期门。因期门为肝之募穴，刺之以泻其实邪，则病可愈。

程郊倩说："妇人中风，发热恶寒，自是表证，无关于里。乃经水适来，且七八日之久，于是血室空虚，阳热之表邪，乘虚而内据之。阳邪入里，是以热除而脉迟身凉。经停邪结，是以胸胁满如结胸状。阳被阴扰，是以如见鬼状而谵语。凡此者热入血室故也。邪热入而居之，实非其所实矣，刺期门以泻之，实者去而虚者回，即泻法为补法耳。"

【参考资料】 医案选录

一妇患伤寒，寒热，夜则谵语，目中见鬼，狂躁不宁。其夫访予询其治法。予曰：若经水适来适断，恐是热入血室也。越日亟告曰：已作结胸之状矣。予为诊之曰：若相委信，急行小柴胡汤等必愈。前医不识，涵养至此，遂成结胸证（编者注：血结胸证），药不可及也，无已，则有一法，刺期门穴，或庶几愈，如教而得愈。（《伤寒九十论》）

【原文】

婦人中風，七八日續得寒熱，發作有時，經水適斷者，此爲熱入血室。其血必結，故使如瘧狀，發作有時，小柴胡湯主之。（144）

【提要】 热入血室寒热如疟的治法。

【释义】 妇人中风，初起当有发热恶寒等表证，七八日后续得寒热，发作有时，是与中风之寒热发无定时者不同。以其得病之初，月经已来。发病之后，邪热内陷而月经适断。邪热内陷血室，与血相结，当有谵语及胸胁或少腹满等证。血室瘀阻，气血流行不畅，正邪分争，故寒热发作有时。治法当因势利导，主用小柴胡汤以和解枢机，助正祛邪，邪去则寒热自止，血结可散。

成无己说："中风七八日，邪气传里之时，本无寒热而续得寒热，经水适断者，此为表邪乘血空虚，入于血室，与血相搏而血结不行，经水所以断也。血气与邪分争，致寒热如疟而发作有时。与小柴胡汤以解传经之邪。"

【参考资料】 医案选录

1. 辛亥二月，王××妹，始伤寒，七八日，昏塞，喉中涎响如锯，目瞑不知人，病势极矣。予诊之，询其未昏塞以前证。母在侧曰：初得四五日，夜则谵语，如见鬼状。予曰：得病之初，正值经候来否？答曰：经水方来，因身热病作而自止。予曰：此热入血室也。仲景云：妇女中风发热，经水适来，昼日明了，夜则谵语，发作有时，此为热入血室。医者不晓，例以热药补之，遂致胸膈不利，三焦不通，涎潮上脘，喘急息高。予曰：病势极矣，当先化其涎，后当除其热，无汗而自解矣。予急以一呷散投之，两时间，涎定得睡，是日遂省人事。自次日以小柴胡汤加生地黄，三投热除，无汗而解。（《伤寒九十论》）

2. 聊城地区中医院谷越涛等热入血室一案。张××，女，32 岁，患病已四十六天。初病，头痛，发热恶寒，体温 39.7℃，经治无效。次日适逢经期，经行两天即止。此后症状以烦躁为甚，神情痴呆，意识模糊，至夜则胡言乱语。如此住院九日不效，体温波动在 38℃以下。接诊时患者精神不爽，表情痴呆，不识亲人，不知所苦，拒绝诊病，动作重复而不自止。至夜则妄言妄见，自称眼前出现红绿色面孔的异人怪物，睡则梦呓不止。经反复询问，始知其头感昏蒙，身沉乏力，胃脘略痞满，食欲差，腹部按之有不适感，舌苔白厚，舌边有瘀点，脉沉弦涩。据其脉证，当为热入血室。遂投小柴胡汤加丹皮一剂：柴胡 12 克，清夏 10 克，党参 10 克，黄芩 10 克，甘草 6 克，丹皮 10 克，生姜 10 克，大枣 3 枚（擘）。水煎服。

患者当日下午服头煎，傍晚服次煎。当夜未妄言妄见、睡后梦话减少。第二天上午月经复来，色黑，有血块。患者精神好转,胃脘痞满消失,饮食好转,体温未超过37.5℃。又予原方三剂,诸症消失,体温正常。因患者略感健忘,脉沉细,舌质有瘀点,考虑为下焦素有瘀血所致,故以桂枝茯苓丸改为汤剂,予服两剂善后。(《山东中医学院学报》1981年第1期第52页)

【原文】

婦人傷寒,發熱,經水適來,晝日明了,暮則譫語,如見鬼狀者,此爲熱入血室,無犯胃氣及上二焦,必自愈。(145)

【提要】 热入血室的证治及禁例。

【释义】 妇人伤寒发热,适值月经来潮,邪热乘机内陷血室,与血相结,而为热入血室。病在血分不在气分,气属阳,血属阴,故患者白天神志清楚,入暮则神志迷糊,谵言妄语。此因血热上扰所致,与阳明腑实证不同,故不可用下法伤其胃气。又因其病不在上中二焦,亦不可妄用汗吐等法。所谓"必自愈",与桃核承气证"血自下,下者愈"的用意略同,说明瘀血尚有出路,邪有外泄之机。治法当可刺期门,或用小柴胡汤加减之类。

方中行说:"无,禁止之词。犯胃气,言下也。必自愈者,言伺其经行血行,则邪热得以随血而俱出,犹以鼻衄红汗,故自愈也。盖警人勿妄攻以致变乱之意。"

附 备考原文

三阳合病,脉浮大,上关上,但欲眠睡,目合则汗。(268)

少阳篇小结

太阳主表,以在表之脉证"脉浮,头项强痛而恶寒"为提纲。阳明主里,以在里之病理机制"胃家实"为提纲。少阳主半表半里,则以病人的自觉证"口苦,咽干,目眩"为提纲。盖少阳主火化,火热循经上扰清窍,故口苦、咽干、目眩,最能反映出少阳病的本质。然欲全面掌握少阳病主证,必须与96条小柴胡证合参。

少阳受病之因,多由正气较弱,病邪易入少阳,所谓"血弱气尽,腠理开,邪气因入",即是阐明其故。致其所受之病邪,或由中风,或因伤寒,一涉少阳之枢,显出少阳病主证,治法即当施以和解,而有汗、吐、下三禁。因病不在表,则不可汗;病非里实,又不可下;病位虽在上焦,但非有形痰实阻滞,自不可施用吐法。然少阳病有兼表兼里之证,则治法于和解中又有兼汗兼下之法,此当又为例外。

少阳病本证,除小柴胡五主证"往来寒热,胸胁苦满,默默不欲饮食,心烦喜呕"之外,综合其脉、舌、证候,当有口苦、咽干、目眩、脉弦细、舌苔白等。主因正气不足,病邪侵入少阳,少阳枢机不利,正邪分争,胆火内郁,进而影响脾胃之故。治法当以和解为主,主方是小柴胡汤。惟小柴胡汤的临证运用,既要掌握其主治证候,又要懂得其灵活使用方法。论中特别提出"伤寒中风,有柴胡证,但见一证便是,不必悉具",极有妙义。故三阳证见,或阳明病而兼见少阳之证,其治疗原则有以和解为主,而从枢外解。又如"设胸满胁痛者""胸胁满而不去者""呕而发热者""续得寒热发作有时"者,均与小柴胡汤,皆可证明其说。然有类似少阳病而不可滥用小柴胡者,例如98条,即是柴胡汤禁例。

少阳病主证之外,又有兼证,亦有误治后而形成种种变证者。少阳外邻太阳之表,内近阳明之里,故"伤寒六七日,发热,微恶寒,支节烦疼,微呕,心下支结,外证未去者,柴胡桂枝汤主之"。是少阳病而兼表证,用柴胡桂枝汤,即是太少双解之法。又如"热结在里,复往来寒热”，自是概括少阳病兼里实而说。其“呕不止，心下急，郁郁微烦”或“伤寒发热，汗出不解，心中痞硬，呕吐而下利”两者证候不同，但其病机为少阳病兼里实则一，故均主用大柴胡汤，亦即和解少阳兼通下里实之法。若“伤寒十三日不解，胸胁满而呕，日晡所发潮热，已而微利……后以柴胡加芒硝汤主之”，是扶正祛邪并用之法，亦是和解兼通下之法。然与大柴胡方相较，药力又轻矣。少阳受病，最多相火内郁、水饮停蓄之局面。故“伤寒五六日……胸胁满微结，小便不利，渴而不呕，但头汗出，往来寒热，心烦者，此为未解也，柴胡桂枝干姜汤主之”，此是少阳兼水饮内结之证，故用和解少阳与温化水饮并行之法。至于少阳病兼表里并见虚实错杂之证，如“伤寒八九日，下之，胸满烦惊，小便不利，谵语，一身尽重，不可转侧者，柴胡加龙骨牡蛎汤主之”，是于和解中寓有扶正祛邪、通阳泻热、重镇安神之法。以上皆是少阳病中，因证候有兼挟，有变局，故治法虽以和解为主，而兼治之法，又有种种不同也。

少阳病有从表而来者，有自发于少阳者，亦有里病向外而从枢解者。病入少阳，阳盛则易入阳明之腑，阴盛则多入三阴之脏。亦有病虽多日而柴胡证仍在，若患者正气尚旺，脾胃气和，亦不传变。故曰：“伤寒三日，三阳为尽。三阴当受邪，其人反能食而不呕，此为三阴不受邪也。”更有少阳病经过误治或转为坏病，或兼其他变证，又当随证治之。

热入血室，当是妇女感受外邪发热后，而适逢月经来潮，引起病机变化的一种疾病。其主证为热除而脉迟身凉，或续得寒热发作有时，及胸胁下满或少腹满、谵语等，治法或当刺期门，以泻其邪实，或主用小柴胡汤，因势利导，从枢外解，或因经水适来，邪有出路。所谓“必自愈”，亦寓活血祛瘀使血行结散之意。

5 辨太阴病脉证并治

概　　说

足太阴有运化水谷精微与输布水湿的功能，与胃为表里，胃司纳而脾司运，脾主湿而胃主燥，脾喜升而胃喜降，脾与胃燥湿相济，升降协调，相辅相成，以共同完成对水谷受纳，运化、吸收及输布的任务。故脾胃同属仓廪之官，脾胃健则气血生化有源，故又为“后天之本”。

太阴脾病的成因有二：一是中阳不足，外受风寒，内伤生冷，太阴本身自病；二是太阳病误下，中伤邪陷，转属太阴，或由阳明病清下太过，损伤脾阳而成。

邪犯太阴，脾阳受损，运化失职，津液不能正常输转，则寒湿停聚，势必影响脾胃升降之机，于是发生腹满时痛、吐利不食等症。这一系列证候都是脾脏虚寒的反映，所以太阴病为脾虚寒证。

太阴病的治疗原则是“当温之”。具体地说，就是温中健脾，祛寒燥湿。

此外，太阴病并不都是里证，也有外兼表证，治当解表的；并不都是虚证，也有属于实证，而治当泄实的。要在具体分析，随证施治。

5.1 太阴病纲要

5.1.1 太阴病提纲

【原文】

太陰之爲病，腹滿而吐，食不下，自利益甚，時腹自痛。若下之，必胸下結硬[①]。(273)

【词解】 ① 胸下结硬：胸下即胃脘部，指胃脘部痞结胀硬。

【提要】 太阴虚寒证的辨证提纲。

【释义】 脾主运化、当外受寒邪或内伤生冷，脾阳伤而运化失职，寒湿停滞，胃肠气机不畅，则腹满时痛。脾伤而升降机能失常，浊阴上逆，影响胃气则吐，清阳不升，脾气下陷则利。脾失健运，食入不能运化、势必腹满益甚，因而食不下。所谓自利益甚，是与食不下相较而言，时腹自痛乃是太阴虚寒腹痛的特点，足见仲景审证的精细。证属虚寒，误用下法，则中阳更伤，中气虚而不运，故胸下结硬。本条是脾虚寒证的典型证候，所以为太阴病的审证提纲。不论外感、杂病，只要具有上述证候，就可确诊为太阴虚寒证。

张兼善说：“病自阳经发者，为外感风寒，邪从表入，故太阳先受之也。病自阴经起者，为内伤生冷，饮食过多，故从太阴入也。夫太阴者脾也，以饮食生冷则伤脾，故腹满而吐，食不下，自利不渴，手足自温等证也。”

程扶生说：“此言太阴总证也。太阴之脏为脾，太阴之脉入腹，故腹满时痛吐利，为太阴病也。食邪在腹，则秽行而利减，此寒邪在脏，故自利日益甚也。阳邪所干，则痛而暴烦。此阴邪在腹，故腹时自痛也。盖邪逼于上则吐而食不下，邪逼于下则利甚而腹痛，上下交乱，中州无主,此但可行温散,设误下之,则在下之邪可去,而上之邪陷矣,故胸下结硬。”

黄仲理说:“太阴之为病,腹满而吐,食不下,自利益甚,时腹自痛,宜理中也。”

《医宗金鉴》说:“太阴脾经也,其脉布胃中,络于嗌,寒邪传于太阴,故腹满,时腹自痛,寒邪循经犯胃,故吐,食不下,此太阴里虚,邪从寒化之证也,当以理中四逆辈温之。”

5.1.2　太阴病欲愈候

【原文】

太陰中風,四肢煩疼,脉陽微陰濇[①]而長者,爲欲愈。(274)

【词解】　① 阳微阴涩:此处的阳指浮,阴指沉。

【提要】　太阴中风的主症与愈候。

【释义】　本条提出了两个问题,一是太阴中风的临床特点“四肢烦疼”,它与太阳表证有别,不伴有发热,也不是周身皆疼。因太阴脾阳素虚,虽然感受了风邪,却无力抗邪于外,故不发热。脾主四肢,四肢为诸阳之本,脾阳与风邪相搏,故四肢烦疼。二是根据脉象推断太阴中风的预后,太阴外受风邪,应当脉浮,脉阳微指浮微,标志着风邪将解,脉阴涩指沉涩,乃脾气虚弱夹有湿邪之征。由涩转长,标志着正气来复,邪去正复,从而断为欲愈。

钱天来说:“四肢烦疼者,言四肢酸疼,而烦扰无措也,盖脾为太阴之脏,而主四肢故也。阳微阴涩者,言轻取之而微,重取之而涩也。脉者,气血伏流之动处也。因邪入太阴,脾气不能散精,肺气不得流经,营阴不利于流行,故阴脉涩也,阳微阴涩,正四肢烦疼之病脉也。”

柯韵伯说:“风为阳邪,四肢为诸阳之本,脾主四肢,阳气衰少,则两阳相搏,故烦疼。脉涩而长,不是并见,涩本病脉,涩而转长,故病始愈耳。风脉本浮,今而微,知风邪当去;涩则少气少血,今而长,则气治,故愈。四肢烦疼,是中风未愈前证,微涩而长,是中风将愈之脉,宜作两截看。”

5.2　太阴病本证

【原文】

自利不渴者,屬太陰,以其藏有寒[①]故也。當温之,宜服四逆輩[②]。(277)

【词解】　① 藏有寒:藏即“脏”,指脾脏虚寒。

② 四逆辈:指四逆汤一类方剂。

【提要】　太阴病的主症、病机和治则。

【释义】　太阴病自利的病机为脾阳虚而清气不升,已详于273条。本条更补充出“不渴”,作为辨证的依据。自利不渴,是脾脏有寒的缘故。征之临床,中焦虚寒下利,一般皆无口渴。不但可与里热下利的口渴作鉴别,而且可与少阴病“自利而渴”作鉴别。前者为热邪伤津,后者为肾阳虚不能蒸化津液上达。太阴虚寒下利的治疗原则是“当温之”,但只提出“宜服四逆辈”,却未出主方,这就意味着应灵活选用四逆汤一类方剂,理中汤自应包括在内。因此轻则用理中汤以温中祛寒,重则用四逆汤以补火生土。

《医宗金鉴》说:“凡自利而渴者,里有热,属阳也。若自利不渴,则为里有寒,属阴也。今自利不渴,知为太阴本脏有寒也,故当温之。四逆辈者,指四逆、理中、附子等汤而言也。”

陈亮斯说:“言四逆辈,则理中亦在其中。”

钱天来说:“曰四逆辈而不曰四逆汤者,盖示人以圆活变化之机,量其轻重以为进退,无一定可拟之法也。”

5.3 太阴病兼变证

5.3.1 太阴病兼表证

【原文】

太陰病,脉浮者,可發汗,宜桂枝湯。(276)

【提要】 太阴病兼表证的治法。

【释义】 本条没有说明症状,仅举出脉浮作为发汗的依据。因而引起注家的争论,有的主张是太阴表证,有的主张是兼太阳表证。太阴既然是阴中之至阴,不应当有表证,如果说有,那么,表证的表现是什么?柯氏指出"当见四肢烦疼等证"。果如柯氏所说,那么,临床上只据脉浮与四肢烦疼,能否诊断为表证呢?由此可见,以兼太阳表证之说为是。因脉不沉而浮,为病机向外,里虚不甚,故可用汗法以解其表。如果里虚甚,或脉象不浮,虽然有表证,亦不可治表,而应先温其里,或温里为主,兼和肌表,如桂枝人参汤。关于本证之用桂枝汤,是否也是自汗?王肯堂指出:"病在太阳,脉浮无汗,宜麻黄汤。此脉浮当亦无汗,而不言者,谓阴不得有汗,不必言也。不用麻黄汤而用桂枝汤,盖以三阴兼表病者,俱不当大发汗也。须识无汗亦可用桂枝也。"按中寒阳虚禁汗,仲景于《太阳病篇》已经明确交待,肯定不可用麻黄汤。桂枝汤的解肌发汗,是通过调脾胃而和营卫,不同于单纯发汗,所以用于太阴病兼表还是比较适宜的。

恽铁樵说:"此发汗仍是因太阳未罢而汗,必须有太阳症,不得仅据脉浮。须知不当汗而汗能生内寒,在上则呕逆,在下则泄泻,为太阴所忌也。"

5.3.2 太阴病腹痛证

【原文】

本太陽病,醫反下之,因爾腹滿時痛者,屬太陰也,桂枝加芍藥湯主之。大實痛者,桂枝加大黄湯主之。(279)

【提要】 太阳病误下,邪陷太阴的证治。

【释义】 太阳病不当下而误下,故曰"反"。误下伤脾,脾气滞而不运,因而发生腹满时痛,审证求因,得出这是属于太阴,治宜桂枝加芍药汤;如果腹部"大实痛",又当加入大黄,即桂枝加大黄汤。

本证腹满时痛与提纲中所述的腹满、时腹自痛,虽然都属太阴病,但性质却不全同。前者,不但腹满时痛,而且自利益甚,一派虚寒证象,治疗必须温脾祛寒,宜理中汤;本证没有自利等其他虚寒证,只有脾伤气滞络瘀的腹满时痛,所以治宜桂枝加芍药汤以温阳和络。至于大实痛之加大黄,则取其泻实导滞。

关于本条病机,历来存在着许多争论,主要有两种,一为是否兼有太阳表证之争,二为阴实与阳实之争,我们认为孰是孰非,当联系临床实际,进行客观分析,绝对不应该盲从,也不应调和折衷。

主张兼表的理由有二:一是本证是由太阳病误下而成;二是两方皆为桂枝汤加味。按条文已断定病机"属太阴",并未提出"表未解",可见第一个理由不够充分。再则,桂枝汤并不专属于汗剂。即使桂枝汤有发汗解表之作用,但芍药用量倍于桂枝,解表作用怎样发挥?可见第二个理由也是不能成立的。既然如此,为什么许多注家都把桂枝加芍药汤两方作为表里两解之剂呢？这是由桂枝“升举下陷之阳邪”，引申附会而来，其实是牵强的。

如何看待阴实与阳实之争，我们认为阴实之说比较合理，太阴病固然以虚证为主，但也有实证，正由于属于阴实，所以不用苦寒攻下的三承气汤。如果属于阳实证，就不需再提出“设当行大黄芍药者宜减之”的治禁了。

喻嘉言说：“太阳病之误下，其变皆在胸胁以上，此之误下而腹满时痛，无胸胁等证，则其邪已入阴位，所以属太阴也。仍用桂枝解肌之法以升举阳邪，但倍芍药以收太阴之逆气。”

程郊倩说：“误下太阳而成腹满时痛，太阴之证见矣。然表邪内陷，留滞于太阴，非脏寒病也。仍从桂枝例升举阳邪，但倍芍药以调和之。倘大实而痛，于证似可急下，然阴实而非阳实，仍从桂枝例升举阳邪，但加大黄以破结滞之物。”

【治法】 通阳益脾，活血和络。大实痛者佐入泻实。

【方药】 1. 桂枝加芍药汤方

桂枝三两（去皮） 芍药六两 甘草二两（炙） 大枣十二枚（擘） 生姜三两（切）

上五味，以水七升，煮取三升，去滓。温分三服。本云：桂枝汤，今加芍药。

2. 桂枝加大黄汤方

桂枝三两（去皮） 大黄二两 芍药六两 生姜三两（切） 甘草二两（炙） 大枣十二枚（擘）

上六味，以水七升，煮取三升，去滓。温服一升，日三服。

【方义】 桂枝加芍药汤中桂枝合甘草，辛甘通阳；生姜、大枣合甘草，补脾和胃；芍药有收敛与破泄的双重作用，倍用芍药与甘草相伍，既能酸甘益阴，又能活血和络，用于太阴的腹满时痛，的确十分允当。李东垣经验：“腹中夯闷，此非腹胀，乃散而不受，可加芍药收之。”又指出：“腹中痛者加甘草、白芍药，稼穑作甘，甘者已也，曲直作酸，酸者甲也，甲已化土，此仲景妙法也。”周岩指出：“芍药以木疏土而破结，故为腹痛专药。”对于理解本方的配伍意义均有帮助。至于大实痛，乃腐秽壅滞较甚，故加小量大黄以泄其壅滞。

【参考资料】 验案选录

桂枝加大黄汤治疗顽固性荨麻疹，症见通身有大小不等的疙瘩块，瘙痒无度，此起彼伏，日夜无宁静时；在发作剧烈时特别怕冷，大便二天一次，燥结难下，用本方加减取得良效。（《江苏中医》1958 年第 2 期）

按 所谓顽固性荨麻疹，指使用常规治法疗效不著。本案从发作剧烈时特别怕冷，断为性质属寒。从大便燥结难下，知兼里实。病机符合桂枝加大黄汤证，于是用该方加减，取得良效。这表明运用经方要在抓住病机，不必拘执原文所述的主症。只有这样，才能不断扩大经方的使用范围。

【原文】

太陰爲病，脉弱，其人續自便利，設當行[①]大黄、芍藥者，且減之，以其人胃氣弱，易動故也。（280）

【词解】 ① 行：使用的意思。

【提要】 体质素弱者，克伐药的用量不可太大。

【释义】 本条示人治病投药不仅须辨证论治，还应当因人而异。桂枝加芍药汤与加大黄汤固然是治太阴病腹满时痛与大实痛的主方，但芍药与大黄相伍，毕竟性偏破泄，所以脾气虚弱患者，用量就不可太重，以防损伤正气。本条旨在说明临床用药一定要把患者的体质情况估计在内，不可单据目前证候，而应看到病情的演变趋势，对此，脉诊颇有参考意义。本条就是根据“脉弱”预见到其后有续发下利的可能，因此，提出方中的大黄、芍药应减少用量，避免脾阳更伤而发生其他变证。

总之，临床辨证不可忽视诊脉，必须脉证合参，才能全面认识病情。处方选药不但要符合病机，还要照顾体质，是治病必须因人而异的原则。

钱天来说：“此又承上文而致其反复叮咛之意也。言邪在太阴而脉弱者，其人初虽不便利，至阴邪在里，脾不坚实而续得大便滑利者，设使如上文实痛而当行大黄芍药者，宜比前更减之，何也？以其人阴邪在里，脉弱则胃气亦弱，易于行动故也。大凡人以胃气为本，未可轻易损伤，故虽阳明证中，亦以先硬后溏，未定成硬，恐胃邪未实，而以小承气汤微溏，不令大泄下也。”

汪苓友说：“太阴病者，腹满时痛是也。但腹满痛者，其脉未必尽弱，今者太阴之脉既弱，其人肠胃之气必不能固，其大便必接续自利而通，设于未利之先，当行大黄、芍药者，方中宜减用之，以其人脉弱则胃气亦弱，大便易于动利故也。诊其脏脉可以知府，医人用药可不详慎以保其中州之气乎。或问大黄能伤胃气故宜减，芍药能扶脾阴，何以减之？余答云，脉弱而胃气弱者，弱则气馁不充，仲景以甘温之药能生气，芍药之味酸寒，虽不若大黄之峻，要非气弱者所宜多用，以故减之亦宜。”

5.3.3 太阴病转愈与转属阳明的辨证

【原文】

傷寒，脉浮而緩，手足自温者，系在太陰[①]。太陰當發身黄，若小便自利者，不能發黄，至七八日，雖暴煩下利，日十余行，必自止，以脾家實[②]，腐穢[③]當去故也。(278)

【词解】 ① 系在太阴：系，联系之意，即病属太阴。

② 脾家实：此处实字非指邪实，乃是脾阳恢复的意思。

③ 腐秽：指肠中腐败秽浊的物质。

【提要】 太阴病转愈的临床表现及其机理。

【释义】 本条自“伤寒，脉浮而缓”至“系在太阴”，为太阴病与太阳病的辨证。脉浮而缓，颇似太阳中风，但无发热、头痛等症，而是手足自温，所以不是太阳病，而是属于太阴。太阴伤寒为什么手足自温？因为脾主四肢，四肢为诸阳之本。太阴为至阴，感受外邪之后未能抗邪于表而为发热，但脾阳尚能布于四末，故手足自温。

自“太阴当发身黄”至“不能发黄”，说明太阴寒湿可能发黄的机理，太阴为湿土之脏，感受外邪以后，外寒与里湿相合，寒湿郁滞，影响肝胆疏泄，而致胆汁外溢则发黄。所以说“太阴当发身黄”。如果小便自利，湿邪有下泄之路，不致内郁，则不能发黄。这种发黄属于寒湿，可与《阳明病篇》259 条互参。戴元礼说：“是知非特湿热发黄，而寒湿亦发黄也。”有些注家把发黄专属之湿热，是不确当的。

从“至七八日”至“腐秽当去故也”，是言太阴病向愈的表现及其机转。病经七八日，骤然发生烦扰不安，乃正复祛邪，正邪剧争的缘故。接着下利日十余行，则是正胜邪去的反映，因此，为太阴病将向愈的佳兆。由于脾阳恢复，运化正常，清阳能升，浊阴得降，原来滞留于肠中的腐秽物不得停留而向下排出，所以腐秽尽则利自止。这里所说的“脾家实”，指脾阳恢复如常，与“胃家实”为邪实的涵义不同，不可混淆。脾家实，腐秽当去，是机体的自然疗能，切勿误认作病情恶化。然而,怎样才能正确区分脾阳恢复下利与阳虚寒盛下利?必须从整体出发,综合全面病情进行辨证。在烦利的同时,手足温和,精神慧爽,苔腻渐化,才可断定为正复邪去,邪尽则利自止,不需治疗。假使手足厥冷,精神困顿,苔腻不化,则下利为病情恶化,决不会自止。

汪苓友说:“此条系太阴伤寒,自利欲解之证。前阳明篇中,伤寒脉浮而缓云云,至七八日大便硬者,此为转属阳明。今者以脾家实,故虽暴烦,要之腐秽当自利而去,何也?盖太阴病必腹满,腹满者,胃中有物也。胃中水谷之积,既变而为腐秽,则邪应从大小便出,其暴烦者,邪欲泄而正气与之争也。成注云:下利烦躁者死,此为先利而后烦,是正气脱而邪气扰也。兹则先烦后利,是脾家之正气实,故不受邪而与之争,因暴发烦热也。下利日十余行者,邪气随腐秽而得下泄也。以故腐秽去尽,利必自止,而病亦愈。”

李克绍说:“本条下利日十余行,好像太阴里证已现,病情加重,但在下利的同时,伴有暴烦,这就可以断定不是病情加重,而是阳回的吉兆。因为在三阴的阴寒证中,凡是只烦不躁的,都是阳进阴退,没有死证。其所以腹泻频剧,也是脾阳充实,驱寒化湿,有似冰雪在阳光下消融,所以利后,患者亦必精神慧爽,周身轻松,与阴盛阳衰的虚寒下利是不同的。”

【原文】

傷寒脉浮而緩,手足自温者,是爲系在太陰。太陰者,身當發黄,若小便自利者,不能發黄。至七八日,大便鞕者,爲陽明病也。(187)

【提要】 太阴转属阳明的临床特征。

【释义】 本条原载于《阳明病篇》,因内容与278条大部相同,只是末尾略异,特转录于此,以资鉴别,并通过比较,说明太阴病与阳明病相互转化的关系。太阴与阳明同属中土,但一属阳土主燥,一属阴土主湿。太阴与阳明同为里证,但一为里热实证,一为里虚寒证。燥湿可以互化,寒热可以演变,虚实可以转换。太阴病当脾阳恢复时,除了发生暴烦下利向愈的机转以外,常可由湿化燥,由寒变热,由虚转实,由阴出阳,形成阳明病。太阴病转变为阳明病的主要标志是“大便硬”,所以说“大便硬者,此为阳明病也”。所谓“大便硬”,乃是举出显而易见的一端为例,用作审证要点,其他证候,自可以此推类,一隅三反。

喻嘉言说:“此太阴转属阳明府证也。脉浮而缓,本为表证,然无发热恶寒外候,而手足自温者,是邪已去表而入里,其脉之浮缓,又是邪在太阴,以脾脉主缓故也。邪入太阴,势必蒸湿为黄,若小便自利,则湿行而发黄可免;但脾湿既行,胃益干燥,胃燥则大便必硬,因复转为阳明内实,而成可下之证也。”

太阴篇小结

太阴病的性质为脾虚寒证。太阴病的原因是:脾阳素虚,外受风寒、内伤生冷、或脾虚不运而寒湿内生;或因阳经病误治转属。

太阴病虚寒本证为腹满时痛,吐利,食不下,口不渴,脉弱等。治宜温阳健脾燥湿,可用四逆、理中等方剂,禁用苦寒攻下。

太阴病变证为脾气损伤,脾络不和,腐秽凝滞,可发生腹满时痛或大实痛,治当温阳益脾,和络导滞,可用桂枝加芍药汤或桂枝加大黄汤。但当注意患者素质。如果脉弱,表明脾气素虚，胃弱易动，则大黄芍药应当酌减用量。

太阴病脾气恢复，发生暴烦下利，为向愈之兆，腐秽尽则利必自止。

太阴病寒湿郁滞，可发生黄疸；太阴病大便硬可转属阳明。

6 辨少阴病脉证并治

概　　说

少阴包括手少阴心和足少阴肾。心主血脉，又主神明，为君主之官，对人体生理活动起着统领作用；肾主藏精，内寓真阴真阳，为先天之本，生命之根。在正常的生理活动中，心火下蛰于肾，肾水上奉于心，以成心肾相交，水火既济，阴阳交通，彼此制约，则心火不亢，肾水不寒，维持人体正常的生命活动。

少阴病为伤寒六经病变发展过程中的危重阶段。病至少阴，机体抗病能力已明显衰退，多表现为全身性虚寒证。少阴病的发生，或由本经自感外邪，或由他经病传变而来。太阳和少阴为表里关系，若正气虚衰，太阳之邪最易陷入少阴，故有"实则太阳，虚则太阴"之说；太阴和少阴有子母关系，火能生土，当太阴脾阳虚严重时，则累及肾阳，而为脾肾阳虚证。

由于致病因素和体质的不同，少阴病不但有从阴化寒的寒化证，而且有从阳化热的热化证。少阴寒化证，为心肾阳虚，阴寒内盛，因而有脉微细，但欲寐及无热恶寒、身蜷、呕吐、下利清谷、四肢厥逆、小便清白、舌淡苔白等脉证。若阴寒太盛，虚阳被格于外，则可出现面赤、反不恶寒等阴极似阳的真寒假热证象。少阴热化证，多为肾阴虚于下，心火亢于上，因而有心烦不得眠、舌红、脉细数等脉证。有时亦可出现阴阳两虚或阳亡阴竭证。此外，尚有寒化证兼表与热化证兼里实的证候。

少阴病的治疗原则，寒化证治宜温经回阳，以四逆汤为代表方剂；热化证治宜育阴清热，以黄连阿胶汤为代表方剂。少阴寒化证兼表，可用麻黄附子细辛汤等温经发表，若里虚甚而见下利清谷，则当用四逆汤先温其里。少阴热化证兼里实，阳明燥热，灼伤肾阴，所谓土燥水竭，又当用大承气汤以急下存阴。

基于寒邪最易伤阳，所以少阴寒化证预后的良否，取决于阳气的存亡，一般是阳存者生，阳亡者预后不良。

6.1　少阴病纲要

6.1.1　少阴寒化证主要脉证

【原文】

少陰之爲病，脉微細，但欲寐也。(281)

【提要】　少阴寒化证提纲。

【释义】　少阴属心肾两脏，心主血，属火；肾藏精，主水。病则心肾两虚，阳气衰微，无力鼓动血行，则脉微；阴血不足，脉道不充，则脉细。心肾阳虚，阴寒内盛，神失所养，则但欲寐，《素问·生气通天论》云："阳气者，精则养神。"但欲寐是精神萎靡不振、神志恍惚而呈似睡非睡的状态，它与邪去神恬的嗜卧、高热神昏的嗜卧都迥不相同，切勿误认。不论什么病，只要见到脉微细、但欲寐，就表明少阴之阳已虚。因此，作为少阴寒化证的辨证提纲，颇有意义。

《医宗金鉴》说:“少阴肾经,阴盛之脏也。少阴受邪则阳气微,故脉微细也。卫气行阳则寤,行阴则寐,少阴受邪则阴盛而行阴者多,故但欲寐也,此少阴病之提纲。后凡称少阴病者,皆指此脉证而言也。”

恽铁樵说:“阴虚火旺者,恒苦竟夜不得寐,阴盛阳衰者,无昼夜但欲寐。阴虚火旺之不寐,并非精神有余不欲寐,乃五内燥扰不宁,虽疲甚而苦于不能寐。阴盛阳衰之但欲寐,亦非如多血肥人,头才着枕即鼾声雷动之谓,乃外感之寒甚,本身阳气微,神志若明若昧,呼之则精神略振,须臾又惝恍不清,此之谓但欲寐,病入少阴,无有不如此者。”

沈尧封说:“微,薄也,属阳虚;细,小也,属阴虚。”

【原文】

少陰病,欲吐不吐[1],心煩,但欲寐,五六日自利而渴者,屬少陰也。虚故引水自救。若小便色白[2]者,少陰病形悉具。小便白者,以下焦[3]虚有寒,不能制水,故令色白也。(282)

【词解】 ① 欲吐不吐:指要吐而又无物吐出。

② 小便色白:即小便色清不黄。

③ 下焦:这里指肾脏。

【提要】 辨自利而渴属少阴里虚寒证。

【释义】 少阴病欲吐不吐,是下焦阳气衰微,寒邪上逆,影响胃气,故欲吐,胃中无物吐出,故不吐。虚阳与实邪相争,故心烦,然而阳虚已甚,终不能胜邪,故虽心烦而仍但欲寐,至五六日,肾阳虚愈甚,不能温养脾土,于是发生自利,这种自利与单纯的脾虚气陷不同,而是下焦阳衰不能蒸化津液,津液不能上承,则必伴有口渴,所以说“自利而渴者,属少阴也”。“虚故引水自救”,则是对口渴机理的补充说明。舒驰远称之为“火衰作渴证”。然而容易与热盛伤津口渴相混,因之又提出“小便色白”作为少阴阳虚寒盛的辨证依据。热证的小便必然短赤,而决不会清长,只有小便清长,才能确诊为少阴病,所以说“少阴病形悉具”。小便为什么清长,因下焦阳虚不能制水的缘故。

本条既从口渴辨下利属于少阴,而非太阴;又从小便清长,辨渴属少阴虚寒,而不是热盛伤津。因此,对临床辨证极有指导意义。

程扶生说:“此明欲吐不吐,心烦欲寐,自利而渴为少阴证,又当以小便之色辨其寒热也。少阴之脉,循肺出络心,注胸中,肾邪上逆,故温温欲吐而复无物可吐,不似太阴之腹满而痛吐也。至五六日邪传少阴之时,自利而渴,正是少阴病形,肾主二阴,下焦虚故不能禁便,津液少故引水自救。若自利而不渴,则属太阴也。然当以小便之色辨其寒热。盖欲吐心烦,自利而渴,有似传经热邪,若小便黄赤,即是热证,今小便色白,是下焦虚寒,不能克制寒水之气,故令溺白,当用温法,而不当寒下也。”

尤在泾说:“此少阴自受寒邪之证,不从阳经来也,寒初到经,欲受不可,欲却不能,故欲吐不吐,心烦,但欲寐,而实不能寐也。至五六日,自利而渴,则其邪已入少阴之脏矣。然少阴,阴脏也。寒,阴邪也。以阴受阴,法当不渴,而渴者,此非有热,以脏虚故引水自救耳。更审其小便,若色白者,则少阴寒病,全体大露无疑。何以言之?热传少阴,自利而渴者,热足以消水,其小便色必赤,寒中少阴,自利而渴者,虽能饮而不能制,其小便色必白也,仲景辨证之精如此。”

【原文】

病人脉陰陽俱緊,反汗出者,亡陽也。此屬少陰,法當咽痛而復吐利。(283)

【提要】 辨少阴亡阳的脉证。

【释义】 脉微细是少阴寒化证的主脉,今病人脉不是微细,而是阴阳俱紧,阴阳指尺寸而言。如果脉象浮紧兼头痛发热,则是太阳伤寒证。脉象沉紧不兼头痛发热,是为少阴里寒偏盛,里寒证不应有汗,反而汗出,乃虚阳外亡的征象。既然是少阴阴盛亡阳,那么,还可能兼有咽痛、吐利等症。因为少阴之脉循喉咙,虚阳循经上越,郁于咽嗌,则咽痛;阴盛于内,中阳不守,则上吐下利。

本条未出治法,但已见亡阳之变,当不外回阳救逆,使用姜附一类方剂。

周禹载说:"脉至阴阳俱紧,阴寒极矣。寒邪入里,岂能有汗,乃反汗出者,则是真阳素亏,无阳以固其外,遂致腠理疏泄,不发热而汗自出也。此属少阴,正用四逆急温之时,庶几真阳骤回,里证不作。否则阴邪上逆,则为咽痛,为吐。阴寒下泄、而复为利,种种危候,不一而足也。"

汪苓友说:"此少阴中寒也。病人脉阴阳俱紧,此阴阳指尺寸言,紧为寒,腠理当闭密而无汗,今则反自汗出者,寒邪直透太阴而中少阴之经,经气虚寒,不能卫护其表,故曰亡阳……寒中少阴之经,法当咽痛复吐,以其脉贯膈,循咽喉也。寒入少阴之脏,法当复利,以肾家无火,失其闭藏之令,故水无制而下泄也。"

6.1.2 少阴病治禁

【原文】

少陰病,脉細沉數,病爲在里,不可發汗。(285)

【提要】 少阴里证,禁用发汗。

【释义】 发汗是治疗表证的大法,少阴为里证,自当禁用。由于本条仅举脉象,未提主证,因而对该证性质存在不同的认识。有的认为是少阴热化证,脉沉为在里,细为阴虚,数为有热,只能育阴清热,不可发汗,误发其汗,就可能伤阴动血,导致下厥上竭变证。有的认为是少阴寒化证,脉沉细中见数,为阳虚寒甚,但按之无力而散,为真阴寒证,治当驱寒回阳,不可发汗,误发其汗,则必导致亡阳之变。我们认为,两者都可能见到脉细沉数,当结合证候,进行判断。若脉细沉数的同时,伴有阴虚里热症状,则属热化证;若脉细沉数无力,伴有阴盛阳虚症状,则属于寒化证。只要是少阴里证,不管是寒化证、热化证,均禁用发汗,则是肯定的。

程郊倩说:"何谓之里,少阴病脉沉是也。毋论沉细沉数,俱是阴脏受邪,与表阳是无相干,法当固密肾根为主。其不可发汗,从脉上断,非从证上断,前法(麻黄附子细辛汤)不可恃为常法也。"

沈尧封说:"脉细属阴虚,沉为在里,数则为热,此阴虚而热邪入里也。"

薛慎庵说:"人知数为热,不知沉细中见数为寒甚,真阴寒证,脉常有一息七八至者,尽概此一数字中,但按之无力而散耳,宜深察也。"

【原文】

少陰病,脉微,不可發汗,亡陽故也。陽已虚,尺脉弱澀者,復不可下之。(286)

【提要】 少阴病阴阳两虚,禁用汗下。

【释义】 少阴病,脉微为阳气虚,不可发汗,发汗则可导致亡阳。"亡阳故也",就是对不可发汗原因的补充说明。尺脉弱涩,则阴血亦虚,不但不可发汗,也不可攻下。误用攻下则可导致阴竭。此论阳虚禁汗,阴血虚禁下,乃行文之便,决不意味着阳虚可下、阴血虚可汗。应知汗下为攻邪之法,无论阳虚、阴血虚,汗、下都不可用。

钱天来说:"脉微则阳气大虚,卫阳衰弱,故不可发汗以更竭其阳,以汗虽阴液,为阳气所蒸而为汗,汗泄而阳气亦泄矣。今阳气已虚,故曰亡阳故也。若阳已虚,而其尺脉又弱涩者,知命门之真火衰微,肾家之津液不足,不惟不可发汗,复不可下之又竭其阴精阳气也。此条本为少阴禁汗禁下而设,故不言治,然温经补阳之附子汤之类,即其治也。"

6.2 少阴病本证

6.2.1 少阴寒化证

6.2.1.1 四逆汤证

【原文】

少陰病,脉沉者,急温之,宜四逆湯。(323)

【提要】 少阴脉沉,治宜急温。

【释义】 脉微细,但欲寐,是少阴病主要脉证。这里脉沉,当是沉而微细。脉沉微细,标志阳气大虚,阴寒极盛,故治当急温之法,方宜四逆汤,迟则有亡阳之变。

本条据脉论治,提出"急温之",寓有抓住时机,早期治疗的极积意义。因脉沉而微细,已显露少阴虚寒之本质,所以急用温法以救其阳,若不及时使用温法,就会延误病机,吐利、厥逆等证势必接踵而至。然而这仅是突出脉诊,切勿理解为不需脉证合参。

程扶生说:"言脉沉即宜急温,所谓见微知著,消患于未形也。"

汪苓友说:"少阴病,本脉微细,但欲寐,今者轻取之微脉不见,重取之细脉几亡,伏匿而至于沉,此寒邪深中于里,殆将入脏,温之不容以不急也。少迟则恶寒身蜷,吐利躁烦、不得卧寐,手足逆冷,脉不至等死证立至矣,四逆汤之用,其可缓乎?"

吴人驹说:"脉沉须别虚实及得病新久,若得之多日及沉而实者,又当别论。"

尤在泾说:"此不详何证,而但凭脉以论治,曰少阴病脉沉者,急温之,宜四逆汤。然苟无厥逆、恶寒、下利、不渴等证,未可急与温法。愚谓学者当从全书会通,不可拘于一文一字之间者,此又其一也。"

【治法】 回阳救逆。

【方药】 四逆汤方

甘草亡两(炙) 干姜一两半 附子一枚(生用,去皮,破八片)

上三味,以水三升,煮取一升二合,去滓。分温再服。强人可大附子一枚,干姜三两。

【方义】 本方即甘草干姜汤与干姜附子汤的合方,主治少阴病阴盛阳虚的四肢厥逆,故方名四逆,炙甘草甘温,温养阳气,干姜、附子辛温,助阳胜寒。《医宗金鉴》有"甘草得姜附,鼓肾阳,温中寒,有水中煖土之功,姜附得甘草,通关节,走四肢,有逐阴回阳之力,肾阳鼓,寒阴消,则阳气外达,而脉升手足温矣"的分析,颇能说明四逆汤用甘草的配伍意义。实验证明,方中炙甘草不仅能降低附子的毒性,更能加强姜附的温阳作用。诚如《长沙方歌括》所说:"建功姜附如良将,将将从容藉草匡。"但是,据此把附子作为佐使药则不够妥切。要知甘草与姜附配伍,相辅相成,相互为用,相得益彰,缺少其中任何一味,都不可能充分发挥四逆汤的回阳救逆作用。所以,只强调附子功用,主张附子为君,把甘草作为佐使药,同样也不够确当。

成无己说："四逆者，四肢逆而不温也。四肢者，诸阳之本，阳气不足，阴寒加之，阳气不相顺接，是致手足不温而成四逆也。此汤申发阳气，却散阴寒，温经暖肌，是以四逆名之。甘草味甘平，《内经》曰'寒淫于内，治以甘热'，却阴扶阳，必以甘为主，是以甘草为君。干姜味辛热，《内经》曰'寒淫所胜，平以辛热'，逐寒正气，必先辛热，是以干姜为臣。附子味辛大热，《内经》曰'辛以润之'，开发腠理，致津液通气也。暖肌温经，必凭大热，是以附子为使。"

许宏说："今此四逆汤，乃治病在于里之阴者用也。且下利清谷，脉沉无热，四肢厥逆，脉微，阳气内虚，恶寒脉弱，大吐大下，元气内脱，若此诸证，但是脉息沉迟微涩，虚脱不饮水者，皆属于少阴也。必以附子为君，以温经济阳，以干姜为臣辅佐之，甘草为使，以调和二药而散其寒也。"

王晋三说："至于太阳误汗亡阳亦用之者，以太少为水火之主，非交通中土之气，不能内复真阳，故以生附子，生干姜彻上彻下，开辟群阴，迎阳归舍，交接于十二经。反复以炙草监之者，亡阳不至于大汗，则阳未必尽亡，故可缓制留中，而为外召阳气之良法。"

【原文】

少陰病，飲食入口則吐，心中溫溫[①]欲吐，復不能吐，始得之，手足寒，脉弦遲者，此胸中實，不可下也，當吐之。若膈上有寒飲，乾嘔者，不可吐也，當溫之，宜四逆湯。（324）

【词解】 ① 温温：温，同"愠"，音"运"；心中自觉蕴结不适。

【提要】 少阴病膈上有寒饮与胸中实邪的辨证。

【释义】 饮食入口则吐，心中温温欲吐，复不能吐，是少阴阴寒上逆的证候，已见于282条，但不是绝对的，故本条又举例说明具体分析的辨证方法。

病初起，即见手足冷，而脉象弦迟，则不是少阴虚寒证，而是邪阻胸中的实证。由于痰食之邪阻滞胸膈，正气向上驱邪，故饮食入口则吐，不进食时，心中亦蕴结不适而上泛欲吐，然而实邪阻滞不行，故复不能吐。胸中阳气被实邪所阻，不得布于四末，故手足寒，邪结阳郁，故脉象弦迟。总的来说，实邪在上，不可攻下，治当因势利导，"其高者，因而越之"，所以"当吐之"。如果是膈上寒饮而干呕，则为少阴阳虚，因为寒饮虽在膈上，其源实由于脾肾阳虚，不能化气布津而津液停聚所致。因此，切不可误诊为胸中实邪而用吐法，治宜四逆汤，温运脾肾之阳以化寒饮，阳复则饮去，而诸病自愈。痰食阻滞为实，寒饮留膈为虚，故一则宜吐，一则宜温。

程郊倩说："寒在胸中法不可下，而属实邪但用吐法，一吐而阳气得通，吐法便是温法。若膈上有寒饮干呕者，虚寒从下而上，阻留其饮于胸中，究非胸中之病也，直从四逆汤急温其下可矣。"

汪苓友说："或问胃寒欲吐，何以不用理中汤丸？余答云，理中之寒，寒在中焦，今者少阴病，寒自下焦而起，肾虚不能约束水液，故上溢于膈而为寒饮，方用四逆汤者，使直达下焦以治其本也。"

6.2.1.2 通脉四逆汤证

【原文】

少陰病，下利清谷，裏寒外熱，手足厥逆，脉微欲絶，身反不惡寒，其人面色

赤,或腹痛,或乾嘔,或咽痛,或利止脉不出者,通脉四逆湯主之。(317)

【提要】 阴盛格阳的证治。

【释义】 少阴病,下利清谷,手足厥逆,脉微欲绝,是阳气大衰,阴寒内盛所致。虚阳被格于外,故身反不恶寒。虚阳被格于上,故面色赤。所谓“里寒外热”,就是内真寒而外假热。由于证势重而变化不一,故又多不同的兼证。脾肾阳虚,气血凝滞则腹痛;阴寒犯胃,胃气上逆则干呕;虚阳上浮,郁于咽嗌则咽痛;阳气大虚,阴液内竭,则利止而脉不出。证属阴盛格阳,不是四逆汤所能胜任,故用通脉四逆汤主治。

成无己说:“下利清谷,手足厥逆,脉微欲绝,为里寒;身热不恶寒,面色赤,为外热,此阴盛于内,格阳于外,不相通也。与通脉四逆汤散阴通阳。”

尤在泾说:“此寒中少阴,阴盛格阳之证,下利清谷,手足厥逆,脉微欲绝者,阴盛于内也,身热不恶寒,面色赤者,格阳于外也。真阳之气,被阴寒所迫,不安其处,而游散于外,故显诸热象,实非热也。通脉四逆即四逆加干姜一倍为阴内阳外,脉绝不通,故增辛热以逐寒邪,寒去则阳复反而脉复出,故曰其脉即出者愈。”

【治法】 破阴回阳,通达内外。

【方药】 通脉四逆汤方

甘草二两(炙) 附子大者一枚(生用,去皮,破八片) 干姜三两(强人可四两)

上三味,以水三升,煮取一升二合,去滓。分温再服,其脉即出者愈。面色赤者,加葱九茎;腹中痛者,去葱,加芍药二两;呕者,加生姜二两;咽痛者,去芍药,加桔梗一两;利止脉不出者,去桔梗,加人参二两,病皆与方相应者,乃服之。

【方义】 通脉四逆汤与四逆汤药味全同,只是干姜、附子的用量较大,因而温阳驱寒的力量更强,正如《金鉴》所说:“以其能大壮元阳,主持中外,共招外热返之于内。”所以方名通脉四逆,以区别于四逆汤。

若面色赤加葱白,取其通格上之阳;腹中痛加芍药,取其活血和络;干呕加生姜,取其和胃降逆;咽痛加桔梗,取其利咽开结;利止脉不出加人参,取其益气以生津,固脱而复脉。方后提出“病皆与方相应者,乃服之”,示人处方选药必须符合病机,兼证不同,又当随证加减,才能收到预期效果。

汪苓友说:“按前加减法有云去葱、去芍药、去桔梗,此系衍文,故《外台》注不言及。”又曰:“或问腹中痛,系里寒甚,何以加芍药?余答曰,芍药之性平,用入芩连等剂,则和血分之热,用入姜附等剂,则和血分之寒,在配合之得其宜耳。且上文云,腹中痛系寒伤营,少阴之邪侵入中焦,脾气虚寒,故加白芍药于四逆汤中。”

【参考资料】 验案选录

徐国桢,伤寒六七日,身热目赤,索水到前,复置不饮,异常大躁,将门牖洞启,身卧地上,辗转不快,更求入井。一医急以承气与服。喻诊其脉,洪大无伦,重按无力。乃曰,是为阳虚欲脱,外显假热,内有真寒,观其得水不欲咽,而尚可用大黄、芒硝乎?夫天气燠蒸,必有大雨,此证顷刻一身大汗,不可救矣。即以附子、干姜各五钱,人参三钱,甘草二钱,煎成冷服,服后寒战,戛齿有声,以重绵和头复之,缩手不肯与诊,阳微之状始著,再与前药一剂,微汗,热退而安。(《古今医案按》)

按 此案也是外假热而内真寒,索水似属热证,复置不饮则肯定非热;脉洪大无伦,似属热证,重按无力则肯定非热。抓住了这两点,就不被异常大躁,门牖洞启,辗转不快,更求入井等假热现象所迷,从而得出真寒假热的正确诊断,于是力排众议,毅然投以大剂回阳救药逆方药,并采用热药冷服的给药方法,终于取得预期疗效,对于寒热真假辨证,极有启发帮助。

6.2.1.3　白通及白通加猪胆汁汤证

【原文】

少陰病，下利，白通湯主之。(314)

【提要】　阴盛戴阳证的证治。

【释义】　少阴病下利，以白通汤主之，则知本证下利亦是少阴虚寒证，因脾肾阳衰，阴寒偏盛，下焦不得温煦，水谷不别所致。既属少阴虚寒证，当具有但欲寐、手足厥逆、脉微细或沉微等症。从317条通脉四逆汤方后加减法，"面色赤者加葱九茎"来看，白通汤证中必有面赤，根据315条"下利脉微"，本证也必然是脉微。下利脉微，阴盛阳虚，面赤为虚阳被格于上，即戴阳证。本证的病情较通脉四逆汤证略轻，所以不用通脉四逆汤；较四逆汤证多戴阳证，所以亦不用四逆汤，而用白通汤主治。

张路玉说："下利无阳证者，纯阴之象，恐阴盛而隔绝其阳，最急之兆也。故于四逆汤中去甘草之缓，而加葱白于姜附之中，以通其阳而消其阴，遂名其方为白通，取葱白通阳之义也。"

程扶生说："少阴病，谓有脉微细，但欲寐证也，少阴下利，阴盛之极，恐至格阳，故用姜附以消阴，葱白以升阳，云通者，一以温之而令阳气得入，一以发之而令阴气易散也。"

【治法】　破阴回阳，宣通上下。

【方药】　白通汤方

葱白四茎　干姜一两　附子一枚(生，去皮，破八片)

上三味，以水三升，煮取一升，去滓。分温再服。

【方义】　本方用葱白，通被格于上之阳下交于肾，用附子启下焦之阳上承于心，干姜温中土之阳以通上下，用量很轻，欲其迅速发挥通阳的作用。

陈亮斯说："白通汤者，谓葱白能通阳气，而因名白通也。少阴阳气原微，又为大寒所中而独见下利一证……此方与四逆汤相类，独去甘草、盖驱寒欲其速，辛烈之性，取其骤发直达下焦，故不欲其甘以缓之也。而尤重在葱白，少阴为阴，天之寒气亦为阴，两阴相合而偏于下利，则与阳气隔绝不通，姜附之力虽能益阳，不能使真阳之气必入于阴中，惟葱白味辛，能通阳气，令阴得阳而利可愈。盖大辛大热之药，原非吾身真阳，不过借以益吾阳气，非有以通之，能令真阳和会，而何以有济也耶！"

周禹载说："真阳既虚，阴邪复深，姜附之性虽能益阳，而不能使阳气必入阴中，不入阴中，阳何由复，阴何由去？故惟葱白味辛，可通于阴，使阴得达于阳，而利可除矣。"

【原文】

少陰病，下利，脉微者，與白通湯。利不止，厥逆無脉，乾嘔，煩者，白通加猪膽汁湯主之。服湯，脉暴出者死，微續者生。(315)

【提要】　阴盛戴阳，服热药发生格拒的证治及预后。

【释义】　原文可分三段来理解：

第一段："少阴病……与白通汤"，论述少阴阴盛戴阳证的证治，与上条同，不再复述。

第二段："利不止……白通加猪胆汁汤主之"，论述阴盛戴阳证服热药发生格拒的证治。阴盛戴阳之证，服白通汤而下利仍不止，这是病重药轻，所以服药未能奏效，反而格拒增甚，以致厥逆无脉，干呕而烦，乃阳药被阴邪所格拒的缘故，并非药不对证，故仍主以白通汤，更佐入咸寒苦降之猪胆汁、人尿，以引阳入阴，庶可避免再发生格拒，从而达到破阴回阳的目的。

第三段："服汤……微续者生"，论述服白通加猪胆汁汤后，可能出现顺、逆的不同转归：脉暴出（陡然出现）是阴液枯竭，孤阳无依，完全发露于外，故为死候。脉微续（稍稍接续）是阴液未竭，阳气渐复之象，则预后较好。

尤在泾说："脉暴出者，无根之阳发露不遗，故死，脉微续者，被抑之阳来复有渐，故生。"

钱天来说："下利而脉微，足见阳气愈微，故与白通汤以恢复真阳，消除寒气，不谓服汤之后，利仍不止，反见四肢厥逆而无脉，阴邪上逆而干呕，虚阳受迫而作烦闷者，此非药之误也。以阴寒太盛，热药不得骤入，阴邪纵肆猖獗，扞格而不入耳。故用《素问·至真要大论》中热因寒用之法从而逆之，反佐以取之，所谓寒热温凉，反从其病之义也。故用咸寒下走之人尿，苦寒滑下之猪胆，以反从其阴寒之性，导姜附之辛热下行，为反佐入门之导引。王启立所谓'下嗌之后，冷体既消，热性便发'，使其气相从，而无拒格之患也。服汤后，其脉忽暴出者，是将绝之阳，得热药之助，勉强回焰，一照而熄，故死。若得汤而其脉微续渐出者，为阳气复回，故为生也。"

【治法】 破阴回阳，宣通上下，兼咸苦反佐。

【方药】 白通加猪胆汁汤方

葱白四茎　干姜一两　附子一枚（生，去皮，破八片）　人尿五合　猪胆汁一合

上五味，以水三升，煮取一升，去滓，内胆汁、人尿，和令相得。分温再服。若无胆，亦可用。

【方义】 本方即白通汤加人尿、猪胆汁，以白通汤破阴回阳，通达上下，加人尿、猪胆汁之咸苦寒，引阳入阴，使热药不被寒邪所格拒，以利于发挥回阳救逆作用。

程扶生说："言阴盛格阳，有胆汁通阴法也。以白通与之，宜乎阳可救阴，乃利不止，反致厥逆无脉，则阴邪愈无忌矣。干呕而烦，则阳药在膈而不入阴矣，此非药不胜病，乃无响导之力也。加人尿猪胆之阴寒，则可引姜附之温入格拒之寒而调其逆，此《内经》从治法也。服汤，脉暴出，真阳已离根也；脉微续，阳渐复也。"

章虚谷说："阴阳之气，互相为根，故可互相为用，此方即《内经》反佐之法也。以其下利脉微，先与白通汤辛热助阳，以辟寒邪；而利不止，反厥逆无脉，干呕而烦者，其本身阳微欲绝，寒邪格拒，故辛热之药不能入，而反佐咸苦阴寒为引导，然后热药得入，以回垂绝之阳……盖寒热之药同煎，则气味相和，化为温平，此方热药煎好，然后和入寒药，则各行其性，导引阳药入阴，使阴阳交通而无格拒之患，此阴阳互相为用，由其互相为根故也。可知仲景之法，皆本阴阳气味，裁制权宜而配合者，义理精微，有难言喻。"

汪苓友说："按上方后云，若无胆亦可用，则知所重在人尿，方当名白通加人尿汤始妥。"

6.2.1.4 真武汤证

【原文】

少陰病，二三日不已，至四五日，腹痛，小便不利，四肢沉重疼痛，自下利者，此爲有水氣。其人或咳，或小便利，或下利，或嘔者，真武湯主之。（316）

【提要】 少阴阳虚水泛的证治。

【释义】 少阴病二三日不已，至四五日，邪气递深，肾阳日衰，阳虚寒盛，水气不化，泛溢为患。浸淫肢体则四肢沉重、疼痛。浸渍胃肠则腹痛下利。水气停蓄于内，膀胱气化不行，则为小便不利。水饮内停，随气机升降，无处不到，或上逆犯肺为咳，或冲逆于胃而呕，或水

寒下趋大肠则下利更甚,或下焦阳虚,膀胱气化不利,则小便不利。总之,这些证候的产生,都是肾阳虚衰兼水气为患,故宜用真武汤主治。

方有执说:“腹痛,小便不利,阴寒内甚,湿甚而水不行也。四肢沉重疼痛,寒湿内渗,又复外薄也。自下利者,湿既甚而水不行,则与谷不分清,故曰此为有水气也。或为诸证,大约水性泛滥,无所不之之故也。”

《医宗金鉴》说:“论中,心下有水气,发热有汗,烦渴引饮,小便不利者,属太阳中风,五苓散证也。发热无汗,干呕不渴,小便不利者,属太阳伤寒,小青龙汤证也。今少阴病二三日不已,至四五日,腹痛下利,阴寒深矣。设小便利,是纯寒而无水,乃附子汤证也。今小便不利,或咳或呕,此阴寒兼有水气之证,故水寒之气,外攻于表,则四肢沉重疼痛,内盛于里,则腹痛自利也。水气停于上焦胸肺,则喘咳而不能卧,停于中焦胃府,则呕而或下利,停于下焦膀胱,则小便不利或少腹满,种种诸证,总不外乎阴寒之水……故惟主以真武汤温寒以制水也。”

【治法】　温肾阳,利水气。

【方药】　真武汤方

茯苓　芍药　生姜(切)各三两　白术二两　附子一枚(炮,去皮,破八片)

上五味,以水八升,煮取三升,去滓。温服七合,日三服。若咳者,加五味子半升,细辛、干姜各一两;若小便利者,去茯苓;若下利者,去芍药,加干姜二两;若呕者,去附子,加生姜,足前成半斤。

【方义】　本方用附子辛热以壮肾阳,使水有所主。白术燥湿健脾,使水有所制。生姜宣散,佐附子之助阳,是于主水中有散水之意,茯苓淡渗,佐白术健脾,是于制水中有利水之用,芍药既可敛阴和营,又可制附子刚燥之性。

若咳者,是水寒犯肺,加干姜,细辛以散水寒,加五味子以敛肺气;小便利则不需利水,故去茯苓;下利甚者,是阴盛阳衰,芍药苦泄,故去之,加干姜以温里;水寒犯胃而呕者,可加重生姜用量以和胃降逆,原方去附子,附子为本方主药,似不宜去。

本方的应用范围颇广,不管是消化系统病(如萎缩性胃炎、胃下垂、胃及十二指肠溃疡、腹泻、便秘、胃切除后的倾倒症群),还是循环系统病(如风心、高心并发心衰),还是泌尿系统病(如慢性肾炎高度浮肿、低热),还是呼吸系统病(如慢性气管炎、肺气肿),以及妇女虚寒白带等,只要符合心肾阳虚,水气泛溢病机,用之皆有较好的效果。

汪苓友说:“真武汤专治里寒停水,君主之药,当是附子一味,为其能走肾温经而散寒也。水寒侮土,则腹痛下利,故用苓术、芍药,以渗停水、止腹痛。四肢沉重是湿,疼痛是寒,此略带表邪,故用生姜以散邪,或疑芍药酸寒,当减之极是。然上证系里气虚寒,方中既有姜附之辛,不妨用芍药之酸以少敛中气。若咳者,水寒射肺,肺叶张举,既加细辛、干姜以散水寒,不妨加五味子以敛肺,但五味子酸味太厚,不须半升之多也。小便利者,不得云无伏水,乃下焦虚寒,不能约束水液,其色必白,去茯苓者,恐其泄肾气也。若下利者,里寒甚,故去芍药加干姜。呕者,水寒之气,上壅于胸中也,加生姜足前成半斤,以生姜为呕家圣药,若去附子,恐不成真武汤矣。”

张路玉说:“此方本治少阴病水饮内结,所以首推术附,兼茯苓、生姜,运脾渗湿为要务,此人所易明也。至用芍药之微旨,非圣人不能。盖此证虽曰少阴本病,而实缘水饮内结,所以腹痛自利,四肢沉重,而小便反不利也。若极虚极寒,则小便必清白无禁矣,安有反不利之理哉！则知其人不但真阳不足，真阴亦已素亏，若不用芍药固护其阴，岂能胜附子之雄烈乎！即如附子汤、桂枝加附子汤、芍药甘草附子汤，皆芍药与附子并用，其温经护荣之法，与保阴回阳不殊，后世用药，能获仲景心法者几人哉！”

【参考资料】 验案选录

王××，男，56岁。素有哮喘之证，每逢感冒或过劳即发。今因劳动后汗出当风，回家即觉恶寒发热，喘咳心悸，胸紧如石压，喉中如有物上涌之状，张口吸气。服小青龙汤后，发热而出大汗，头昏眩难以自主，气陷欲脱，面青肢冷，心悸短气，喘咳不得平卧，头昏眩，静则稍好，动则更甚，小便不利，舌质淡，六脉沉微欲绝，此误汗伤阳，水气上逆所致。拟方：炮附片一两　白术四钱　白芍四钱　茯苓五钱　桂枝三钱　补骨脂四钱　五味子二钱　生姜一两（另熬浓汁，一半入药，一半合黄糖另服）。服上药后，各症好转，生姜减为五钱，入药同煎，桂枝易肉桂，连服五剂而各症消失，乃以右归丸调理后而愈。

按　哮喘之证，病因颇多，治法亦自各异，但久病正气多虚，故发时虽以攻邪为主，亦应顾其正气。本案初虽外感，但其素体正虚，以麻、桂等品大发其汗，则败其脾肾之阳，致使水失所主，上凌心肺，心阳不振，肺气上逆，故短气心悸，喘促头昏，静则稍可，动则更甚。以本方振奋真阳而行水邪，其病故愈。（《中医杂志》1965年第7期）

6.2.1.5　附子汤证

【原文】

少陰病，身體痛，手足寒，骨節痛，脉沉者，附子湯主之。(305)

【提要】 阳虚寒湿身痛的证治。

【释义】 从手足寒、脉沉的脉证上，可以看出本证的病理癥结主要是阳气虚弱，由于里阳不足，生阳之气陷而不举，所以其脉沉；阳气虚衰，不能充达于四肢，故手足寒；阳气虚衰，水寒不化，寒湿留着于经脉骨节之间，故身体痛，骨节痛。用附子汤以温经驱寒除湿。

黄仲理说：“此乃少阴肾脏病也，骨属肾，肾寒故骨俱痛也，即此一端，便当急救其脏中之阳，宜用本汤也。”

高学山说：“身体骨节疼痛，手足寒冷，皆寒邪凝结，而无阳气以御之之应，脉又沉而在里，则纯是一片阴寒，故用附子汤以温之。大凡寒极则湿聚，阳光不布，而妖水为灾，上奔则呕，下奔则利，势所必至，故温阳补虚渗湿之附子汤，当直任而无可挪移也。”

钱天来说：“此以脉沉而手足寒，则知寒邪过盛，阳气不流，营阴郁滞，故身体骨节皆痛耳。且四肢为诸阳之本，阳虚不能充实于四肢，所以手足寒，此皆沉脉之见证也，故谓之少阴病，而以附子汤主之，以温补其虚寒也。”

【治法】 温经驱寒除湿。

【方药】 附子汤方

附子二枚（炮，去皮，破八片）　茯苓三两　人参二两　白术四两　芍药三两

上五味，以水八升，煮取三升，去滓。温服一升，日三服。

【方义】 本方重用炮附子，温经驱寒镇痛，与人参相伍，温补以壮元阳，与白术、茯苓相伍，健脾以除寒湿，佐芍药和营血而通血痹，可加强温经止痛的效果。

附子汤证与真武汤证，同属肾阳虚兼水湿之邪为患，但附子汤证阳虚较甚，寒湿之邪凝滞于骨节之间，以身体痛、骨节痛为主；真武汤证为阳虚而水气浸渍内外，以头眩、心悸、身瞤动为主。两方的药味大部相同，皆用附子苓芍，所不同处，附子汤附术倍用，并伍人参，重在温补元阳；真武汤附术半量，更佐生姜重在温散水气。

尤在泾说：“气虚者，补之必以甘，气寒者，温之必以辛，甘辛合用，足以助正气而散阴邪，

人参、白术、茯苓、附子是也。而病属阴经，故又须芍药以和阴气，且引附子入阴散寒，所谓响导之兵也。”

陈亮斯说：“附子汤者，以附子散少阴之真寒，参术得茯苓引用，补下焦元气，加芍药者，谓其能和营止痛也。或问和营止痛，何以不用当归？余答曰，当归治中寒，非不胜于芍药，奈本方中既用生附子为君，其性辛热，过于走窜，使不用芍药敛而和之，恐反耗其营气，而痛无收摄矣。古方配合之妙，难以言传，学者能神而明之，庶可以加减而无误矣。”

【原文】

少陰病，得之一二日，口中和①，其背惡寒者，當灸之，附子湯主之。(304)

【词解】 ① 口中和：指口中不苦、不燥、不渴。

【提要】 阳虚寒湿的审证要点与治疗方法。

【释义】 口中和乃少阴病阳虚寒湿证的审证要点。所谓“口中和”指口中不苦、不燥、不渴，表明里无邪热。背为督脉循行部位，阳虚而寒湿凝滞，督脉先受影响，故背恶寒。本条可作为305条“身体痛，手足寒，骨节疼，脉沉者”的补充。在服附子汤的同时，还可兼用灸法，一般认为可灸大椎、关元、气海等穴。灸法与汤药并进，可以增强疗效。

阳明病热盛汗多，津气损伤，也会发生背恶寒，切不可误用附子汤。但阳明病不会“口中和”，而是口燥渴(169条“伤寒无大热，口燥渴，心烦，背微恶寒者，白虎加人参汤主之”。)。前后互参，可见临床诊断，询问口中和否，具有重要意义。

王肯堂说：“背者，胸中之府，诸阳受气于胸中而转行于背。《内经》曰‘人身之阴阳者，背为阳，腹为阴’，阳气不足，阴寒气盛，则背为之恶寒，若风寒在表而恶寒者，则一身尽寒矣，但背恶寒者，阴寒气盛可知，如此条是也。又或乘阴气不足，阳气内陷入阴中，表阳新虚，有背微恶寒者，经所谓‘伤寒无大热，口燥渴，心烦，背微恶寒，白虎加人参汤主之’是也。一为阴寒气盛，一为阳气内陷，何以明之？盖阴寒为病，则不能消耗津液，故于少阴病则曰口中和，及阳气内陷，则热灼津液为干，故于太阳病(按：应作阳明病)则口燥舌干而渴也。要辨阴阳寒热不同者，当于口中润燥详之。”

成无已说：“少阴客热，则口燥舌干而渴，口中和者，不苦不燥，是无热也。背为阳，背恶寒者，阳气弱，阴气胜也。经曰：‘无热恶寒者，发于阴也’，灸之助阳消阴，与附子汤温经散寒。”

尤在泾说：“口中和者，不燥不渴，为里无热也。背恶寒者，背为阳，而阴乘之，不能通于外也。阳不通，故当灸之，以通阳痹；阳不足，故主附子汤以补阳虚。非如麻黄附子细辛之属，徒以温散为事矣，此阳虚受寒，而虚甚于寒之治法也。”

6.2.1.6 吴茱萸汤证

【原文】

少陰病，吐利，手足逆冷，煩躁欲死者，吴茱萸湯主之。(309)

【提要】 阴盛阳虚，正邪剧争的证治。

【释义】 本条以少阴病冠首，吐利、四逆，亦酷似四逆汤证，何以不用四逆汤而用吴茱萸汤？关键是“烦躁欲死”一证，标志着阴邪虽然很盛，而阳气尚能与阴邪剧争，而不是阴盛阳亡，故可借用吴茱萸汤温降肝胃，泄浊通阳。它并不是少阴病的正治方法。有的注家提出四逆汤证以下利为主，吴茱萸汤证以吐为主，乃是就两方作用的异同而言，可作辨证时参考。

《医宗金鉴》说：“名曰少阴病，主厥阴药者，以少阴厥阴多合病，证同情异而治别也。少阴有吐利,厥阴亦有吐利,少阴有厥逆,厥阴亦有厥逆,少阴有烦燥,厥阴亦有烦燥,此合病而证同者也。少阴之厥有微甚,厥阴之厥有寒热,少阴之烦躁则多躁,厥阴之烦躁则多烦。盖少阴之病多阴盛格阳,故主以四逆之姜附,逐阴以回阳也。厥阴之病多阴盛郁阳,故主以吴茱萸之辛烈,迅散以通阳也,此情异而治别者也。"

6.2.1.7 桃花汤证

【原文】

少陰病,下利,便膿血者,桃花湯主之。(306)

【提要】 虚寒下利便脓血,滑脱不禁的证治。

【释义】 下利便脓血,一般属热证。本条的下利便脓血,乃为脾肾阳衰、络脉不固而统摄无权,大肠滑脱。其证候特点是:虽然脓血杂下,必无里急后重,亦无臭秽之气,而腹痛绵绵,喜温喜按,口淡不渴,可资佐证。治宜桃花汤温涩固脱。

汪切庵说:"窃谓便脓血者,固多属热,然岂无下焦虚寒,肠胃不固而亦便脓血乎?若以此为传经热邪,仲景当用寒剂以彻其热,而反用石脂固涩之药,使热闭于内而不得泄,岂非关门养盗,自贻伊戚也耶?观仲景之治协热利,如甘草泻心、生姜泻心、白头翁汤,皆用芩连黄柏,而治下焦虚寒下利者,用赤石脂禹余粮汤,比类而观,斯可见矣。此证乃因虚以见寒,非大寒者,故不必用热药,惟用甘辛温之剂以镇固之耳。本草言石脂性温,能益气调中固下,未闻寒能损胃也。"

【治法】 温涩固脱。

【方药】 桃花汤方

赤石脂一斤(一半全用,一半筛末) 干姜一两 粳米一升

上三味,以水七升,煮米令熟。去滓。温服七合,内赤石脂末方寸匕,日三服。若一服愈,余勿服。

【方义】 本方以赤石脂涩肠固脱为主药,辅以干姜温中阳,佐以粳米益脾胃。三药合用,可提高涩肠固脱的功效。赤石脂一半全用入煎,取其温涩之气,一半为末,并以小量粉末冲服,取其直接留着肠中,更有收敛作用。本方所治不一定必有脓血,凡属滑脱不禁,皆可应用。但对实邪未尽者,切勿误用,以免留邪为患。

钱天来说:"桃花汤,非湿热暴利,积多气实之所宜,盖所以治阴寒虚滑之剂也。仲景用桃花汤治下利便脓血,取赤石脂之重涩,入下焦血分而固脱,干姜之辛温,暖中焦气分而补虚,粳米之甘温,佐石脂干姜而润肠胃也。"

王晋三说:"桃花汤非名其色也,肾脏阳虚用之,一若寒谷有阳和之致,故名。"

【参考资料】 验案选录

某,脉微细,肢厥,下痢无度。吴茱萸汤但能止痛,仍不进食,此阳败阴浊,腑气欲绝,用桃花汤。赤石脂 干姜 白粳米 (《临证指南医案》)

按 此案叙证极简,但已突出了少阴阳虚下焦滑脱的脉证特征,并且分析了已用方药乏效的原因,从而得出该证的病机为"阳败阴浊,府气欲绝",故改用桃花汤主治。另案提出"议堵截阳明一法"还有"夫阳宜通,阴宜守,此关闸不致溃散,春回寒谷,生气有以把握"等,皆足以说明桃花汤的意义与作用,由此可见把桃花汤主治的下利说成热证是不符合临床实际的。

毛方来忽患真伤寒,腹痛自汗,四肢厥冷,予用回阳汤救急而痊。吴石虹曰:"证虽暂愈,后必下脓血,则危矣。"数日后,果下利如鱼脑,全无臭气,投参附不应,忽思三物桃花汤,仲景法也,为丸与之,三四服愈。(《续名医类案》)

按 本案下利滑脱是少阴虚寒证愈后的续发证候，用参附不效，因无涩肠固脱之功，改用桃花汤，并为丸与之，三四服愈，充分证明方药各有所宜。下利如鱼脑，全无臭气，为使用桃花汤的辨证要点。

【原文】

少陰病，二三日至四五日，腹痛，小便不利，下利不止，便膿血者，桃花湯主之。(307)

【提要】 补叙虚寒下利便脓血的证治。

【释义】 本条是对上条桃花汤证的补充。少阴病二三日至四五日，寒邪内入，阳虚寒滞，故腹痛。脾肾阳衰，统摄无权，滑脱不禁，故下利不止，便脓血。而下利过多，则津液损伤，故小便不利，与津液偏渗不同，故仍用桃花汤温涩固脱。

6.2.1.8 刺灸法

【原文】

少陰病，下利，便膿血者，可刺。(308)

【提要】 少阴下利便脓血，亦可采用针刺法。

【释义】 少阴病，下利便脓血，除了药物治疗外，也可用针刺法治疗。针刺有泄邪、固摄的双重作用。若服药配合针刺，则疗效更好。本条叙证不详，又未说明刺哪些穴位，以致议论纷纭，莫衷一是。一般认为，针与灸各有侧重，“刺法是泻其实热，灸法是温其虚寒”，本证云可刺，应当属热属实，但从临床来看，刺长强穴可治泻痢滑脱不禁，因此，究竟属寒属热，属虚属实，还应综合整个证候来分析。总之，用刺法治疗下利有较好的疗效，是可以肯定的。

【原文】

少陰病，吐，利，手足不逆冷，反發熱者，不死。脉不至者，灸少陰[①]七壯[②]。(292)

【词解】 ① 灸少阴：就是灸少阴经脉所循行的穴位。大多主张灸少阴经的太溪穴，在内踝后跟骨动脉陷中。

② 七壮：每艾灸一炷为一壮，七壮即灸七个艾炷。

【提要】 吐利暴作，阳虽虚而未甚，脉不至，可用灸法。

【释义】 少阴虚寒证吐利，一般应伴有手足逆冷，今手足不逆冷，表明阳虚的程度不甚，反发热，标志着阳能胜阴，而不是阳气越脱，所以断为不死。脉不至并非阴阳离决，而是由于吐利暴作，阳气乍虚，脉一时不能接续，所以可用灸法以温通阳气，阳气通则脉自至。本文只提出“灸少阴七壮”，未出具体穴名，常器之主张灸太溪穴，柯韵伯主张兼灸复溜，章虚谷主张灸太溪、涌泉，均可作为参考。

程郊倩说：“少阴病吐而且利，里阴胜矣，以胃阳不衰，故手足不逆冷。夫手足逆冷之发热，为肾阳外脱，手足不逆冷之发热，为卫阳外持。前不发热，今反发热，自非死候。人多以其脉之不至而委弃之，失仁人之心与术矣。不知脉之不至，由吐利而阴阳不相接续，非脉绝之比。灸少阴七壮，治从急也。嗣是而用药，自当从事于温药，苟不知此，而妄攻其热，则必死。”

【原文】

少陰病，下利，脉微澀，嘔而汗出，必數更衣，反少者[①]，當溫其上，灸之[②]。(325)

【词解】 ① 数更衣,反少者:大便次数多而量反不多。

② 当温其上,灸之:即温灸上部之穴位,如灸百会穴。

【提要】 少阴阳虚血少下利的特征与治法。

【释义】 少阴下利,脉见微涩,微为阳虚,涩为血少。阳虚而阴邪上逆则呕;阳虚而卫外不固则汗出;阳虚而气下陷,故数更衣;血少则无物可下,故量反少。本证不仅是阳气阴血两虚,而且是既有阳虚气陷,又有阴盛气逆,用温阳有碍于血少,用降逆有碍于下利,用升阳又有碍于呕逆,所以汤剂难施,然而毕竟以阳虚气陷为主,故宜用灸法以温其上,庶可阳升利止,乃是补汤剂之不足的一种权宜方法。

喻嘉言说:"下利而脉见阳微阴涩,为真阴真阳两伤之候矣。呕者,阴邪上逆也。汗出者,阳虚不能外固,阴弱不能内守也。数更衣,反少者,阳虚则气下坠,阴虚则勤努责也。是证阳虚,本当用温,然阴弱复不宜于温,一药之中,既欲救阳,又欲护阴,漫难区别。故于巅顶上百会穴灸之,以温其上而升阳,庶阳不至下陷以逼迫其阴,然后阴得安静,而下利自止耳。"

6.2.1.9 预后

(1) 阳回自愈可治证

【原文】

少陰病,脉緊,至七八日,自下利,脉暴微[①],手足反温,脉緊反去者,爲欲解也,雖煩,下利必自愈。(287)

【词解】 ① 脉暴微:指脉紧突然变为微弱。

【提要】 少阴病,阳回自愈的辨证。

【释义】 本条病势向愈的机转与太阴病暴烦下利的机转相同。少阴病,脉紧为里寒盛,病至七八日,发生心烦下利,而脉象突然微弱无力,似乎为病情转剧,然而诊断结论却是欲解之候,颇难令人置信。仲景于此提出两个"反"字,"手足反温",是阳复的确据,因此知"脉紧反去"转为暴微,不是阳气愈虚,而是寒邪已去。心烦下利,正是正邪相争,正复邪除的表现,所以说:"虽烦下利,必自愈。"这对于客观分析病机,极有启发帮助。

钱天来说:"不知少阴病,其脉自微,方可谓之无阳,若以寒邪极盛之紧脉,忽见暴微,则紧峭化而为宽缓矣,乃寒邪弛解之兆也。曰手足反温,则知脉紧下利之时,手足已寒,若寒邪不解,则手足不当温,脉紧不当去。因脉本不微,而忽见暴微,故手足得温,脉紧得去,是以谓之反也。反温,反去,寒气已弛,故为欲解也。虽其人心烦,然烦属阳而为暖气已回,故阴寒之利必自愈也。"

【原文】

少陰病,下利。若利自止,惡寒而踡卧[①],手足温者,可治。(288)

【词解】 ① 蜷卧:形容肢体蜷曲的眠卧状态。

【提要】 少阴虚寒证,手足温者可治。

【释义】 少阴病下利,恶寒蜷卧,为阴盛阳虚的证候,下利自止有病情转剧与转轻的两种可能,如果手足仍然厥逆,则利止不是阳复,而是阴竭,为病情转剧;如果手足温和,则利止为阳复阴退之征,虽然恶寒蜷卧,但预后良好,可以救治。

本条的临床意义有二:一为据患者眠卧的姿态以辨寒热,"偃卧而手足弛散者,属热证,蜷卧而手足敛缩者,属寒证”。二是据手足的温和与厥冷以辨少阴病的预后;手足温者,可治,逆冷不回者,预后不良。

沈明宗说:“此下利止后,验可治不可治也。下利自止,阴邪少减,邪不上干,脾土稍得苏矣,但阳气衰微而恶寒蜷卧,当验其手足温者,乃真阳未离,急用白通、四逆之类,温经散寒,则邪退而真阳复,故定可治。若手足不温而利虽止,胃肾之阳已绝,则不治矣。”

【原文】

少陰病,惡寒而踡,時自煩,欲去衣被者,可治。(289)

【提要】 少阴病,时自烦者可治。

【释义】 恶寒蜷卧,是少阴阴盛阳衰证候,病人时自烦扰不安,并且欲去衣被,是阳气来复与寒邪相争的缘故,表明阳气虽虚,尚能奋与邪争,所以断为可治。本条当与上条合参,既云可治,也应该具有手足温,如果手足不温而是厥冷,则“时自烦,欲去衣被”,就不一定属于佳兆,因此,还应结合其他脉证。

程扶生说:“言下利恶寒,以烦热为可治也。恶寒而蜷。阴邪甚也。时自烦欲去衣被,阳犹内争也,此与亡阳躁乱之证不同,故为可治,谓可用温治也。”

(2) 阳不回不治证

【原文】

少陰病,惡寒,身踡而利,手足逆冷者,不治。(295)

【提要】 纯阴无阳的危候。

【释义】 少阴病预后的良否,取决于阳气的存亡。本条所述病情与288条大致相同,前者利止而手足温,是阳复,故可治。本条利不止,手足逆冷不回,是真阳已败,故断为“不治”。然而这仅是相对而言,不应理解为必死。应当及时地投以四逆、白通等一类回阳救逆方剂,可能挽救于万一。

钱天来说:“前恶寒而蜷,因有烦而欲去衣被之征,为阳气犹在,故为可治。又下利自止,恶寒而蜷,以手足温者,亦为阳气未败,而亦曰可治。此条恶寒身蜷而利,且手足逆冷,则四肢之阳气已败,故不温。又无烦与欲去衣被之阳气尚存,况下利又不能止,是为阳气已竭,故为不治。”

程郊倩说:“阳受气于四肢,虽主于脾,实肾中生阳之气所奉,故手足之温与逆,关于少阴者最重。”

【原文】

少陰病,吐,利,躁煩,四逆者,死。(296)

【提要】 阳不胜阴的危候。

【释义】 少阴病,吐利为阴盛阳虚,躁烦是衰微的阳气与阴邪抗争的表现。如果正能胜邪,则当吐利止而手足转温;今不但吐利未止,而且四逆更甚,是为正不胜邪,阳气已绝,故为死候。

喻嘉言说:“上吐下利,因至烦躁,则阴阳扰乱,竭厥可虞,更加四肢逆冷,已是中州之土先败,上下交征,中气立断,故主死也。”

程郊倩说:“由吐利而躁烦,阴阳离脱而扰乱可知,加之四逆,其阳绝矣,不死何待?使早知温中而暖土也,宁有此乎?此与吴茱萸汤证,只从躁逆先后上辨,一则阴中尚现阳神,一则阳尽唯存阴魄耳。"

【原文】

少陰病，下利止而頭眩，時時自冒者，死。(297)

【提要】 阴竭于下、阳脱于上的危候。

【释义】 本条与288条同是"下利止"，何以彼条为可治，本条为死候？这就需要前后联系，比较分析，于同中求异，才能得其要领。288条手足温，则下利止为阳复，故可治。本条未言手足温，则下利止为阴竭，伴有头目昏眩，时时自冒，不但阴竭于下，而且阳脱于上，故为死候。

张路玉说："人身阴阳，相为依附者也。阴亡于下，则诸阳之上聚于头者，纷然而动，所以头眩，时时自冒，阳脱于上而主死也，可见阳回利止则生，阴尽利止则死矣。"

尤在泾说："下利止，非利自愈也，脏阴尽也。眩，目黑而转也。冒，昏冒也。阴气既尽，孤阳无附而浮乱于上，故头眩而时时自冒也。而阴气难以卒复，孤阳且易上散，虽有良药，亦无及矣。是以少阴病，阳复利止则生，阴尽利止则死也。"

【原文】

少陰病，四逆，惡寒而身踡，脉不至，不煩而躁者，死。(298)

【提要】 阳绝神亡的危候。

【释义】 少阴病四逆，恶寒而身蜷，是为少阴阳衰阴盛，脉不至较脉微欲绝更重，为真阳虚极，无力鼓动血脉运行之故。更见不烦而躁，则不仅无阳复之望，而且神气将亡，阳绝神亡，危险已极，故断为死候。

本条与292条，皆是"脉不至"，但292条的脉不至是由于吐利交作，正气暴虚，气血一时不能接续所致；而且手足温和，所以尚可治以灸法。本条脉不至为阴盛阳绝，血脉已不能运行，并且四肢逆冷，不烦而躁，所以为死候。

尤在泾说："手足逆冷，不烦而躁者，阴气长、阳气消也。且四逆而脉不至，与手足温而脉不至者不同，彼则阳气乍厥，引之即出；此则阳气已绝，招之不返也。而烦与躁又不同，烦者，热而烦也；躁者，乱而不必热也。烦而躁者，阳怒而与阴争，期在必胜，则生。不烦而躁者，阳不能战，复不能安而欲散去，则死也。"

【原文】

少陰病，六七日，息高①者，死。(299)

【词解】 ① 息高：息指呼吸，高指吸气不能下达，息高即呼吸浅表的意思。

【提要】 肾气绝于下的危候。

【释义】 肺主出气，肾主纳气，少阴病六七日，出现呼吸浅表，是肾气绝于下，肺气脱于上，所以为死候。

柯韵伯说："气息者，乃肾间动气，脏腑之本，经脉之根，呼吸之蒂，三焦生气之源也。息高者，但出心与肺，不能入肝与肾，生气已绝于内也。"

程郊倩说："夫肺主气，而肾为生气之源，盖呼吸之门也，关系人之死生者甚巨。息高者，生气已绝于下而不复纳，故游息仅呼于上而无所吸也。"

魏念庭说："六七日之久息高气逆者，与时时自冒同一上脱也。一眩冒而阳升不返，一息高而气根已铲，同一理而分见其证者也，故仲景俱以死期之。"

【原文】

少陰病，脉微細沉，但欲卧，汗出不煩，自欲吐，至五六日，自利，復煩躁不得卧寐者，死。(300)

【提要】 阴阳离决的危候。

【释义】 脉微细沉，但欲卧，少阴虚寒证的主要脉证。汗出不烦，是阳从外脱而无力与阴邪抗争。自欲吐，为阳虚而阴邪上逆，此时一线残阳，已达垂绝阶段，急用回阳救逆，或可挽回。而迁延至五六日之久，复见自利，是阴盛阳虚更甚，烦躁不得卧寐，为阴阳离决之兆，已经来不及挽救，故属死候。

程郊倩说："此今时论之，病不至于恶寒蜷卧，四肢逆冷等证叠见，则不敢温。嗟呼！证已到此，温之何及哉？况诸证有至死不一见者，则盍于本论中要旨一一申详之。少阴病脉必沉而微细，论中首揭此，盖已示人以可温之脉矣；少阴病但欲寐，论中又已示人以可温之证矣；汗出在阳经不可温，在少阴宜急温，论中盖已示人以亡阳之故矣，况复有不烦自欲吐以互之，则真武、四逆，诚不啻三年之艾矣。不此绸缪，延至五六日，在经之邪，遂尔入脏，前欲吐，今且利矣，前不烦，今烦且躁矣，前欲卧，今不得而卧矣，阳虚已脱，阴盛转加，其人死矣。"

6.2.2 少阴热化证

6.2.2.1 黄连阿胶汤证

【原文】

少陰病，得之二三日以上，心中煩，不得卧，黄連阿膠湯主之。(303)

【提要】 少阴病，阴虚阳亢的证治。

【释义】 本条为少阴病热化证。真阴已虚，邪火复炽。肾水亏于下，心火亢于上，心肾不得相交，故心中烦而不得卧。它与单纯的邪热或单纯的阴虚不同，所以治必兼顾，滋阴与清火同用，黄连阿胶汤为代表方剂。

本证与栀子豉汤证虽然都有心烦不得卧(眠)，但病机却有所不同，栀子豉汤证热扰胸膈，病在气分，阴液未伤，故苔多薄腻微黄；本证为心火炽盛，肾阴亏虚，故不仅苔黄，而舌必红绛。所以一则治宜清宣郁热，一则治宜滋阴清火。

张兼善说："今但心烦不卧，而无呕利四逆等证，是其烦为阳烦，乃真阴为热邪煎熬也，故必解热生阴以为主治。"

【治法】 滋阴清火。

【方药】 黄连阿胶汤方

黄连四两　黄芩二两　芍药二两　鸡子黄二枚　阿胶三两(一云三挺)

上五味，以水六升，先煮三物，取二升，去滓，内胶烊尽，小冷，内鸡子黄，搅令相得。温服七合，日三服。

【方义】 本方的主要作用是清心火，滋肾阴，正如成无己所说："阳有余以苦除之，黄芩黄连之苦以除热；阴不足以甘补之，鸡黄阿胶之甘以补血；酸，收也，泄也，芍药之酸，收阴气而泄邪热。"

柯韵伯说："病在少阴而心中烦不得卧者，既不得参甘以助阳，亦不得用大黄以伤胃也。故用芩连直折心火，用阿胶以补肾阴，鸡子黄佐芩连，于泻心中补心血，芍药佐阿胶，于补阴中敛阴气，斯则心肾交合，水升火降，是以扶阴泻心之方，而变为滋阴和阳之剂也。"

吴鞠通说："以黄芩从黄连，外泻壮火而内坚真阴。以芍药从阿胶，内护真阴而外捍亢阳。名黄连阿胶汤者，取一刚以御外侮，一柔以护内主之义也。"

【参考资料】 近代研究资料

治疗 13 例失眠症的疗效观察：13 例中，男 11 例，女 2 例。年龄最小者 23 岁，最大者 42 岁。证以失眠为主，同时伴有头晕头痛，心悸，胸闷，精神倦怠，面色无华，食欲不振，口干而苦等，就诊时 13 例中无 1 例每夜能睡 4 小时以上者。严重的一例，曾连续九昼夜不能合目。患者大小便多正常，间有小溲赤，大便干等情况，舌质多赤（8 例）或绛（2 例）或淡红（3 例），少苔。脉象有弦数（8 例）细数（4 例）浮滑（1 例）之不同。

基本方：黄连一钱，阿胶三钱（炖化冲），白芍三钱，龙齿三钱，牡蛎七钱，枣仁三钱，广皮三钱，鸡子黄一枚（冲）。每日一剂，煎二次早晚分服，并有随证加减。

上方是《伤寒论》黄连阿胶汤化裁而成，该方有育阴制阳之功，原为心烦不眠而设。清《静香楼医案·内伤杂病门》云："阴不足者，阳必亢而上燔。欲阳之降，必滋其阴，徒恃清凉无益也。"故笔者治心肾不交失眠时，从黄连阿胶汤中去苦寒之黄芩，加入龙齿、牡蛎、枣仁、广皮等为基本方。

本组 13 例在治疗期间，一律停用其他药物，一般在服本方 3~6 剂后即可见效，连服 11 剂后，常能终夜入眠，一切伴发症状亦随之消失。停药后均经三个月以上随访或联系，结果痊愈者 8 例，好转者 5 例。（《中医杂志》1964 年第 5 期）

6.2.2.2 猪苓汤证

【原文】

少陰病，下利六七日，咳而嘔渴，心煩不得眠者，猪苓湯主之。（319）

【提要】 阴虚有热，水气不利的证治。

【释义】 少阴病下利，有寒热之分。本条下利，伴有咳而呕渴，心烦不得眠，为阴虚有热兼水气证。水气偏渗于大肠则下利；水气犯肺则咳，犯胃则呕；水气内停而津不上布则渴；阴虚有热，上扰神明，则心烦不得眠。根据阳明病的猪苓汤证"脉浮发热，渴欲饮水，小便不利者，猪苓汤主之"（226），则本条必具有小便不利证。既然是阴虚有热，水气不利，小便必然短赤，而决不会清利。本条叙证与阳明猪苓汤证虽有不同，但其病机一样，故都治以猪苓汤。

本证的心烦不得眠，虽与黄连阿胶汤证相似，但黄连阿胶汤证是单纯阴虚阳亢，而不兼水气，且邪热与阴虚均较严重。本证以水气不利为主，热势较轻，阴虚亦不太甚，除心烦不得眠外，更兼咳而呕渴，小便不利等，是不难鉴别的。

又本证的下利咳、呕，与 316 条真武汤证虽然都是水气所致。但真武汤是阳虚寒盛，本证为阴虚有热。只要抓住两证的病机，再结合其他兼证，也是不难鉴别的。

《医宗金鉴》说："凡少阴下利清谷，咳呕不渴，属寒饮也。今少阴病六七日，下利粘秽，咳而呕渴，烦不得眠，是少阴热饮为病也。饮热相搏，上攻则咳，中攻则呕，下攻则利，热耗津液故渴，热扰于心故烦不得眠。宜猪苓汤利水滋燥，饮热之证皆可愈矣。"

林澜说："下利则邪并于下矣，其呕而且咳，何也？盖至六七日，渴而心烦不眠，则传邪之上客者又盛，渴则必恣饮，多饮必停水，是邪热既不能解，而蓄水之证复作也。热邪传陷之下利，非阴寒吐利并作之可比。呕而渴者，盖先呕后渴，为邪欲解；先渴后呕，多为水停，况又有水寒射肺为咳之可兼察乎？以是知必有挟饮于内耳。"

【参考资料】 验案选录

高××，女性，患慢性肾盂肾炎，长期反复发作，经久治不愈，发作时高热、头痛，腰酸腰痛，食欲不振，尿意窘迫，排尿少，有不快与疼痛感，中医诊断淋病范围，此为湿热侵及下焦，治宜清利下焦湿热，选张仲景《伤寒论》猪苓汤。猪苓 12 克　茯苓 12 克　滑石 12 克　泽泻 18 克　阿胶 9 克（烊化先服）　水煎服六剂

后,诸症即消失。(《岳美中医案集》)

按 发热腰痛,尿意窘迫,排尿少而不快,疼痛,皆系下焦湿热之象,然湿热绵缠,反复发作,历久不愈,其肾阴必虚,猪苓汤既能清利湿热,又能滋阴,故取得满意效果。

6.3 少阴病兼变证

6.3.1 麻黄细辛附子汤证与麻黄附子甘草汤证

【原文】

少陰病,始得之,反發熱,脉沉者,麻黄細辛附子湯主之。(301)

【提要】 少阴病兼表的证治。

【释义】 少阴病是里虚寒证,一般不发热,今始得之即有发热,故谓之"反发热",以别于单纯太阳表证。太阳病,脉必浮,现在不是脉浮而是脉沉,沉脉主里,为少阴里虚寒的确据,脉证合参,因知是少阴兼表证。那么,自当以温少阴为主,兼发汗解表,可用麻黄细辛附子汤。因为少阴与太阳相表里,所以又称"两感证"。

本条与92条"病发热头痛,脉反沉,若不差,身体疼痛者,当救其里,宜四逆汤"相较,虽然同属于太阳少阴两感,但病机并不全同。本条是少阴病为主,故云"反发热";彼条以太阳病为主,故云"脉反沉"。本条虽是少阴为主,而里虚尚不太甚,所以表里同治;92条虽太阳为主,而里虚已甚,所以先救其里。必须仔细推敲,才能真正掌握。

【治法】 温经解表。

【方药】 麻黄细辛附子汤方

麻黄二两(去节) 细辛二两 附子一枚(炮,去皮,破八片)

上三味,以水一斗,先煮麻黄减二升,去上沫,内诸药,煮取三升,去滓。温服一升,日三服。

【方义】 方中麻黄解表邪,附子温肾阳,细辛气味辛温雄烈,佐附子以温经,佐麻黄以解表,三药合用,于温阳中促进解表,于解表中不伤阳气。

赵嗣真说:"仲景《太阳篇》云病发热头痛,脉反沉,身体疼痛,故当救其里,宜四逆汤。《少阴篇》云少阴病,始得之,反发热,脉沉者,麻黄附子细辛汤。均是发热脉沉,以其头痛,故属太阳,阳证脉当浮,反不能浮者,以里久虚寒,正气衰微,又身疼痛,故宜救里,使正气内强,逼邪外出,而干姜、附子亦能出汗而散,假使里不虚寒而脉浮,则属太阳证矣。均是脉沉发热,以无头痛,故名少阴病,阴病当无热,今反热,寒邪在表,未全传里,但皮肤郁闭为热,故用麻黄细辛以发表热,附子以温少阴之经。假使寒邪入里,外必无热,当见吐利厥逆等症,而正属少阴四逆汤证矣。由此观之,表邪浮浅,发热之反犹轻,正气衰微,脉沉之反为重,此四逆汤不为不重于麻黄附子细辛汤矣。又可见熟附配麻黄,发中有补,生附配干姜,补中有发,仲景之旨微矣。"

【参考资料】 验案选录

一男性,年龄30余,患感冒咳嗽,迁延未愈,曾服西药和中药,咳嗽不能止。肺部透视无发现,经服药一月,咳嗽仍不好,来我处就医。体温37.5℃,喉痒,咳嗽,痰白而稀,量少,神形憔悴,声微嘶,困倦嗜卧,舌淡,有薄润白苔,脉沉弦,而尺部独浮,据脉证分析,当是风寒入于少阴,虽然不是少阴病始得之的证候,但它是少阴病的见证则无疑义。《张氏医通》说:"暴哑声不出,咽喉异常,卒然而起,或欲咳不能咳,或无痰,或清痰上溢,脉多沉紧,或数疾无伦。此大寒犯肾也,麻黄附子细辛汤温之,并以蜜制附子噙之,慎不可轻用寒凉之剂。"于是采用麻黄附子细辛汤方给服二剂,微热退清,咳止声扬,原方出入,兼予调理,体力康复。(《江

苏中医》1959 年第 2 期)

按 本证病程颇长,喉痒咳嗽,微有发热,为表邪未尽,其余脉证皆一派阴盛阳虚之象,诊断为风寒入于少阴,因用麻黄附子细辛汤。由于审证准确,方药切当,故而取得显著疗效。

【原文】

少陰病,得之二三日,麻黄附子甘草湯微發汗,以二三日無證[①],故微發汗也。(302)

【词解】 ① 无证,当作“无里证”,指无吐利等里虚寒证。

【提要】 少阴兼表轻证的证治。

【释义】 本条应与上条合参,也当具有反发热,脉沉。本条言“二三日”,病势较缓;“无里证”,是指无下利清谷等里虚寒证,表明里虚尚不太甚,故可微发汗。无里证,不仅是本条的审证用药要点,也同样是麻黄细辛附子汤证的审证用药要点。如果有下利清谷等里证,则当用四逆汤先温其里,而不可表里同治。

由于本条的证势稍缓,所以用麻黄附子甘草汤。

张路玉说:“少阴无发汗之法,汗之必至亡阳,惟此一证,其外有太阳发热无汗,其内不吐利、躁烦、呕、渴,乃可温经散寒,取其微似之汗也。”

程郊倩说:“既云微发汗矣,仍用以字,故字推原之,足见郑重之意。”

汪苓友说:“上条反发热脉沉,此亦反发热脉沉,但上言始得之为急,此言得之二三日为缓,病势稍缓,治法亦缓。”

【治法】 温经解表。

【方药】 麻黄附子甘草汤方

麻黄二两(去节) 甘草二两(炙) 附子一枚(炮,去皮,破八片)上三味,以水七升,先煮麻黄一两沸,去上沫,内诸药,煮取三升,去滓。温服一升,日三服。

【方义】 本方即麻黄细辛附子汤去细辛加炙甘草而成。因病情比较轻缓,故去辛窜之细辛,加甘缓之甘草,以温经微汗。

王晋三说:“少阴无里证,欲发汗者,当以熟附固肾,不使麻黄深入肾经劫液为汗。更妙在甘草缓麻黄于中焦,取水谷之津液为汗,则内不伤阴,邪从表散,必无过汗亡阳之虑矣。”

6.3.2 少阴三急下证

【原文】

少陰病,得之二三日,口燥,咽乾者,急下之,宜大承氣湯。(320)

【提要】 燥实灼津,真阴将竭,治当急下。

【释义】 阳明三急下证,已详于《阳明病篇》,由于明确提出了“阳明病”,较易理解。少阴三急下证,没有提到阳明,而且叙证简略,因而认识很不一致。有的认为是脏邪传腑,由虚转实;有的认为是大实有羸状,真实假虚;有的认为是因实致虚,既有阳明之实,又有少阴之虚。我们认为,若是脏邪传腑,由虚转实,乃证情向好的方面转化,无急下之理。若是真实假虚,乃纯粹实证,也不需急下。应当是真实真虚:肠府燥实,灼伤真阴,必须急用攻下,以峻泻燥实,方能挽救将竭之真阴,这是少阴三急下证病机的关键所在。据此,本条急下证当是土燥水竭,只有急下阳明之实,才能救少阴之阴。“口燥、咽干”就是燥实内结,蒸灼津液,肾阴损伤的反映;所以特提出以作为急下的辨证参考。没有提到阳明肠府燥实证,属于省文,决不是仅据口燥、咽干而用急下。

钱天来说："然但口燥、咽干，未必即是急下之证，亦必有胃实之证，实热之脉，其见证虽属少阴，而有邪气复归阳明……为胃家实热之证据，方可急下而用大承气汤也。"

舒驰远说："少阴挟火之证，复转阳明，而口燥、咽干之外，必更有阳明胃实诸证兼见，否则大承气汤不可用也。"

《医宗金鉴》说："邪至少阴二三日，即口燥、咽干者，必其人胃火素盛，肾水素亏，当以大承气急泻胃火以救肾水。若复迁延时日，肾水告竭，其阴必亡，虽下无及也。"

秦皇士说："此明凡用急下，必要见下证者。"

【原文】

少陰病，自利清水，色純青，心下必痛，口乾燥者，可(《玉函經》"可"作"急")下之，宜大承氣湯。(321)

【提要】 热结旁流，火炽津枯，治当急下。

【释义】 本条少阴病，亦指真阴耗伤而言。燥实内结，迫液旁流，所以自利纯属清水，不夹渣滓，而且颜色青黑。燥实内阻而胃气壅滞不通，故心下必痛；燥热灼伤真阴，故口中干燥，所以亦当急下阳明之实，以救垂绝之阴。已经下利，复用攻下，似为通因通用，实际仍是通因塞用。只有实邪去，利始能止，阴始能存。

成无己说："少阴肾水也，青，肝色也，自利色青，为肝邪乘肾。《内经》曰，从前来者为实邪，以肾蕴实邪，必心下痛，口干燥也，与大承气汤以下实邪。"

张元素说："夫土实则水清，谓水谷不相混，故自利清水而口干燥，此胃土实热致然也。下利色青，青色肝也，乃肝邪传肾，缘肾之经脉，从肺出络心，注胸中，由是而心下痛，故急下以去实热，逐肾邪。"

汪苓友说："少阴之脏本水，经中热极，则迫其水液下流而肾燥，肾愈燥则肠中之物愈坚，以故下利止清水耳。色纯青者，肾将竭而肝木反来侮之，故色青也。心下痛为实，口干燥为热，故与大承气汤以下实热之邪。"

《医宗金鉴》说："自利清水，谓下利无糟粕也；色纯青，谓所下皆污水也。"

【原文】

少陰病，六七日，腹脹，不大便者，急下之，宜大承氣湯。(322)

【提要】 肠府阻滞，土实水竭，治当急下。

【释义】 本条同样是阳明燥实灼伤肾阴，故宜急下。突出腹胀不大便，说明燥屎内结，壅滞的程度很甚，必非一般腹胀，而是腹满不减，故急进攻下，泻土以全水。

以上三条各有侧重，叙证都较简略，应当联系互参，不可孤立看待，总之都是阳明燥实灼烁真阴，证重势急，如果不果断地急下，则真阴将完全涸竭，危亡立至。可与阳明三急下证互勘，以全面理解。否则就不可能正确掌握，或则当下不下，延误病机，或则鲁莽误下，造成大错。

6.3.3 四逆散证

【原文】

少陰病，四逆，其人或欬，或悸，或小便不利，或腹中痛，或泄利下重[①]者，四逆散主之。(318)

【词解】 ① 泄利下重：指泄泻或痢疾兼有后重。

【提要】 肝胃气滞，阳郁致厥的证治。

【释义】 本条四逆属于热厥轻证，虽然冠以少阴病，却不同于阳虚阴盛证，而是气机不畅，阳气内郁不能外达四肢所致。实际由于肝胃气滞阳郁，故手足轻微厥冷。升降失常，影响心气则悸。影响水道的通调，则小便不利。至于腹中痛，泄利下重，更是肝胃气滞常见的证候，所以可用四逆散主治。由于本条叙证太简，对于四逆病机的理解不一，如成无己说："此条少阴病，乃伤寒邪在少阳传入少阴之证。"张路玉说："四肢为诸阳之本，邪传至少阴，陷下于里，而不能交通于阳分，乃至四逆下利。"又说："此证虽属少阴，而实脾胃不和。"张令韶说："凡少阴病四逆，俱属阳气虚寒，然亦有阳气内郁不得外达而四逆者。"沈明宗说："此少阴邪气挟木乘胃也。"《医宗金鉴》说："热厥者，三阳传厥阴合病也……此则少阳厥阴。"大多认为本证四逆的程度不重，如李中梓说："此证虽云四逆，必不甚冷，或指头微温，或脉不沉微，乃阴中涵阳之证，惟气不宣通，是以逆冷。"对辨证颇有帮助。但也有将逆与厥相较，认为逆轻而厥重，如方有执说："人之四肢温和为顺，故以不温和为逆，但不温和而未至于厥冷，则热扰未深入也。"喻嘉言说："然虽四逆而不至于厥，其热未深。"许宏说："四逆者，乃手足不温也；四厥者，乃寒冷之甚也。"只从文字表面解释，未免脱离实际，而且也不符合仲景原文精神。

【治法】 疏肝和胃，透达郁阳。

【方药】 四逆散方

甘草(炙) 枳实(破，水渍，炙干) 柴胡 芍药

上四味，各十分，捣筛。白饮和，服方寸匕，日三服。咳者，加五味子、干姜各五分，并主下利；悸者，加桂枝五分；小便不利者，加茯苓五分；腹中痛者，加附子一枚，炮令坼①；泄利下重者，先以水五升，煮薤白三升，煮取三升，去滓，以散三方寸匕，内汤中，煮取一升半。分温再服。

【词解】 ① 坼：音"策"，碎裂的意思。

【方义】 方中柴胡主升，疏肝解郁而透达阳气。枳实主降，行气散结而宣通胃络。芍药、甘草，制肝和脾而益阴缓急。

李中梓说："此本肝胆之剂，而少阴用之者，为水木同源也。"

程扶生说："言四逆有和法也。"

汪苓友说："上方虽云治少阴，实阳明少阳药也。"《医宗金鉴》说："故君柴胡以疏肝之阳，臣芍药以泻肝之阴，佐甘草以缓肝之气，使枳实以破肝之逆。三物得柴胡能外走少阳之阳，内走厥阴之阴，则肝胆疏泄之性遂而厥可通也。"

张令韶说："枳实，形圆臭香，胃家之宣品也，所以宣通胃络，芍药疏泄经络中之血脉，甘草调中，柴胡启达阳气而外行，阳气通而四逆温矣。"

以上注家解释虽然不同，但从中不难看出，四逆散的作用主要与肝胃有关，是可以肯定的。至于方后加减法，有的顺文解释，如张令韶说："若咳者，肺寒气逆也，用五味子、干姜温敛肺气，并主下利者，温以散之，酸以收之也。悸者，心气虚也，加桂枝以保心气。小便不利者，水道不行也，加茯苓以行水。腹中痛者，里寒也，加附子以温寒。泄利下重者，阳气郁于下也，加薤白以通阳气。"有的提出疑问，如柯韵伯说："少阳心下悸者加茯苓，此加桂枝，少阳腹中痛者加芍药，此加附子，其法虽有阴阳之别，恐非泄利下重者宜加也。薤白性滑，能泄下焦阴阳气滞，然辛温太甚，荤气逼人，顿用三升，而入散三匕，只闻薤气而不知药味矣。且加

味俱用五分，而附子一枚，薤白三升，何多寡不同若是，不能不致疑于叔和编集之误耳。”又如汪苓友对咳者加五味子、干姜问题，提出“亦有肺热而咳者，不可拘也，下利亦然”。对腹痛加附子问题，提出“盖里热宜泄，虽腹痛未必是虚，若用炮附子必致大害”。按：四逆散证的病机既然是气滞阳郁，那么，加用干姜附子等辛温药显然不够妥切，用量也存在问题，因此，提出疑问是正确的，我们应当持这种态度。

此外，也有认为加用温药，是“火郁发之”，如魏念庭说：“不知干姜用于四物中开上焦之壅，此治咳，正火郁则发之之理也，非温之也……况正方之外，加减不越正方主治，一如小柴胡汤之加减专主少阳也。”也有一定理由。

本方是治疗肝胃（脾）气滞的基本方剂，运用范围极广，据报道慢性肝炎、胰腺炎、胆囊炎、肥厚性胃炎、十二指肠溃疡、溃疡性结肠炎、痢疾、阑尾炎、胆道蛔虫症、胆石症、食道痉挛、胃肠神经官能症、肋间神经痛、颈淋巴结肿大、淋巴结核、积食发厥、眩晕、失眠、鼻渊、疝气，以及妇女月经不调，盆腔炎、附件炎等，只要具有肝胃（脾）气滞证候，用本方化裁主治，均有较好疗效。

【参考资料】 验案选录

袭××，女，83岁。发热五天，头昏痛，口干苦，渴饮，大便三天未行，小溲红而短，昨夜昏眩不能起床，四肢冰冷，体温38.8℃，苔白厚，脉弦有力。按厥逆一证，属阳虚不能达于四肢者为多，本证口干苦而渴，小便红，脉弦有力，与阳虚之厥显然有别。系病邪内入已深，郁结已甚，故作四肢厥冷。年事虽高，仍须解郁泄热，使邪去正复，厥逆自回，方用四逆散加味。柴胡6克 白芍6克 枳实6克 甘草6克 甘菊12克 黄芩9克 翌晨来诊，体温已正常（36.8℃），昨日大便两次，一宿安睡。今晨精神舒畅，续服上方一剂向愈。（《广东医学》1964年第2期第35页）

6.3.4 热移膀胱证

【原文】

少陰病，八九日，一身手足盡熱者，以熱在膀胱，必便血也。（293）

【提要】 少阴病热移膀胱血分的病势推断。

【释义】 少阴病本来未发热，病至八九日，见到一身手足尽热，这是脏邪还府，阴证转阳，因为热在膀胱，膀胱外应皮毛，故一身手足尽热，如果热伤血络，迫血妄行，可能会发生出血的变证。然而这仅是一种可能性的推断，不能绝对看待。由于文中只提到“必便血”，没有明确交待是小便血，还是大便血，还是二便俱出血，以致注家的看法各异。我们认为都有可能，不必泥定。

喻嘉言说：“少阴病难于得热，热则阴病见阳，故前篇谓手足不逆冷，反发热者不死。然病至八九日，阴邪内解之时，反一身手足尽热，则少阴必无此候。当是脏邪传府，肾移热于膀胱之证也。以膀胱主表，一身及手足正躯壳之表，故尔尽热也。膀胱之血为少阴之热所逼，其主必趋二阴之窍，以阴主降故也。”

汪苓友说：“少阴肾经也，与太阳膀胱经为表里，少阴病八九日，寒邪郁而变热，热势已极，有不入阳明胃府，而入本经之府者，故云热在膀胱也。一身手足尽热者，言其热自内达外，与表热不同，膀胱为多血之经，肾又开窍于二阴，热在膀胱，则下焦之血受伤，故从前后便而出也。”

钱天来说：“必便血三字，前注家俱谓必出二阴之窍，恐热邪虽在膀胱，而血未必从小便出也。”

柯韵伯说："太阳主一身之表，为诸阳主气，手足者，诸阳之本，故一身手足尽热。太阳经多血，血得热则行，阳病者上行极而下，故尿血也。此里传表证，是自阴转阳则易解，故身热虽甚不死。"

6.3.5 伤津动血证

【原文】

少陰病，咳而下利，譫語者，被火氣劫[①]故也。小便必難，以强責[②]少陰汗也。(284)

【词解】 ① 火气劫：劫，作"逼迫"解，意即为火邪所伤。

② 强责：过分强求的意思。本条强责少阴汗是指少阴不当发汗，而强用发汗的方法。

【提要】 少阴病火劫伤津的变证。

【释义】 少阴病，咳而下利，属于阴盛阳虚兼水气证，治宜真武汤；属于阴虚有热兼水气证，治宜猪苓汤。无论属寒属热，都禁发汗。今反用火法，强发其汗，火热伤津，胃中干燥，上扰心神，则发谵语，膀胱液耗，排便不畅，故小便难。这皆是强发少阴汗的结果。"以强责少阴汗也"就是对谵语、小便难成因的分析判断。

尤在泾说："少阴之邪，上逆而咳，下注而利矣，而又复谵语，此非少阴本病，乃被火劫夺津液所致。少阴不当发汗，而强以火劫之，不特竭其肾阴，亦并耗其胃液，胃干则谵语，肾燥则小便难也。"

【原文】

少陰病，但厥，無汗，而强發之，必動其血。未知從何道出，或從口鼻，或從目出者，是名下厥上竭[①]，爲難治。(294)

【词解】 ① 下厥上竭：下厥指阳衰于下，上竭指阴竭于上。

【提要】 少阴病动血的变证。

【释义】 少阴病，但厥，无汗，为肾阳衰微，治当温肾回阳，禁用发汗。即使外兼表证，也只能用麻黄细辛附子汤之类温经解表。今但厥无汗，并无表证，却强发其汗，则不但阳气更伤，而且容易激动营血而导致上溢，在血动妄行之际，所有孔窍都可出血，所以说"未知从何道出，或从口鼻，或从目出"。此时在下的阳气愈衰，在上的阴血又竭，形成下厥上竭的局面，下厥非温不可，上竭不可用温，治下碍上，顾此失彼，故曰难治。

张令韶说："此论少阴生阳衰于下，而真阴竭于上也。少阴病但厥无汗者，是气微也。夫汗虽血液，皆由阳气熏蒸宣发而出也，今少阴生阳衰微，不能蒸发，故无汗。强发之，不能作汗，反动其经隧之血，从空窍而出也。然未知从何道之窍而出。少阴之脉循喉咙，挟舌本，系目系，故或从口鼻，或从目出。阳气厥于下，而阴血竭于上，少阴阴阳气血俱伤矣，故为难治。"

程郊倩说："难治者，下厥非温不可，而上竭则不能用温，故为逆中之逆耳。"

唐容川说："解但厥无汗为里热，非也，使果是里热而又动血，是上下皆热，施治不难措手……下厥当用热药，上竭又当用凉药，相反相妨，故为难治。"

【参考资料】 验案选录

一妇人得伤寒数日，咽干烦渴，脉弦细。医者汗之，其始衄血，继而脐中出血。许曰，少阴强汗所致也盖少阴不当发汗，仲景云，少阴强发汗，必动其血，未知从何道而出，或从口鼻，或从耳目，是为下厥上竭，此为难治。仲景无治法，无药方。投以姜附汤，数服血止，后得微汗愈。(《伤寒九十论》)

按　从本案用姜附汤数服血止，可见下厥不是热深厥深，而是属于阳虚。从其始衄血，继而脐中出血来看，在动血妄行之际，凡有孔窍，都可出血。可见仲景所说“未知从何道出”，确属经验的记录。至于咽干烦渴，当是阴寒内盛，虚阳上浮的假热现象，故用姜附温阳以摄血，如果是血热出血，姜附是绝对禁用的。据理推演，方中酌加滋阴补血之品，似更熨帖。

6.4　咽痛证

6.4.1　猪肤汤证

【原文】

少陰病，下利，咽痛①，胸滿，心煩，猪膚湯主之。（310）

【词解】　① 咽痛，实际是泛指咽喉痛。汪苓友说：“喉与咽相附，仲景言病热咽痛，而喉咙即在其中。”

【提要】　少阴阴虚咽痛的证治。

【释义】　本条诸证，都因少阴阴虚。下利为阴虚液泄，既不同于阴盛阳虚的寒证，也不同于热邪下迫的热证。咽痛为阴虚火炎，多伴有咽干，咽部必不太红肿，痛势也不太剧烈，既与风热实证之咽部红肿痛甚者有别，也与阴盛阳虚咽部不红不肿不同。因虚火上炎，气滞则胸满，热扰则心烦。证以阴虚为主，故不宜苦寒直折，而宜滋阴润燥的猪肤汤。

汪苓友说：“或问下利一候，乃水来侮土，今者少阴有热邪，当是湿热利，何为而云有燥热也？余答曰，下利既多，则亡阴致虚而津液去，故燥，咽痛，心胸烦满，此是燥热之征无疑。”

秦皇士说：“少阴咽痛，以肾水不足，水中火发，上刑肺金。”

【治法】　滋肾润肺补脾。

【方药】　猪肤汤方

猪肤①一斤

上一味，以水一斗，煮取五升，去滓，加白蜜一升，白粉②五合，熬香，和令相得。温分六服。

【词解】　① 猪肤：即去掉内层肥白的猪肉皮。

② 白粉：即米粉。

【方义】　本方为甘润平补之剂。王晋三说：“肾应彘而肺主肤，肾液下泄，不能上蒸于肺，致络燥而为咽痛者，又非甘草所能治矣。当以猪肤润肺肾之燥，解虚烦之热。白粉、白蜜缓于中，俾猪肤比类而致津液从肾上入肺中，循喉咙，复从肺出，络心，注胸中，而上中下燥邪解矣。”

汪苓友说：“上汤治少阴客热，虚燥下利之药也。猪肤甘寒，白蜜甘凉，米粉甘平，三物皆能清热润燥补虚，热清则烦满除，燥润则咽痛解，虚补则利自止矣。”

柯韵伯说：“猪为水畜，而津液在肤，君其肤以除上浮之虚火，佐白蜜白粉之甘，泻心润肺而和脾，滋化源，培母气，水升火降，上热自除而下利自止矣。”

【参考资料】　验案选录

张某，阴损三年不复，入夏咽痛拒纳，寒凉清咽，反加泄泻则知龙相上腾，若电光火灼，虽倾盆暴雨不能扑灭，必身中阴阳协和方息，此草木无情难效耳。从仲景少阴咽痛，用猪肤汤主之。（《临证指南医案》）

按　叶氏此案，可作为猪肤汤证的最佳注脚，由于是少阴虚火上炎，所以用寒凉清咽，不仅无效，反而增加泄泻，足征不是实火为患，譬喻生动确切，极有启发意义。

6.4.2 甘草汤证、桔梗汤证

【原文】

少陰病,二三日,咽痛者,可與甘草湯。不差者,與桔梗湯。(311)

【提要】 少阴客热咽痛的证治。

【释义】 少阴经脉循喉咙,客热中于少阴经脉,因而发生咽痛。但肾阴未虚,热亦不甚,咽部只有轻微红肿疼痛,所以只用一味生甘草为方,清解客热。如果服后咽痛未除,可再加桔梗以开肺利咽。

【治法】 清热利咽。

【方药】 1. 甘草汤方

甘草二两

上一味,以水三升,煮取一升半,去滓。温服七合,日二服。

2. 桔梗汤方

桔梗一两 甘草二两

上二味,以水三升,煮取一升,去滓。温分再服。

【方义】 甘草生用清热解毒,故能治客热咽痛,佐以桔梗,辛开散结,更可提高疗效。

桔梗汤,后世名甘桔汤,为治疗咽喉痛的基本方,治疗咽喉痛诸方大多由此方加味而成。桔梗汤不仅治咽痛,还能治风热犯肺的失音,本方加诃子名铁叫子如圣汤。

6.4.3 苦酒汤证

【原文】

少陰病,咽中傷,生瘡[①],不能語言。聲不出者,苦酒湯主之。(312)

【词解】 ① 生疮:指咽喉部受到创伤,发生溃疡。

【提要】 咽伤破溃的证治。

【释义】 咽部受到创伤,并已发生溃疡,波及会厌,故语言不利,声不得出,这是痰火郁结,故治宜苦酒汤。

方有执说:"咽伤而生疮,则比痛为差重,可知也。不能语言者,少阴之脉,复入肺络心,心通窍于舌,心热则舌不掉也。声不出者,肺主声而属金,金清则鸣,热则昏而塞也。"

尤在泾说:"少阴热气,随经上冲,咽伤生疮,不能语言,音声不出,东垣所谓少阴邪入于里,上接于心与火俱化而克金也。"

【治法】 清热涤痰,敛疮消肿。

【方药】 苦酒汤方

半夏(洗,破如枣核)十四枚 鸡子一枚(去黄,内上苦酒,着鸡子壳中)

上二味,内半夏苦酒[①]中,以鸡子壳置刀环[②]中,安火上,令三沸,去滓,少少含咽之。不差,更作三剂。

【词解】 ① 苦酒:即醋。

② 刀环:即刀柄一端之圆环,便于放置蛋壳。今可用铁丝作带柄圆环以置蛋壳。

【方义】 方以半夏涤痰散结,鸡子清润燥利咽,苦酒敛疮消肿。半夏得鸡子清,有利窍通声之功,无燥津涸液之虑;半夏得苦酒,辛开苦泄,能加强劫涎敛疮的作用。药取少少含咽,可使药物直接持续作用于患部而提高疗效。

钱天来说:"少阴之阴火上攻,非辛温滑利,不足以开上焦痰热之结邪,故用半夏为君。

咽中伤烂，肺受火刑，金实无声，故语言不能，声音不出，故以鸡子白之清凉滑窍为臣，阴火上逆，非寒凉可治，当用酸敛以收之，故用味酸性敛之苦酒为佐，使阴中热淫之气敛降，如雾敛云收，则天清气朗而清明如故矣。今之优人，每遇声哑，即以生鸡子白啖之，声音即出，亦此方之遗意也。”

李东垣说：“大抵少阴多咽伤咽痛之证，古方用醋煮鸡子主咽喉失音，取其酸收，固所宜也。半夏辛燥何为用之？盖少阴多寒证，取其辛能发散，一发一敛，遂有理咽之功也。”

6.4.4　半夏散及汤证

【原文】

少陰病，咽中痛，半夏散及湯主之。（313）

【提要】　少阴客寒咽痛的证治。

【释义】　本条叙证简略，仅提“咽中痛”一证，但从方药来看，有半夏、桂枝、甘草三味，为辛温之剂，若咽痛而无风寒郁闭，不得用桂枝；无痰湿阻滞，不得用半夏，是知此咽痛当属风寒客于少阴，兼痰湿阻络，咽虽痛必不红肿，苔必白而滑润，且必伴有恶寒、气逆、痰涎多等症，所以宜用半夏散及汤治疗。

【治法】　散寒通阳，涤痰开结。

【方药】　半夏散及汤方

半夏（洗）　桂枝（去皮）　甘草（炙）

上三味，等分，各别捣筛已，合治之。白饮和，服方寸匕，日三服。若不能服散者，以水一升，煎七沸，内散两方寸匕，更煮三沸，下火，令小冷，少少咽之。半夏有毒，不当散服。

【方义】　方名半夏散及汤，指既可为散剂，亦可作汤服。本方以半夏涤痰开结，桂枝通阳散寒，甘草补中缓急，客寒挟痰咽痛，非此莫效。

程扶生说：“此言客寒咽痛治法也。少阴病其人但咽痛，而无燥渴心烦，咽疮不眠诸热证，则为寒邪所客，痰涎壅塞而痛可知，故以半夏之辛温涤痰，桂枝之辛热散寒，甘草之甘平缓痛。”

附　备考原文

【原文】

少陰中風，脉陽微陰浮者，爲欲愈。（290）

少阴篇小结

少阴病本证，分寒化证和热化证两大类别。寒化证是心肾阳虚，寒邪偏盛，故以脉微细，但欲寐为审证提纲。由于阴盛阳虚，除提纲脉证外，多伴有恶寒，蜷卧，四肢厥逆，下利清谷，小便清白等证。因此，治疗原则是扶阳破阴，如脾肾阳虚，中外皆寒的，治宜四逆汤温运脾肾之阳；阴盛于内，格阳于外的，治宜通脉四逆汤通达内外阳气；阴盛于内，格阳于上的，治宜白通汤宣通上下阳气。服用温阳方药发生格拒的，治以白通加猪胆汁汤咸苦反佐。下利便脓血，滑脱不禁的，治宜桃花汤涩肠固脱。寒化证阴盛阳虚兼水气浸渍，治宜温肾阳，利水气，选用附子汤或真武汤。

热化证主要指阴虚阳亢，心中烦不得卧证，治宜黄连阿胶汤滋阴清火。热化证阴虚有热兼水气不利，治宜猪苓汤滋阴清热利水。此外肝胃气滞，阳气内郁的四肢厥冷，治宜四逆散疏肝和胃,透达郁阳。

少阴咽痛证,有属于虚火上炎,治宜猪肤汤;有属于客热上干,治宜甘草汤或桔梗汤;有属于咽伤生疮,治宜苦酒汤;有属于客寒上犯,治宜半夏散及汤。

少阴病属里虚证,在治疗上一般禁用汗、下,但不是绝对的,如少阴阳虚兼太阳表邪,里虚尚轻,治宜温经解表。可选用麻黄细辛附子汤或麻黄附子甘草汤。少阴阴虚兼阳明燥实,真阴将竭,治当急下存阴。

少阴病的病情较他经危重,预后的诊断极其重要,就寒化证来说,主要取决于阳气的存亡。一般是阳回者可治,阳不回者,预后不良。关于热化证的预后,论中未有论及,应是取决于阴液的存亡,阴存者可治,阴亡者死。后世温病学说对此有较详的补充。可作参考。

7 辨厥阴病脉证并治

概　　说

厥阴肝经为风木之脏，主藏血而内寄相火，性喜条达。功擅疏泄，对脾胃的受纳运化有着密切的关系。因此，厥阴病大多表现为犯胃乘脾的胃热脾寒证，既不同于太阴病的脾虚寒证，也不同于少阴病的心肾阳虚或肾阴虚心阳亢证，而是上热下寒的寒热错杂证。

厥阴为三阴之尽，厥阴病大多由他经传变而来，既可由太阴、少阴传入，又可从三阳经内陷。其中与少阳经的关系尤切，以厥阴、少阳相表里，少阳病里虚，邪易传入厥阴。厥阴病阳复，邪可转出少阳。

厥阴病主要有以下几种情况：一是肝木横逆，犯胃乘脾而为上热下寒证；二是正邪相争互胜而为厥热胜复证；三是阴阳逆乱不相顺接而致的四肢厥冷证。

厥阴病，上热下寒证的治疗原则是土木两调、清上温下，乌梅丸为代表方剂。

厥阴病也有单纯的寒证与热证，寒证治宜温肝，或兼降逆，或兼养血；热证治宜清肝解毒。

此外，还环绕厥阴病常见证列举了多种厥、利以及部分呕、哕证候，虽然不是厥阴本病，似乎内容庞杂，但从辨证的角度来看，仍富指导意义，因此，也不可忽视。

7.1　厥阴病纲要

【原文】

厥陰之爲病，消渴，氣上撞心①，心中疼熱②，饑而不欲食，食則吐蚘。下之利不止。(326)

【词解】　① 气上撞心：此处的“心”，不是指心脏，而是部位概念，泛指心胸部位，病人自觉胃脘部有一股气体向上冲逆。

② 心中疼热：胃脘部疼痛，伴有灼热感。

【提要】　厥阴病上热下寒证的提纲。

【释义】　厥阴肝经为风木之脏，内寄相火，木能疏土，参与消化，病入厥阴则木火上炎，疏泄失常，因而发生上热下寒的胃肠证候。一方面木火燔炽，津液被耗，肝胃阴伤，所以消渴，肝气横逆，所以气上撞心；厥阴经脉挟胃贯膈，肝经气火循经上扰，所以心中疼热，嘈杂似饥。另一方面肝木乘脾，脾虚不能运化，所以不欲食，如果肠中素有蛔虫，脾虚肠寒则蛔不安而上泛，进食时可随食气而吐出。若误用下法，必致中气更伤，下寒更甚，从而发生下利不止的变证。此为厥阴病首条，而且上热下寒的证候比较典型，所以一般把它作为厥阴病寒热错杂证的提纲。

舒驰远说：“此条阴阳错杂之证也。消渴者，膈有热也，厥阴邪气上逆，故上撞心。疼痛者，热甚也。心中疼热，阳热在上也。饥而不欲食者，阴寒在胃也，强与之食，亦不能纳，食必与蚘俱出,故食则吐蚘也。此证上热下寒,若因上热误下之,则上热未必即去,而下寒必更加甚,故利不止也。”

《医宗金鉴》说:“此条总言厥阴为病之大纲也。厥阴者,阴尽阳生之脏,与少阳为表里者也。邪至其经,从阴化寒,从阳化热,故其为病阴阳错杂、寒热混淆也。”

恽铁樵说:“详本节心中疼热,饥而不欲食,是病在胃,下之利不止,是病在肠。肠胃病,不属于阳明,不属之太阴,以其病之兼风化也。”

7.2 上热下寒证

7.2.1 乌梅丸证

【原文】

傷寒,脉微而厥,至七八日膚冷,其人躁無暫安時者,此爲藏厥[1],非蚘厥[2]也。蚘厥者,其人當吐蚘,今病者静而復時煩者,此爲藏寒[3],蚘上入其膈,故煩,須臾[4]復止,得食而嘔,又煩者,蚘聞食臭出,其人常自吐蚘。蚘厥者,烏梅丸主之。又主久利。(338)

【词解】 ① 脏厥:因肾脏真阳极虚而致的四肢厥冷。

② 蚘厥:因蚘虫窜扰而致的四肢厥冷。

③ 脏寒:指脾脏虚寒,实际是肠中虚寒。

④ 须臾:很短的时间。

【提要】 辨脏厥与蚘厥及蚘厥证的治法。

【释义】 本条重点是讨论蛔厥的证治。首先提出脏厥,目的在于与蛔厥作鉴别,通过比较,可更加突出蛔厥的特点,极有辨证意义。

脉微而厥,是脏厥与蛔厥都能见到的脉证,至七八日,不但肢厥,发展到周身俱冷,并且躁扰无一刻安宁,乃真阳大虚、脏气垂绝的征象,表明病情继续恶化,预后极其不良,这是脏厥危候。故断言“非蚘厥也”。关于蛔厥的诊断,主要有以下几点:一是四肢虽厥,而周身皮肤不冷;二是有吐蛔史;三是病者时静时烦,得食而呕又烦。这是因为脏寒(实际是肠寒)而蛔不安,向上窜扰,故发烦。蚘虫不扰,则烦止而安静。进食时,蛔因食气又动而窜扰,则呕而又烦,并会吐出蛔虫。这种蛔厥,属于上热下寒的寒热夹杂证,所以治宜乌梅丸。本方又能主治寒热错杂的久利。

喻嘉言说:“脉微而厥,阳气衰微可知,然未定其为脏厥、蛔厥也。惟肤冷而躁,无暂安时,乃为脏厥。用四逆汤及灸法,其厥不回者,死。”

魏念庭说:“若夫蛔厥固亦阳衰邪退,而阳陷待升,为证之轻者,其蚘因胃底虚寒,浮游于上,故有易吐之势。二证虽厥同,而烦躁不同。肾寒之脏厥,躁无暂安时,胃寒蛔厥,烦而有静时也。以此可辨其寒在肾在胃,而分证以治之也。仲师又为申明蛔厥吐蛔之理,亦属之脏寒,此脏字即指胃,《内经》十二脏,并府以言脏也。况胃寒未有不脾寒者,见蛔上入于膈,烦有起止,得食而呕,而烦、而吐,皆脏寒而蛔不安伏之故也。”

《医宗金鉴》说:“伤寒脉微而厥,厥阴脉证也。至七八日不回,手足厥冷,躁无暂安之时者,此为厥阴阳虚阴盛之脏厥,非阴阳错杂之蛔厥也。若蛔厥者,其人当吐蛔,今病者静而复时烦,不似脏厥之躁无暂安时,知蛔上膈之上也;故其烦须臾复止也。得食而吐又烦者,是蛔闻食臭而出，故又烦也，得食蛔动而呕，蛔因呕吐而出，故曰其人当自吐蛔也。”

按 魏氏提出脏寒的“脏字即指胃”，颇是。然而就蛔虫为肠道寄生虫来说，胃应该是指肠道。“蛔上入其膈”的“膈”，才是指胃，应包括胆道在内。蛔厥颇似胆道蛔虫症，主要表现为剑突下或右上腹发生强烈阵发性绞痛，可资佐证。

【治法】 滋阴泄热，温阳通降，安蛔止痛。

【方药】 乌梅丸方

乌梅三百枚 细辛六两 干姜十两 黄连十六两 附子六两（炮，去皮） 当归四两 黄柏六两 桂枝六两（去皮） 人参六两 蜀椒四两（出汗①）

上十味，异捣筛②、合治之，以苦酒渍乌梅一宿，去核，蒸之五斗米下，饭熟捣成泥，和药令相得，内臼中，与蜜，杵二千下，丸如梧桐子大。先食③饮服十丸，日三服。稍加至二十丸。禁生冷、滑物、臭食等。

【词解】 ① 出汗：蜀椒炒至油质渗出。

② 异捣筛：把药物分别捣碎，筛出细末。

③ 先食：进食之前服药。

【方义】 从长期的临床实践中，体察到蛔虫有得酸则静，得苦则下，得辛则伏的特性，所以治蛔剂大多酸苦辛同用，本方重用乌梅、苦酒之酸，配伍蜀椒、桂枝、干姜、附子、细辛之辛与黄连黄柏之苦，并且佐当归、人参、米粉、白蜜以养血益气，则祛邪而不伤正，扶正有助祛邪，治疗蛔厥确有良效，因而后世奉为治蛔祖方。然而据此仅竟把乌梅丸作为治蛔的专剂，则嫌失之局限。其实仲景于乌梅丸方后已有“又主久利”的记载。柯韵伯指出“看厥阴诸证与本方相符，下之利不止，与又主久利句合，则乌梅丸为厥阴主方，非只为蛔厥之剂矣”。又指出“仲景此方，本为厥阴诸证立法，叔和编于吐蛔条下，令人不知有厥阴之主方，观其用药与诸证符合，岂只吐蛔一证耶”！其后《医宗金鉴》、章虚谷等皆强调乌梅丸为厥阴正治之主方，是符合乌梅丸组方精神与临床实际的。本方重用乌梅，既能滋肝，又能泄肝，酸与甘合则滋阴，酸与苦合则泄热，是乌梅丸配伍意义的主要方面。同时，辛与甘合，能够温阳，辛与苦合，又能通降，所以用于厥阴病阴阳两伤，木火内炽，最为允当。

本方与三泻心汤虽然都属于寒热并用的方剂，但三泻心汤辛开苦泄，专作用于胃肠；而本方酸甘辛苦复法，刚柔并用，为“治厥阴防少阳、护阳明之全剂”。叶天士、吴鞠通等在乌梅丸组方原则的基础上，加减化裁，灵活运用于外感温暑与内伤杂病等许多病证，对于进一步理解本方的作用及其临床应用，颇有启发帮助。据临床报道，乌梅丸除对胆道蛔虫症有显著疗效外，用于蛔虫性肠梗阻、慢性结肠炎、胆囊鞭毛虫症、宫颈癌术后呕吐、妇女崩漏等，均有较好效果。

【参考资料】 验案选录

1. 老医李骏伯者，病旬日，舌黑如煤，唇焦声哑，躁烦下利，不省人事，群医却走，遑遑治木。璧沉思良久，审为汗多亡阳，下多亡阴，阴阳欲绝，邪火内炽，因以乌梅丸三钱与之，神稍清，舌稍润，再进三钱，遂能视听，连四五服，而危困复苏矣。可见大法无定，经权在人，学者须细心体认，方不视人命如草芥也。（《伤寒论三注》）

按 上述病情确实十分险恶，但抓住了“阴阳欲绝，邪火内炽”的病机，试用乌梅丸，终取得预期疗效。可见乌梅丸确实具有滋阴温阳，清热泄火的作用。

2. 阮×，男，32岁。大便不正常十五年，日下三四次，或一二次溏粪，细如笔杆，食肥肉则便次增多，曾多方治疗无效。经西医诊断为结肠炎，给予乌梅丸治疗，三日后症状好转，每日大便一次，精神尚佳，再给药七天，服后食欲增加，精神旺盛，腹部舒适，一连服至四十天左右停药，诉一切正常，四月后随访，未见复发。（《广东中医》1959年第4期）

3. 孙××，女，52岁。因宫颈癌手术后发生呕吐，不能食五天，曾服中药微予通利，虽便泄数次，呕吐仍不止。西医进行输液与胃肠减压，未见好转。症见头痛，目眩，耳鸣，口苦，心中疼热，呕吐涎沫，食不得入，渴不欲饮，大便先泄而后闭，肠鸣，不矢气，小便短黄，唇暗红，舌苔薄黄，脉细弦。辨证为厥阴寒热错杂，肝风扰胃，肝胃不和。治用辛苦酸甘合剂，从乌梅丸化裁。方用乌梅三钱　川黄连二钱　花椒一钱　西党参三钱　当归二钱　黄柏一钱五分　干姜一钱　赭石五钱　橘皮一钱五分　竹茹一钱五分。服药一剂，呕吐止，涎沫减，府气得行，并下蛔虫一条，但仍口苦溺黄，脉细弦，苔黄质红，转方去花椒、赭石，加玉竹、丹参。继仿炙甘草汤意调治收功。（《江西医药》1963年第9期）

7.2.2 干姜黄芩黄连人参汤证

【原文】

傷寒本自寒下，醫復吐下之，寒格[1]，更逆吐下，若食入口即吐，乾姜黄芩黄連人参湯主之。（359）

【词解】 ① 寒格：指上热与下寒相格的证候。

【提要】 寒热相格的证治。

【释义】 伤寒本自寒下，一般解释为本有虚寒下利，果然如此，就不应当治用吐下，即使误用吐下，也应该吐泻俱甚而不应单纯发生“食入口即吐”，《金鉴》指出：“经论中并无寒下之病，亦无寒下之文。玩本条下文，‘寒格更逆吐下’，可知寒下之下字，当是格字，文义始属。注家皆释胃寒下利，不但文义不属，且与芩连之药不合”。这一分析，颇有理致。由此可以推知该证原是胃热脾寒，误吐伤胃，误下伤脾，误用吐下，脾胃更伤，因而寒热相格更甚。文中提出“食入口即吐”，表明上热尤甚，故用苦寒倍于辛热的干姜黄芩黄连人参汤。

陆渊雷说：“凡朝食暮吐者，责其胃寒，食入即吐者，责其胃热。胃热故用芩连。本方证胃虽热而肠则寒，故芩连与干姜并用。”

【治法】 苦寒泄降，辛温通阳。

【方药】 干姜黄芩黄连人参汤方

干姜　黄芩　黄连　人参各三两

上四味，以水六升，煮取二升，去滓。分温再服。

【方义】 本证寒热格拒，而上热剧吐尤甚，故重用芩连苦寒以清上热，热除则吐自止，配干姜辛温以祛下寒，寒去则利自除，佐以人参补益中气，中气健则清热祛寒之药各得其所，更易发挥效果。芩连应是本方主药，为什么方名却以干姜冠首呢？陈古愚解释“方名以干姜冠首者，取干姜之温能除下寒，而辛烈之气又能开格而纳食也”。《长沙方歌括》概括本方的配伍意义“芩连苦降借姜开，济以人参绝妙哉，四物平行各三两，诸凡拒格此方该”，堪称要言不烦。陈修园经验“若汤水不得入口，去干姜，加生姜汁少许徐徐呷之，此少变古法，屡验”。

7.2.3 麻黄升麻汤证

【原文】

傷寒六七日，大下后，寸脉沉而遲，手足厥逆，下部脉[1]不至，喉咽不利，唾膿血，泄利不止者，爲難治，麻黄升麻湯主之。（357）

【词解】 ① 下部脉：从腕部寸关尺三部来说，指尺脉；从全身上中下三部来说，指足部的趺阳与太溪脉。

【提要】　上热下寒,正虚阳郁的证治。

【释义】　本条虽属上热下寒证,但不是厥阴肝病,而是肺热脾寒。阳陷于里,郁而不伸,故寸脉沉而迟,下部脉不至。阳郁不达四末,故手足厥冷。大下之后,阴阳两伤,阴伤而肺热气痹,故喉咽不利,肺络损伤故唾脓血;阳伤而脾虚气陷,故泄利不止。正如尤在泾所分析:"阴阳上下并受其病,虚实寒热混淆不清,欲治其阴,必伤其阳,欲补其虚,必碍其实,故难治。"病情尽管如此复杂,然而病机矛盾必然有其主要方面,那就是邪陷阳郁,故治以发越郁阳的麻黄升麻汤。

喻嘉言说:"寸脉沉而迟,明是阳去入阴之故,非阳气衰微可拟,故虽手足厥逆,下部脉不至,泄利不止,其不得为纯阴无阳可知。况咽喉不利,唾脓血,又阳邪搏阴上逆之征验。所以仲景特于阴中提出其阳,得汗出而错杂之邪尽解也。"

程扶生说:"设以为大热不解而大下之,则阴伤而阳亦陷。寸脉沉迟,手足厥冷,下利不止,伤其阳而气内陷也。下部脉不至,咽喉不利,唾脓血,伤其阴而热内逼也。一下之误,既伤其阳,复伤其阴,故为难治。"

【治法】　发越郁阳,清上温下。

【方药】　麻黄升麻汤方

麻黄二两半(去节)　升麻一两一分　当归一两一分　知母十八铢　黄芩十八铢　萎蕤十八铢(一作菖蒲)　芍药六铢　天门冬六铢(去心)　桂枝六铢(去皮)　茯苓六铢　甘草六铢(炙)　石膏六铢(碎,绵裹)　白术六铢　干姜六铢

上十四味,以水一斗,先煮麻黄一两沸,去上沫,内诸药,煮取三升,去滓。分温三服。相去如炊三斗米顷,令尽。汗出愈。

【方义】　本证病机为正伤邪陷,肺热脾寒,不但虚实混淆,而且寒热错杂,单捷小剂势难兼顾,所以有麻黄升麻汤之制。方中重用麻黄、升麻为君,目的在于发越郁阳,所以方后有"汗出愈"的医嘱。以当归为臣,取其温润养血以助汗源,且防发越之弊。此三味是本方主药,故用量特重。他药则用量极小,其中除知母、黄芩、萎蕤用十八铢以外,余八味仅用六铢,堪称主次分明。喉痹唾脓血,乃肺热阴伤,故佐知母、黄芩、萎蕤、天冬、石膏、芍药、甘草等以清肺滋阴;泄利不止,为脾伤气陷,故佐白术、干姜、茯苓、桂枝等以温阳理脾。药味虽多,并不杂乱,而是重点突出,井然有序。自柯韵伯氏提出"其方味数多而分两轻,重汗散而畏温补,乃后世粗工之伎,必非仲景方也"的否定意见以后,许多注家附和柯说。考《伤寒论》的别本《金匮玉函经》,与唐·孙思邈《千金翼方》均载此方,王焘《外台秘要》第一卷不仅载方,并引《小品》注云"此仲景《伤寒论》方",皆足以证明,可见柯说并不确切。

方有执说:"夫邪深入而阳内陷,寸脉沉而迟也,故用麻黄升麻升举以发之。手足厥逆而下部脉不至也,故用当归姜桂温润以达之。然芍药敛津液,而甘草以和之,咽喉可利也。萎蕤门冬以润肺,而黄芩知母以除热,脓血可止也。术能燥土,茯苓渗湿,泄利可愈也。石膏有彻热之功,所以为斡旋诸佐使而妙其用焉。"

程扶生说:"与升麻、麻黄、桂枝、干姜、甘草以升阳,而复以茯苓、白术调其下利,与当归、白芍、天冬、萎蕤、知母以滋阴,而复以石膏、黄芩清其内热,盖传经热邪,从外入之于内者,仍当从内出之于外也,故曰汗出愈。观此而可知治热病厥逆之大法也。"

王朴庄说:"君以麻黄、取捷于得汗也。升麻解毒,当归和血,故以为臣,然后知母黄芩清肺热,萎蕤麦冬保肺阴,姜甘三白治泻利,复以桂枝石膏辛凉化汗,入营出卫,从肺气以达四

末，纪律森严，孰识良工心苦哉！”

【参考资料】 验案选录

李梦如子，曾二次患喉痰，一次患溏泻，治之愈。今复患寒热病，历十余日不退。邀余诊，切脉未竟，已下利二次，头痛、腹痛，骨节痛，喉头尽白而腐，吐脓样痰夹血，六脉浮中两按皆无，重按亦微缓不能辨其至数，口渴需水，小便少（据证当有四肢厥冷——编者注），两足少阴脉似有若无。诊毕无法立方，且不明其病理，连拟排脓汤、黄连阿胶汤、苦酒汤皆不惬意，复拟干姜黄芩黄连人参汤，终觉未妥。又改拟小柴胡汤加减，以求稳妥。继因雨阻，寓李宅附近。然沉思不得寐，复讯李父，病人曾出汗几次？曰：“始终无汗。”曾服下剂否？曰：“曾服泻盐三次，而致水泻频仍。脉忽变阴。”余曰：“得之矣，此麻黄升麻汤证也。”病人脉弱易动，素有喉痰，是下虚上热体质，新患太阳伤寒而误下之，表邪不退，外热内陷，触动喉痰旧疾，故喉间白腐，脓血交并。脾弱湿重之体，复因大下而成水泻，水走大肠，故小便不利。上焦热甚，故口渴。表邪未退，故寒热头痛，骨节痛各证仍在。热闭于内，故四肢厥冷。大下之后，气血奔集于里，故阳脉沉弱；水液趋于下部，故阴脉亦闭歇。本方组成，有桂枝汤加麻黄，所以解表发汗。有苓、术、干姜化水，利小便，所以止利。用当归助其行血通脉，用黄芩、知母、石膏以消炎清热，兼生津液，用升麻解咽喉之毒，用玉竹以祛脓血，用天门冬以清利炎膜。明日即可照服此方。李终疑脉有败证，恐不胜麻、桂之温，欲加丽参。余曰：“脉沉弱肢冷是阳郁，非阳虚也。加参转虑掣消炎解毒之肘，不如勿用，经方以不加减为贵也。”后果愈。（转录自《伤寒论译释》第 1036 页）

按 从案中所载的病情来看，确实是非常复杂，治疗必须多方兼顾，然而兼顾不等于平均支配力量，仍需全力去求病情矛盾的主要方面，但因病情太杂，很不容易找出，所以诊后连拟数方，均觉不够妥切，以致不能成寐，直至询知“始终无汗”与曾服泻盐三次，而致水泻频仍，脉或变阴的情况后，才认定“邪陷阳郁，而非阳虚”，改用麻黄升麻汤，终于获得满意效果。可见麻黄升麻汤的方药配方具有特殊意义。

7.3 辨厥热胜复

【原文】

傷寒，先厥，后發熱而利者，必自止；見厥復利。（331）

【提要】 寒利作止与厥热的关系。

【释义】 厥热胜复是对厥阴病发生厥热交替的病机概括，厥为阴胜，热为阳复。本条所述的厥利同属于虚寒性质，所以往往厥与利并见。先厥，指先见阳虚阴盛的厥利；后发热，标志着阳气来复，而从推知厥回而利必自止。当肢厥又见，表明阳复不及，阴寒复盛，所以下利又作。“见厥复利”就是据此得出的诊断结论。

《医宗金鉴》说：“厥者阴也，发热阳也。先厥后发热，而利必自止者，是阴退而阳进也。见厥复利者，是阳退而阴进也。热多厥少，病虽甚亦可愈；厥多热少，病虽微亦转甚，可知厥热乃阴阳进退生死机关也。”

【原文】

傷寒病，厥五日，熱亦五日。設六日當復厥，不厥者自愈。厥終不過五日，以熱五日，故知自愈。（336）

【提要】 厥热相等为愈候。

【释义】 厥与热的日数，只是借以说明病势的进退良否，不必泥定。阴盛则厥，阳复则热，发热与厥冷的时间相等，而且不再发生厥冷，为阴阳达到相对的动态平衡，所以断为病将自愈。

魏念庭说：“厥热各五日，皆设以为验之辞，俱不可以日拘，如算法设为问答，以明其数，使人得较量其亏盈也。”

黄坤载说："阴胜而厥者五日，阳复而热者亦五日，设至六日，则阴当又胜而复厥，阴胜则病进，复厥者病必不愈。若不厥者，阴不偏胜，必自愈也。盖天地之数，五日以后，则气化为之一变，是以阴胜而厥，终不过五日，阴胜而阳不能复，则病不愈；以阳复而热者，亦是五日，阴不偏胜而阳不偏负，故知自愈。"

【原文】

傷寒厥四日，熱反三日，復厥五日，其病爲進。寒多熱少，陽氣退，故爲進也。(342)

【提要】 辨厥多于热为病进。

【释义】 先厥四日，热反三日，是厥多于热，为阳复不及，继而又厥五日，足征正不胜邪，这是病情转剧，所以说"其病为进"。文中提出"寒多热少，阳气退，故为进也"，就是对其病为进机理的说明。

【原文】

傷寒，先厥后發熱，下利必自止。而反汗出，咽中痛者，其喉爲痹①。發熱無汗，而利必自止；若不止，必便膿血。便膿血者，其喉不痹。(334)

【词解】 ① 其喉为痹：咽喉红肿，闭塞不通。

【提要】 辨阳复病愈，及阳复太过的两种变证。

【释义】 伤寒先厥后发热，如果属于阴邪退阳气复，则虚寒下利必随之自止。但阳复不可太过，太过则变为邪热，又会发生新的变证。随着热邪所伤的部位不同，变证也有所不同。一则热邪熏蒸于气分，热迫津液外泄，则反见汗出，热上灼咽喉，则发生喉痹。二则热邪内伤血分，热内陷故无汗，脉络损伤故下利脓血。凡是病势向下向内的，一般不再向上向外，所以已经发生了便脓血，就不会发生喉痹。

汪苓友说："然阳回变热，热邪太过，而反汗出，咽中痛者，此热伤上焦气分也。其喉为痹，痹者，闭也，此以解咽中痛甚，其喉必闭而不通，以厥阴经循喉咙之后，上入颃颡故也。又热邪太过，无汗而利不止，便脓血者，此热伤下焦血分也。热邪泄于下，则不干于上，故云其喉不痹。或问中寒之邪，缘何变热？余答云，元气有余之人，寒邪不能深入，才著肌表，即便发热，此伤寒也。元气不足之人，寒邪直中阴经，不能发热，此中寒也。寒中厥阴，为阴之极，阴极则阳生，故发热。然亦当视其人之元气何如，若发热而自愈者，元气虽不足，不至大虚，故得愈也。元气大虚之人，有不能发热，但厥而至于死者，此真阳脱也。有发热而仍厥者，此阳气虽复而不及，全赖热药以扶之也。有发热而至于喉痹、便脓血，如上证者，此阳气虽复而太过，其力不能胜邪热，全赖凉药以平之也。余疑此条证，或于发厥之时，过服热药而至于此，学者临证，宜细辨之。"

【原文】

傷寒發熱四日，厥反三日，復熱四日，厥少熱多者，其病當愈。四日至七日熱不除者，必便膿血。(341)

【提要】 辨阳复病愈与阳复太过变证。

【释义】 本文内容与334条大致相同，也是热多于厥，为阳复阴退，表明病势向好的方面发展，所以推知为"其病当愈"。然而发热如果持续不退，为阳复太过，则病情又向另一方面演变，由虚寒转为实热，如果邪热内伤血络，就会发生大便脓血的变证。

【原文】

傷寒,始發熱六日,厥反九日而利。凡厥利者,當不能食;今反能食者,恐爲除中[①]。食以索餅[②],不發熱者,和胃氣尚在,必愈。恐暴熱來出而復去也。后三日脉之[③],其熱續在者,期之旦日[④]夜半愈。所以然者,本發熱六日,厥反九日,復發熱三日,并前六日,亦爲九日,與厥相應,故期之旦日夜半愈。后三日脉之而脉數,其熱不罷者,此爲熱氣有餘,必發癰膿也。(332)

【词解】 ① 除中:指胃气垂绝,而反能食的反常之象。

② 食以索饼:食读饲,给东西与他人吃叫食。索饼是以麦粉做成的条索状食品,如挂面等。

③ 脉之:脉,此处为动词,诊察的意思。

④ 旦日:就是明天。

【提要】 辨疑似除中证及阳复太过的变证。

【释义】 本条也是厥热胜复证,同样不外热多于厥为病退,厥热相等为病愈,厥多于热与热久不退为病进等两种情况。

厥多于热,为阴盛阳虚,应当不能食,反而能食,这有胃气来复与胃气将竭的两种可能。前者为向愈佳兆,后者为除中死候,颇难确诊。“食以索饼”,就是借助饮食的诊断方法,根据吃索饼之后的反映,来判断病势的进退良否。“不发热”,是与暴发热相对而言,食后不发热,则能食为胃气来复,故断为必愈。暴发热乃将竭之胃气完全发露于外,须臾即散,所以说“出而复去”,因此,为除中死候。但亦不应即下结论,还应继续观察;如果后日诊察,其热续在,则热与厥相等,病当愈于明天的夜半。如果未愈,“后三日脉之而脉数,其热不罢者,此为热气有余,必发痈脓”,又是阳复太过,热壅经脉的变证,它与334条“喉痹,便脓血”的机理相同。反复探讨,示人于动态中分析病机的辨证方法。

汪苓友说:“除中者,胃中之真气所余无几,将欲尽除,求救于食,如灯将灭而复明之意,当与索饼试之,以观其发热与否?其不骤发热者,此非除中,知胃中真气尚在,其厥与利必渐自愈。其发热者是为暴热,恐其骤来而能食,出,即来也,既来而复骤去者,此胃中真气,得食而尽泄于外,即名除中而必死矣。若然,则是厥利之人,食以索饼,但虑其热之暴耳。”

钱天来说:“今反能食者,似乎胃气已回,但恐为下文之除中,则胃阳欲绝,胃气将除,胃中垂绝之虚阳复焰,暂开而将必复闭,未可知也,姑且食以索饼。索饼者,疑即今之条子面及馓子之类,取其易化也。食后不停滞而发热,则知已能消谷,胃气无损而尚在,其病必愈也。何也?疑其后发之暴热暂来,出而复去故也……故期之旦日夜半,阴极阳回之后,其病当愈。所谓厥阴欲解时,自丑至卯上也。”

魏念庭说:“食索饼以试之,若发热者,何以知其胃气亡,则此热乃暴来出而复去之热也。即如脉暴出者,知其必死之义也。阴已盛极于内,孤阳外走,出而离阴,忽得暴热,此顷刻而不救之证也。凡仲景言日,皆约略之辞,如此九日之说,亦未可拘,总以热与厥较其均平耳。”

【原文】

傷寒脉遲,六七日,而反與黄芩湯徹其熱[①],脉遲爲寒,今與黄芩湯復除其熱,腹中應冷,當不能食,今反能食,此名除中,必死。(333)

【词解】 ① 彻其热:彻,除也,就是除其热。

【提要】 辨除中的成因、特征及其预后。

【释义】 脉迟为寒,一般不可用苦寒方剂,反用黄芩汤除其热,以寒治寒,必致胃气大伤,如果胃气垂绝,则可能发生“反能食”的除中证。本文说明除中证的形成是寒证误用寒药所致。腹中冷反而能食,则是除中证的特征。除中证为胃气将竭,所以病情极其险恶,预后大多不良。脉迟为寒,是医者的一般常识,为什么会反与黄芩汤彻其热?这可能当阳复发热之际,医者误作热剂,故误用黄芩汤,以致造成除中危候。

汪苓友说:“此条伤寒,乃厥阴中寒误服寒凉药而致死之证……必其病初起即发厥而利,至六七日,阳气回复,乃乍发热而利未止之时,粗工不知,但见其发热下利,误认以为太少合病,因与黄芩汤彻其热,彻即除也……腹中应冷,胃无火也,胃无火当不能食,今反能食者,名为除中,除中者,胃中无根之阳气所余无几,将欲尽除而求救于食,故云必死。”

7.4 辨厥

7.4.1 厥证的病理机制与证候特点

【原文】

凡厥者,陰陽氣不相順接,便爲厥。厥者,手足逆冷者是也。(337)

【提要】 厥的病机与特征。

【释义】 厥是厥阴病常见的证候之一,其特征为手足逆冷。它不是单独的疾病,而是可出现于多种疾病过程中的一种证候,导致手足逆冷的原因尽管很多,但其病机总是阴阳气失去相对的平衡,不能相互贯通的结果。由于厥阴为阴尽阳生之脏,主一身阴阳的交接,故各种不同原因所导致的阴阳气不相顺接,产生手足厥冷之证多数与厥阴有关。“阴阳气”意指表里之气,四肢为诸阳之本,表里之气相互贯通则四肢温和,不相顺接,则四肢厥冷。阴盛阳虚,阳气不能外温四肢而厥冷,为阴阳气不顺接,热极阳郁,阳气不得外达四肢而厥冷,亦为阴阳气不相顺接。

本条揭示许多厥证的共同病理机转及其症状特点,对于认识厥证具有普遍意义,所以论中把它列在厥证的首条。

魏念庭说:“凡厥者,其间为寒为热不一,总由肝脏受病,而经脉隧道同受其患,非阴盛阳衰,阳为寒邪所陷,则阳盛而阴衰,阴为热邪所阻,二气之正,必不相顺交通,寒可致厥热亦可致厥也。”

陈平伯曰:“盖阳受气于四肢,阴受气于五脏,阴阳之气相贯,如环无端,若寒厥则阳不与阴相顺接,热厥则阴不与阳顺接也。”

7.4.2 热厥

【原文】

傷寒,一二日至四五日,厥者必發熱,前熱者后必厥,厥深者熱亦深,厥微者熱亦微。厥應下之,而反發汗者,必口傷爛赤[①]。(335)

【词解】 ① 口伤烂赤:口舌生疮,红肿糜烂。

【提要】 热厥的证候特点与治疗宜忌。

【释义】 “伤寒,一二日至四五日”说明病程的大概日数,不能看作固定日期。“厥者必发热,前热者后必厥”,是论证热厥的特征及其机转,之所以形成热厥,主要是因邪热深伏,阳气内郁,不能外达四肢所致。因此肢厥的同时,必具有其他里热证象,此处仅以发热为例,用作辨证的依据,故曰:“厥者必发热。”进一步提出“前热者后必厥”,则是论证热与厥的因果关系。如先发热数日的热实证,热象并未解除,而又见手足厥冷,此先热后厥,因热致厥,则为热厥,亦属于内真热而外假寒。

由于热邪郁伏有浅深,四肢厥冷的程度也就有轻重之异。热邪郁遏愈重,则四肢厥冷愈甚,热邪郁遏较轻,则四肢厥冷亦微,因而从四肢厥冷程度的微甚,便可推断里热的轻重,所谓“厥深者热亦深,厥微者热亦微”,就是这个道理。

“厥应下之”是指热厥的治疗原则,所谓“下之”应包括清泄,清解等法在内,而不是专指攻下方法。热厥因于阳明肠腑燥实的,自宜治以攻下;若腑实未见,而是无形邪热内郁,则当用清泄。热厥不可发汗,假使误发其汗,势必劫夺津液,导致热邪更炽,火热上炎,则要能发生“口伤烂赤”等变证。

程郊倩说:“伤寒毋论一二日至四五日,而见厥者,必从发热得之,热在前,厥在后,此为热厥……唯此证孤阳操其胜势,厥自厥,热仍热,厥深则发热亦深,厥微则发热亦微,而发热中兼夹烦渴不下利之里证,总由阳陷于内,菀其阴于外而不相接也。”

【原文】

傷寒熱少微厥①,指頭寒,嘿嘿不欲食,煩躁。數日,小便利,色白者,此熱除也。欲得食,其病爲愈;若厥而嘔,胸脅煩滿者,其后必便血。(339)

【词解】 ① 微厥:指厥冷的程度轻微。

【提要】 热厥轻证的两种转归。

【释义】 伤寒热少微厥,即是热厥轻证。由于里热较轻,阳气内郁不甚,故仅表现指头寒;阳郁而胃气不醒,故嘿嘿不欲食;阳郁而求伸,故见烦躁。本证有向愈或增剧两种转归:一是数日之后,小便通畅清长,为里热已除,欲得食乃胃气亦和,从而可知其病转向愈;二是四肢厥冷加重,并伴有呕吐、胸胁烦满等症,表明热邪转甚,肝胃气滞,若再进一步发展,热邪损伤阴络,则可发生便血等变证。

成无已说:“指头寒者,是厥微热少也;嘿嘿不欲食,烦躁者,邪热初传里也。数日之后,小便色白,里热去,欲得食,为胃气已和,其病为愈。厥阴之脉,挟胃贯膈,布胁肋,厥而呕,胸胁烦满者,传邪之热甚于里也。厥阴肝主血,后数日热不去,又不得外泄,迫血下行,必致便血。”

程郊倩说:“热既少,厥微而仅指头寒,虽属热厥之轻者,然热与厥并现,实与厥微热亦微者,同为热厥之例,故阴阳胜复,难以揣摩,但以嘿嘿不欲食,烦躁,定为阳胜,小便利色白,欲得食,定为阴复……如此证热虽少,而厥则不仅指头寒,且不但嘿嘿不欲食,而加之呕,不但烦躁,而加之胸胁满,则自是厥深热亦深之证也。阴微当不能自复,必须下之,而以破阳行阴为事矣。苟不如此,而议救于便血之后,不已晚乎?此条下半截曰‘数日小便利色白’,则上半截小便短赤可知,是题中之二眼目;嘿嘿不欲食,欲得食,是二眼目;胸胁满烦躁,与热除,是二眼目。‘热’字包括有烦躁等证,非专指发热之热也。”

【原文】

傷寒脉滑而厥者,里有熱,白虎湯主之。(350)

【提要】 无形热郁致厥的脉象与治法。

【释义】　脉滑而厥者，此属热厥，而非寒厥。因滑为阳脉，主热，热邪郁遏于里，阳气不达四肢，则手足厥逆。阳虚肢厥，脉必微细，今脉滑而不微细，则可肯定不属阴盛阳虚，而是热盛阳郁。本条只提脉象，乃举脉略证的省文笔法，意在突出里有热的辨证要点，应知除脉滑而厥外，当有胸腹灼热、烦渴、口干、舌燥、小便黄赤等里热证，用白虎汤辛寒清解里热，里热清则阳气通达，而肢厥可愈。

钱天来说："滑者，动数流利之象，无沉细微涩之形，故为阳脉，乃伤寒郁热之邪在里，阻绝阳气，不得畅达于四肢而厥，所谓厥深热亦深也。"

《医宗金鉴》说："今脉滑而厥，滑为阳脉，里热可知，是热厥也。然内无腹满痛，不大便之证，是虽有热而里未实，不可下而可清，故以白虎汤主之。"

张隐庵说："此章因厥，故复列于厥阴篇中，非厥阴之本病也。"

7.4.3　寒厥

【原文】

大汗出，熱不去，内拘急[①]，四肢疼，又下利厥逆而惡寒者，四逆湯主之。(353)

【词解】　① 内拘急：腹中挛急不舒。

【提要】　阳虚阴盛寒厥的证治。

【释义】　本条所述证候很不典型，历来争议较多，也唯其不典型，因而对于如何分析辨证，尤有启发帮助，首先提出"大汗出"乃追溯发生变证的原因，大汗出则阳气大伤而邪不解，邪不解故热不去，阳气伤则经脉失于温煦而不利，故内则腹中拘急，外则四肢疼痛。然而，仅据此尚难肯定证属阳虚阴盛，因此，"下利厥逆而恶寒"才是该证的审证关键。陈平伯于此曾分析提出"仲景辨阳经之病，以恶热不便为里实，辨阴经之病，以恶寒下利为里虚"，可供参考。病机既属阳虚阴盛，自应以回阳驱寒为急务，即使发热为表证未罢，亦当先救其里。92条"病发热头痛，脉反沉，若不差，身体疼痛，当救其里，宜四逆汤"。225条"脉浮而迟，表热里寒，下利清谷者，四逆汤主之"。

尤在泾说："此过汗伤阳，病本热而变为寒之证。大汗出，热不去者，邪气不从外解，而阳气反从汗亡也。阳气外亡，则寒冷内生，内冷则经脉拘急而不舒也。四肢者，诸阳之本，阳虚不足，不能实气于四肢，则为之疼痛也。甚至下利厥逆而恶寒，则不特无以内守，亦并不为外护矣。故必以四逆汤救阳驱阴为主。余谓传经之热，久亦成阴者，此类是也。"

【原文】

大汗，若大下利而厥冷者，四逆湯主之。(354)

【提要】　误治伤阳而致厥冷的治法。

【释义】　大汗则阳亡于外，大下则阳亡于内，汗下太过，阳气衰微，阴寒内盛则四肢厥冷，故当急温，四逆汤主之。

尤在泾说："此亦阳病误治而变阴寒之证，成氏所谓大汗若大下利，表里虽殊，其亡津液损阳气一也。阳虚阴盛，则生厥逆，虽无里急下利等证，亦必以救阳驱阴为急，《易》曰：'履霜坚冰至'阴盛之戒，不可不凛也。"

陈亮斯说："云大汗大下，乃阴寒骤中之证，凡骤中者，邪气强盛，而正气初伤，急急用温，正气犹能自复，不比病久而忽大汗大下，阴阳脱而死也。"

【原文】

手足厥寒，脉細欲絶者，當歸四逆湯主之。（351）

【提要】 血虚寒凝致厥的证治。

【释义】 本证手足厥寒，既不同于阳虚阴盛的寒厥，也不同于热邪郁遏的热厥，而是血虚感寒，寒邪凝滞，气血运行不畅，四肢失于温养所致。因血虚寒凝，血脉不畅，故脉细欲绝，此与四逆汤证脉微欲绝有别，故用当归四逆汤养血散寒，温通经脉。

本条叙证简略，临床上由于寒邪凝塞的部位不同，而有不同的见症。若寒邪凝滞于经络者，可有四肢关节疼痛，或身疼腰痛等；若寒邪凝结于胞宫，而致月经不调者，可出现月经愆期而至，经来腹痛，量少色暗等。临床表现虽然各有所别，而血虚寒凝的病机则是一致的，治以当归四逆汤均有一定效果。

汪苓友说："此条乃寒中厥阴血分之证，手足厥寒，与厥逆、厥冷略异，逆冷者，寒深入脏，故手足不顺利而如冰，斯为厥逆、厥冷。厥寒者，手足厥而自觉畏寒之甚，乃寒中于经。成注所云，阳气外虚，不温四末是也。脉细欲绝者，寒伤营，成注所云，阴血内弱，脉行不利也，与当归四逆汤，助阳生阴也。"

【治法】 养血散寒，温通经脉。

【方药】 当归四逆汤方

当归三两　桂枝三两（去皮）　芍药三两　细辛三两　甘草二两（炙）　通草二两　大枣二十五枚（擘，一法十二枚）

上七味，以水八升，煮取三升，去滓。温服一升，日三服。

【方义】 本方即桂枝汤去生姜，倍用大枣，加当归、细辛、通草而成。当归、芍药养血和营；桂枝、细辛温经散寒；甘草、大枣补益中气；通草通行血脉，全方有和厥阴以散寒邪之功，调营卫以通阳气之效。因本方主治手足厥寒，虽然不用干姜、附子，亦以四逆为名，但所主之厥，为血虚寒凝，所以方名冠以当归，以区别于姜附四逆。

许宏说："阴血内虚，则不能荣于脉，阳气外虚，则不能温于四末，故手足厥寒，脉细欲绝也。故用当归为君以补血，以芍药为臣辅之而养阳气，以桂枝细辛之辛以散寒温气为佐，以大枣甘草之甘为使，而盖其中补其不足，以通草之淡，而通行其脉道与厥也。"

陈亮斯说："四逆之名多矣，此当归四逆汤，固不如四逆汤及通脉之热，亦不若四逆散之凉，盖四逆之故不同，有因寒而逆，有因热而逆，此则因风寒中于血脉而逆，当归四逆所由立也。风寒入于血脉，则已入营气之中，阴阳虽欲相顺接而不可得，邪涩于经，营气不流，非通其血脉不可，当归辛温血中气药，能散内寒而和血，故以为君。然欲通血脉，必先散血中之邪，桂枝散厥阴血分之风者也，细辛泄厥阴血分之寒者也，故以二物为辅。芍药、大枣、甘草，调和营卫者也，未有营不与卫和脉能通者，桂枝汤治卫不与营和谐，此方治营不与卫和谐，而大枣之用多于桂枝汤一倍有奇，以大枣能助经脉，和阴阳而调营卫也。且邪并肝经，木盛则侮土，甘草大枣之用，倘兼有厚脾土而御侮之意耶！通草者，《本经》称其通利九窍血脉关节，盖邪气阻塞于血分，以通草之入血分而破阻塞者治之，即众药亦借通草之力而无不通矣，制方之神奇有如是哉！"

唐容川说："此因脉细，知其寒在血分，不在气分，故不用姜、附，而但桂、辛以温血也。"

【原文】

若其人内有久寒者，宜當歸四逆加吴茱萸生姜湯。（352）

【提要】　血虚寒厥兼里寒的证治。

【释义】　营血虚寒的手足厥寒证，如果病人平素胃中有寒，可用当归四逆加吴茱萸生姜汤。

【治法】　养血通脉，温阳祛寒。

【方药】　当归四逆加吴茱萸生姜汤方

当归三两　芍药三两　甘草二两（炙）　通草二两　大枣二十五枚（擘）　桂枝三两（去皮）　细辛三两　生姜半斤（切）　吴茱萸二升

上九味，以水六升，清酒六升和，煮取五升，去滓。温分五服。（一方，水、酒各四升）。

【方义】　血虚寒凝，内有久寒者，用当归四逆汤加吴萸、生姜以温中祛寒，用清酒和水煎药，可加强活血祛寒的作用。

厥阴肝经，藏营血而应肝木，内寄相火，虽有沉寒，亦不可施辛热之品，以避免扰动风火，耗伤营阴，故不用干姜、附子，而但加生姜、吴茱萸宣泄苦降，是方散寒而不助火，养营血而不滞邪，实为厥阴营虚，内有久寒之良方。

李荫岚曰："久寒不但滞在经络，而更滞在脏腑，故用吴萸、生姜，直走厥阴经脏，以散其久滞之陈寒也。"

【参考资料】　验案选录

1. 吴××，男，38 岁，技术员。1970 年冬季，外出检查线路，下班后自觉四肢寒冷，并有麻木疼痛，以后每逢外出，两手及面部出现青紫，尤以手指、鼻尖、耳郭最明显，回室内温暖后，青紫逐渐消失。诊：两手逆冷及腕，手足均呈青紫，脉沉细，舌质胖嫩，舌苔白，属阳气虚弱，不能温营四肢，寒邪外袭，致血脉凝涩，经脉不通。治法：温经通络，活血祛寒。当归、白芍各 9 克，桂枝、吴茱萸各 6 克，细辛、甘草各 3 克，生姜 3 片，大枣 5 枚。药后病情好转，续诊两次而愈。（《天津医药》1978 年第五期）

2. 朱某，女性，患肢端动脉痉挛病年余，两手指尖最初发白，继而青紫，发紧，麻木，厥冷，抽搐，置热水中则痛，右食指末梢破溃，中西药及针刺均未效。诊其脉均细弱，舌尖红，两侧有白腻苔，病属厥阴，外邪侵入则阴阳阻滞，不能荣于四末，故见脉细、肢厥之症，乃投仲景当归四逆汤通阳和营，加吴茱萸、生姜泻其寒实之邪。服药 16 剂，指尖发紫大减，右食指疮口愈合，舌两侧腻苔稍退，脉已渐大，令其继续服用，手指坏疽入冬未发。（《新中医》1983 年第 4 期）

3. 史××，男，8 岁，其母代诉：1981 年 7 月间自言我睏，初为睡觉多，继则加重，昼夜时时欲睡，呼之即醒，醒而复睡，已半年余。医院脑电图检查，诊断为"运动性癫痫"。多方医治无效，又去北京某医院检查，亦诊为此病。因嗜睡未能入学，父母在精神上压力很大。于 1982 年 2 月 25 日来诊，其母背来放诊断室凳上，即伏桌而睡，呼之可醒，旋即复睡，舌伸齿外，口流涎，四肢不温，舌嫩，苔薄白，脉细微，以阴盛阳微，阳络被阻，阳伏阴内。治当温通经脉，起阴兴阳。处方：当归 10 克　桂枝 15 克　白芍 10 克　细辛 5 克　通草 3 克　党参 10 克　吴萸 10 克　鲜姜 3 克　大枣 3 枚。二诊，其母领来说，第一剂服后，睡眠明显好转。三剂服完，白日已不睡，流涎止，手足温，原方再服六剂。三诊，嗜睡已愈，饮食增进，精神好，但精神有些烦躁，舌红脉沉，诊为心虚烦躁。方用桂枝 10 克　牡蛎 15 克　龙骨 15 克　甘草 6 克。服三剂，诸证消失而愈。三月后随访，未复发。（《河北中医》1983 年第 1 期）

【原文】

病者手足厥冷，言我不結胸，小腹滿，按之痛者，此冷結在膀胱關元①也。（340）

【词解】　① 膀胱关元：关元为任脉经穴，在脐下三寸，膀胱关元是指病的部位在脐下。

【提要】　冷结关元致厥。

【释义】　《灵枢·经脉》云："足厥阴之脉，起于足大指丛毛之际……过阴器，抵小腹"，故小腹为厥阴经脉所属，今手足厥冷，小腹满，按之痛，乃为厥阴阳气衰微，阴邪独盛，寒邪结于下焦关元所致。本条除手足厥冷之主证外，特提出“不结胸”以资鉴别，意在说明病变的部位不在胸膈，而在下焦少腹部。虽少腹满，按之痛，亦不是结胸证，而是寒邪凝聚膀胱关元。此证虽然未出方治，但根据病情，似亦可用当归四逆加吴萸生姜汤一类方剂。

喻嘉言说：“阳邪当结于阳，不结则阳虚可知。阴邪当结于阴，冷结在膀胱关元，则阴盛可知。”

周禹载说：“言我不结胸，知非阳邪结于阳位也；小腹满，按之痛，知为阴邪必结于阴位也。仲景恐人疑为五苓散，或蓄血证，故曰此为冷结，则用温用灸，自不待言。”

【原文】

傷寒脉促，手足厥逆，可灸之。(349)

【提要】 阴盛阳衰厥逆而脉促，可用灸法。

【释义】 一般说来，脉促为阳盛，《辨脉法》有“脉来数时一止，复来者，名曰促。脉阳盛则促”。林之翰云：“阳盛则促，由于阳气偏胜，不能相接于阴，故脉来数而时一止。”本证脉促与手足厥冷并见，脉证似不相符，如谓脉促属阳热亢盛，则手足厥逆当属热厥，既为热厥，岂有用灸法治疗之理？其实脉促阳盛有之，阳气虚极亦有之。钱天来曾分析指出：“非结促之促，乃短促之促，阴邪太盛，孤阳不守，故脉作虚数而短促。”本条手足厥逆，脉促必无力，应属阴盛阳虚，故用灸法以温经通阳。

亦有认为用灸法是引阳外出，如尤在泾云：“脉阳盛则促，手足厥而脉促者，非阳之虚，乃阳之郁而不通也，灸之所以引阳外出。”似乎于理可通，果如所说，岂不蹈“火气虽微，内攻有力，焦骨伤筋，血难复也”的覆辙。

7.4.4 其他厥证

【原文】

病人手足厥冷，脉乍緊者，邪[1]結在胸中，心下滿而煩，饑不能食者，病在胸中，當須吐之，宜瓜蒂散。(355)

【词解】 ① 邪：这里指停痰、食积等致病因素。

【提要】 痰食致厥的证治。

【释义】 由于痰涎壅塞，食积停滞，胸阳被遏，不能外达四肢，故手足厥冷，心下满而烦，饥不能食。痰食之邪阻滞于里，气血运行不畅则脉乍紧，此为邪结之征，并非寒象，《金匮·腹满寒疝宿食篇》云：“脉紧如转索无常者，有宿食也。”本证邪实结于胸中，病位偏高，病势向上，故用瓜蒂散因势利导，涌吐胸中之邪，正所谓“其高者因而越之”也，邪除则阳气得通，厥冷可回，烦满自除。

张隐庵说：“曰病人者，非厥阴之为病，亦非外受之寒邪也。以手足厥冷，故列于《厥阴篇》中。”

【原文】

傷寒，厥而心下悸，宜先治水，當服茯苓甘草湯，却治其厥。不爾[1]，水漬入胃[2]，必作利也。(356)

【词解】 ① 不尔：尔作“如此”“这样”解，不尔即“不如此”。

② 水渍入胃：水饮浸渍下入于肠。

【提要】 水停致厥的证治。

【释义】 心下悸为水气的主证之一，水气凌心则心下悸，《金匮·痰饮咳嗽篇》曰："水停心下，甚者则悸。"厥与心下悸同见，因知厥亦由水气所致，胃阳不足，水饮内停，阳气被遏，不能外达四末则手足厥冷。厥与悸既然均是水饮为患，则应先治水气，用茯苓甘草汤温胃散水，水饮去则阳气布达，治水即是治厥。如果不知先治水气，不仅悸与厥不得痊愈，而水饮浸渍，下渗入肠，势必发生下利等证。上条之厥，治以涌吐痰食；本条之厥，治以温散水气。皆是求本治疗的范例，极有指导意义。

汪苓友说："茯苓甘草汤兼治厥而心下悸，实防水渍入胃之药。胃、土也，补土所以胜水，故用茯苓甘草，又生姜辛温，亦能助胃，桂枝虽走太阳之药，其辛温之性，亦能借以助胃而散水。又胃、阳也，水、阴也，胃有积水则阳气不能四布，姜桂之性，用以行胃阳而外达于四肢之间，却治厥也。"

7.4.5 厥证治禁

【原文】

諸四逆厥者，不可下之，虚家亦然[①]。（330）

【词解】 ① 亦然：也是这样。

【提要】 虚寒诸厥，禁用下法。

【释义】 厥逆证，有虚寒、实热之分，本条提出"诸四逆厥者，不可下之"，当是指虚寒性质的厥逆而言，而不是包括一切厥证。阳气衰微，阴寒内盛而致的手足厥冷，急当温经回阳，当然严禁攻下，若误投下法，必伤正损阳，造成不良后果。接着提出"虚家亦然"，就是进一步说明所有属于正虚的厥逆，均不可用下法。不单是不可攻下，应知凡属攻邪之剂，如发汗、催吐、清热等均在禁例。

尤在泾说："此条盖言阴寒厥逆，法当温散温养之，故云不可下之。后条云：厥应下之者，则言邪热内陷之厥逆也。学者辨之。虚家，体虚不足之人，虽非四逆与厥，亦不可下之。《经》曰：无实实，无虚虚，而遗人夭殃，此之谓也。"

【原文】

傷寒五六日，不結胸，腹濡[①]，脉虚復厥者，不可下，此亡血[②]，下之死。（347）

【词解】 ① 腹濡：腹部按之柔软。

② 亡血：即血虚。

【提要】 血虚致厥，禁用下法。

【释义】 本条是腹诊与脉诊结合，对肢厥的辨证。伤寒五六日，邪热传里，若邪热与痰水相结，则成结胸证。证见心下硬满疼痛，或连及少腹，痛不可近，脉当沉紧；若邪热与燥屎结于肠腑，则成阳明腑实证，腹部必胀满而疼痛拒按，脉当沉实。本条举出"不结胸"，又提出腹部按之柔软，足征里无实邪结聚，决非热证、实证。脉虚指脉细弱无力，乃血虚的征象，阴血亏虚，不能荣养四肢，故四肢厥冷。治宜养血温经，因血虚肠燥，可能有大便秘结不通，切不可误作里实而用攻下，若误用攻下，则营血更伤，使病情恶化，甚至导致死亡。

7.5 辨下利

【原文】

傷寒四五日，腹中痛，若轉氣下趣[①]少腹者，此欲自利也。（358）

【词解】 ① 下趣：趣，音"区"，同"趋"。下趣，向下进行的意思。

【提要】 欲作自利的先兆。

【释义】 伤寒四五日，腹中疼痛，乃邪气传里，里阳不足，阴寒凝滞。若腹中转气下行趋向少腹，此为水谷之气下泄，欲作自利的先兆。

钱天来说："转气下趋少腹者，言寒邪盛而胃阳不守，水谷不别，声响下奔，故为欲作自利也。"

张路玉说："腹痛亦有属火者，其痛自下而上攻；若痛自上而下趋者，定属寒痛无疑。"

【原文】

熱利下重者，白頭翁湯主之。（371）

【提要】 厥阴热利的证治。

【释义】 本条"热利"，是指热性痢疾，古称"滞下"，《内经》谓之"肠澼"。下重即腹中急迫而肛部坠重，此为肝热下迫大肠，气滞壅塞，其秽恶之物欲出而不得，是热利的特征，故仅举此一证作为辨证的要点。由于厥阴肝经，湿热郁滞，损伤络脉，除见下利脓血、里急后重等主要症状外，还应有腹痛、发热、口渴、舌红、苔黄等症。本证病位虽在大肠，而病机实与肝经湿热有关，故用白头翁汤治疗。

程郊倩说："下重者，厥阴经邪热下入于大肠间，肝性急速，邪热甚则气滞壅塞，其恶浊之物，急欲出而不得，故下重也。"

【治法】 清热燥湿，凉肝解毒。

【方药】 白头翁汤方

白头翁二两　黄柏三两　黄连三两　秦皮三两

上四味，以水七升，煮取二升，去滓。温服一升，不愈，更服一升。

【方义】 白头翁、秦皮，清热凉肝，为厥阴热利之主药，佐以黄连、黄柏，清热燥湿，坚阴厚肠，尤能增强治热利的作用。不管是细菌性痢疾，还是阿米巴痢疾，只要证属湿热，使用本方均有效果。若中气虚寒，或寒湿下利者，则切不可用。

【原文】

下利，欲飲水者，以有熱故也。白頭翁湯主之。（373）

【提要】 补叙热利的另一辨证要点。

【释义】 本条承接上条而来，补充出热利的又一辨证要点是渴欲饮水。口渴为里有热，钱天来云："夫渴与不渴，乃有热无热之大分别也，里无热邪，口必不渴。"虽然少阴虚寒下利，亦有口渴，但是，少阴口渴，因下焦阳虚，不能蒸腾，气液无以上承所致，其渴必不甚，或渴喜热饮，且必兼有阳虚之证。本证下利脓血，里急后重，其渴欲饮水属于里热灼津，所以治宜白头翁汤清热凉肝。论中条文文义互见，必须前后合参，方得全面。

【参考资料】 现代研究资料

复方白头翁煎剂治疗痢疾100例的疗效报道：白头翁、黄连、黄柏、秦皮，甘草组成消炎止泻剂，用之于肠炎赤痢，炎症充血、或黏膜溃疡出血，能减其充血发炎，制止肠内细菌之增殖，并收敛其黏膜，使其致密，而奏消炎止血之效，是以各种热性痢疾可得而治愈。细菌性痢疾或阿米巴原虫痢疾，里急后重，大便脓血而腹痛者，能适用。据100例疗效分析，治愈率达83%，有效率达97%，效果甚好。典型病例：阎××，男，1岁，门诊号5，7月14日来诊。其母代诉发烧、昏迷、排脓血样大便，检查体温40.2℃，白血球总数10 700，粪便镜检，脓细胞及血球（+），诊断为痢疾，给白头翁煎剂12毫升，一日三次分服，15日复诊。病状减轻，脓血减

少，体温 36.8℃，处方同上，共复诊三次痊愈。（《上海中医杂志》1958 年第 4 期）

【原文】

下利譫語者，有燥屎也。宜小承氣湯。（374）

【提要】　实热下利的证治。

【释义】　下利有寒热虚实之别，虚寒下利必见下利清谷，脉微肢厥，今患者下利与谵语并见，“便硬是谵语之根”，因知此证属于阳明里实。然而，燥实内结应是大便秘，何以反见下利？此因肠中有燥屎阻结，邪热逼迫津液从旁而下，所下皆为清稀粪水，不夹渣滓，臭秽难闻，同时必伴见腹部满痛、潮热、舌苔黄燥、脉沉实等症。下利为热结旁流，所以治用小承气汤泻热通滞，里实去则谵语下利自止。如果证重势急，也可使用大承气汤。

【参考资料】　验案选录

王月怀患伤寒至五日，下利不止，懊侬腹胀，诸药不效，有以山药、茯苓与之，虑其泻脱也。余诊之，六脉沉数，按其脐则痛，协热自利，中有结粪，小承气倍大黄服之，得结粪数枚，遂利止，懊侬亦痊。（《医宗必读》）

按　本证下利不止，投建脾利水剂无效，用泻下里实的小承气汤，结粪除而下利止，充分证明辨证论治的重要。懊侬腹胀，脉象沉数，按脐作痛，一派里实之征，何以前医不识？皆是先有成见，未能客观分析的缘故。

【原文】

下利，脉沉而遲，其人面少赤，身有微熱，下利清谷者，必鬱冒①汗出而解，病人必微厥，所以然者，其面戴陽②，下虛③故也。（366）

【词解】　① 郁冒：头目昏眩如物冒覆，视物不清。

② 戴阳：面赤如微酣状，为阴盛，虚阳被郁之证。

③ 下虚：下焦虚寒。

【提要】　寒利兼虚阳郁遏，可能郁冒汗解。

【释义】　下利清谷，脉沉则迟，证属阳虚阴盛，但脉象不是沉微，表明阳气虽虚，尚不太甚，所以手足仅是微厥，虚阳被寒邪所郁，因而面部微赤，身有微热。正是由于阳气虽虚而未甚，还能与阴寒相争，正与邪争则郁冒，正胜邪却则汗出而解。“其面戴阳”指面微赤而言，肯定属于下焦阳虚。但必须注意，本证“戴阳”，为虚阳郁遏，与少阴病虚阳被格于上的戴阳略有不同，所以有郁冒汗解的可能。如果是戴阳重证，就不会发生郁冒，也不可能汗出而解。

尤在泾说：“下利清谷，脉沉而迟，阴在里、在下也；面少赤、身有微热，阳在上、在外也。夫阴内阳外而为病者，如得阳入阴出而后解。今面虽赤而未盛，身虽热而亦微，则其阳之发露者仅十之三，而潜藏者尚十之七也。藏而能动，必当与阴相争。争而未胜则郁冒，争而既胜则汗出，汗出则内伏之阴从外出，外出之阳从内入，而病乃解矣。”

汪苓友说：“以少赤微热之故，其人阳气虽虚，犹能与阴寒相争，必作郁冒汗出而解。郁冒者，头目之际郁然昏冒，乃真阳之气能胜寒邪，里阳回而表和顺，故能解也。病人必微厥者，此指未汗出郁冒之时而言，面戴阳系下虚，此申言面少赤之故。”

【原文】

下利清谷，里寒外熱，汗出而厥者，通脉四逆湯主之。（370）

【提要】　阴盛格阳下利的证治。

【释义】 下利清谷，是脾肾阳虚、里寒的主证，其外热并非表证，乃是阴寒太盛，虚阳被格于外的假热现象。阳气衰微，不能温运四末则手足厥冷，阳气外亡则汗出，证势已经非常危险，非急用大温之剂，不能招纳亡阳于顷刻，故主以通脉四逆汤。

张令韶说："若伤寒厥少二阴，则阴寒气甚，谷虽入胃，不能变化其精微，蒸津液而泌糟粕，清浊不分，完谷而出，故下利清谷也。在少阴则下利清谷，里寒外热，手足厥逆，脉微欲绝，身反不恶寒；在厥阴则下利清谷，里寒外热，汗出而厥。俱宜通脉四逆汤，启生阳之气而通心主之脉也。"

【原文】

下利腹脹滿，身體疼痛者，先温其里，乃攻其表。温里宜四逆湯，攻表宜桂枝湯。(372)

【提要】 虚寒下利兼表的治则。

【释义】 本条指出虚寒下利兼有表证的治疗原则及主方，可以与《太阳病篇》91 条互参。大凡表里同病，里实而表未解的，当先解表，表解后再攻其里；里虚而表未解的，则当先温其里，后攻其表。本证下利清谷，腹胀满，是脾肾阳气虚衰，寒凝气滞，浊阴不化所致，即所谓"脏寒则生满病"。此时虽有身疼痛的表证，但以里虚为急，治当先温其里，宜用四逆汤。俟里阳恢复，清便自调，倘若表证未罢，再治其表，宜用桂枝汤。

【原文】

下利清谷，不可攻表，汗出必脹滿。(364)

【提要】 虚寒下利兼表，误汗的变证。

【释义】 上条云里虚下利兼有表证者，当先温其里，后治其表。本条说明里虚下利兼有表证者，先治其表所产生的变证。

为什么下利清谷误用发汗会发生胀满？这是因为里阳已虚，汗出则阳气随汗而外泄，阳外泄则里阳更虚，阳虚不运，浊阴内填，所以腹部胀满。

本节所述下利一证，重点讨论了厥阴热利的白头翁汤证，同时讨论了其他原因所致的下利，虽然各有所别，目的仍在于辨其寒热虚实。

下利便脓血，里急后重，发热口渴者，为肝热下迫，湿热壅滞，治用白头翁汤以清热燥湿，凉肝止利。下利谵语者，为热结旁流，治用小承气汤以泻热通结。下利清谷，面少赤，身微热，微厥，此属下焦虚寒，微阳郁表之戴阳轻证，可能郁冒汗出而解。

虚寒下利兼有表证，应先治其里，里和然后治表。若误用汗法，则会发生腹胀满等变证。

7.6 辨呕哕

7.6.1 辨呕

【原文】

乾嘔，吐涎沫，頭痛者，吴茱萸湯主之。(378)

【提要】 肝寒犯胃，浊阴上逆的证治。

【释义】 有声无物谓之干呕，为肝寒犯胃，浊阴之气上逆所致；胃阳不布，产生涎沫，随浊气上逆而吐出；肝脉与督脉会于巅顶，肝经寒邪循经脉上冲则头痛，大多在巅顶部位。吴茱萸汤能温降肝胃，泄浊通阳，故主之。

《伤寒论》吴茱萸汤证共三条：一为阳明“食谷欲呕”（243）；一为少阴“吐利，手足逆冷，烦躁欲死”（309）；一为本条“干呕，吐涎沫，头痛”，这三条见证虽然不同，但阴寒内盛，浊阴上逆的病机是一致的，所以均治以吴茱萸汤。

【参考资料】　验案选录

1. 杨××，女，53岁。患者于十三年前产后患偏头痛，呈阵发性头晕，头顶胀痛，同时伴有呕吐涎沫，甚或吐出胆汁样物。每次发作常须卧床休息，短则二三天，长则一周，始能恢复，伴见食欲不振，失眠。初起数日一发，后逐渐加频，近半年来，每月发作三四次，病状加剧，食不下咽，必须卧床。初服止痛药有效，近数年来历经治疗无效。患者经绝已八年，过去史无特殊。体检：血压正常，体温正常，发育良好，营养中等，神清，苦闷病容，头及其他器官无异常，颈软，心肺正常，腹（-），四肢脊柱正常，神经系统无异常发现。中医诊断：偏头痛（顽固性）。中医治疗经过：头痛连脑，目眩，干呕，吐涎沫，时发时止，体胖，脸色白，舌净，脉弦细。辨证为厥阴肝经头痛、厥阴寒浊上扰清窍。宜吴茱萸汤升清降浊，加归芍养肝为治。方用吴茱萸四钱　党参五钱　生姜四钱　大枣八枚　当归三钱　白芍四钱，每日一剂，连服二剂，症状大减，再服三剂痊愈。追踪观察五个月，未见复发。（《福建中医药》1964年第5期）

按　临床表现皆是肝胃症状，当肝经浊阴上逆则病作，不作则暂止，故方选吴茱萸汤，增入归芍养肝，既能补肝体，又能制吴茱萸之燥，颇堪师法。

2. 万××，男，51岁。患高血压数年不愈，血压240/140 mmHg，头晕甚，而巅顶时痛，并有沉重感，头皮麻木，切以指甲，不知痛痒，两目流泪，四肢无力，精神疲倦，怯寒甚（遇天寒风大时，即不敢外出），如果受寒则胸脘隐痛，口溃出水，饮食减少而喜热恶冷，时或嗳气吐酸，大便时闭时通，或硬或溏，但溏粪时多而色淡黄，小便有时不利，色多清白，声重而不扬，面色晦暗而浮肿，唇舌之色亦然，脉弦甚而迟。辨证为厥阴阴盛阳虚，木邪侮土，土虚不能制水，浊阴或随阴风冲逆而上泛，或随木郁气滞而内结。治以温降法，方用吴茱萸五钱，生姜五钱，红枣五钱，党参三钱，另吞黑锡丹一钱，四剂后血压下降，头晕渐减。原方加青木香五钱，五剂后头晕续减，巅顶痛除，头皮不甚麻木，血压降至180/110 mmHg。改用阴阳兼顾法，济生肾气汤化裁，服后症状又重，大便三日未行，复用吴茱萸汤加旋复、代赭，服药后便通神爽，原方加重分量，吴茱萸八钱，生姜六钱，红枣二两，党参五钱，旋复花八钱，赭石八钱，连进12剂，头晕消除，头皮麻木痊愈。面色转明润，浮肿甚微，二便正常，惟血压未降，因加重赭石为二两，又进10余剂，诸证全除，血压恢复至140/80 mmHg。（《江西医药》1963年第7期）

按　此案以吴茱萸汤化裁治疗高血压，抓住厥阴阴盛阳虚，浊阴上逆之病机，所以才取得良效。在治疗过程中改用阴阳兼顾法，济生汤化裁，随证转方，似乎不错，可是服后症状又重，复用吴茱萸汤加旋复代赭，又获效果，通过总结正反两方面的经验，坚持使用本方加味并加重剂量，终于得到完全治愈，于此可见辨证准确并不十分容易，至于案中药物剂量太重，乃是根据病情需要，不能视为常规。

【原文】

嘔而脉弱，小便復利，身有微熱，見厥者難治，四逆湯主之。（377）

【提要】　少阴阳虚阴盛证的辨治。

【释义】　呕为气逆，脉弱为虚，呕而脉弱，正虚气逆无疑。然而寒热之辨尚难肯定，此时询问小便情况，最有参考价值。如果小便短赤则为热证，今小便反而清利，乃虚寒证的确据，《少阴篇》282条“小便白者，以下焦虚有寒，不能制水，故令色白也”可证。身有微热，似属阳复，但阳复则肢厥必回，这是厥热胜复的规律，今身热与肢厥并见，则知不是阳复，而是虚阳外越，因此，其呕亦为格拒之象，故为难治。因与四逆汤急温其里，以救越脱之阳。

【原文】

嘔而發熱者，小柴胡湯主之。（379）

【提要】　厥阴病转出少阳的证治。

【释义】 呕而发热，属于少阳有热，胆胃气逆。《太阳病篇》149 条已有“伤寒五六日，呕而发热者，柴胡汤证具”的论述，它与吴茱萸汤证之呕为肝寒犯胃不同。所以治以和解少阳的小柴胡汤。就六经传变关系来说，则为厥阴转出少阳，故复出于《厥阴病篇》，以资鉴别。

【原文】

嘔家有癰膿者，不可治嘔，膿盡自愈。(376)

【提要】 痈脓致呕的治禁。

【释义】 因内部发生痈脓而致呕吐，这种呕吐，正是痈脓排出的去路，只有因势利导，帮助排脓，脓尽则呕自愈。如果不去排脓，而用止呕方法，就无异关门留寇，不仅无效，必致病更增重。所以特郑重提出“不可治呕”的禁例，并且说明“脓尽自愈”的机理，条文虽然很简，却揭示了辨证论治的规律，因而极富指导意义。

《医宗金鉴》说：“心烦而呕者，内热之呕也；渴而饮水呕者，停水之呕也；今呕而有脓者，此必内有痈脓，故曰不可治，但俟脓尽自愈也。盖痈脓腐秽欲去而呕，故不当治。若治其呕，反逆其机，热邪内壅，阻其出路，使无所泄，必致他变，故不可治呕，脓尽则热随脓去而呕自止矣。”

7.6.2 辨哕

【原文】

傷寒，大吐、大下之，極虚，復極汗者，其人外氣怫鬱①，復與之水，以發其汗，因得噦。所以然者，胃中寒冷故也。(380)

【词解】 ① 外气怫郁：外气指体表之气，怫郁谓体表无汗而有郁热感。

【提要】 误汗伤阳，胃寒致哕。

【释义】 本条亦是边叙边议，首先提出问题，伤寒用大吐大下法治疗，身体已经极虚，医生又重发其汗，这是治疗错误。接着分析问题，何以会误用发汗？乃因病人外气怫郁，颇似表证，所以复与之水(即水疗法)，以发其汗，结果增加了哕逆变证。最后，对哕逆病机作出补充说明，极汗则阳气外越而中阳更虚，胃中寒冷而气逆不降，所以哕逆。

程郊倩说：“哕之一证，有虚有实，虚自胃冷得之，缘大吐大下后，阴寒而阳无所附，因见面赤，以不能得汗而外气怫郁也。医以面赤为热气怫郁，复与水而发汗，令大出，殊不知阳从外泄而胃虚，水从内搏而寒格，胃气虚极矣，安得不哕。点出胃中寒冷字，是亦吴茱萸汤之治也。”

【原文】

傷寒，噦而腹滿，視其前后，知何部不利，利之即愈。(381)

【提要】 哕逆实证的治疗原则。

【释义】 哕而腹满属实，胃气壅滞故腹满，胃气上逆故哕逆。致实之因不一，必须进一步分析，所谓“视其前后，知何部不利，利之即愈”，就是对分析方法与施治原则的提示。如果小便不利，则属于湿邪阻滞，治当利其小便；如果大便不通则属于肠府燥实，治当通其大便。实邪去则哕逆腹满自愈。

本条是六经病篇的最后一条，陈修园于此提出“即一哕通结六经之证，以见凡病皆有虚实，不特一哕为然也。然即一哕，而凡病之虚实皆可类推矣……夫以至虚、至寒之哕证，而亦有实者存焉;则凡系实热之证,而亦有虚者在矣”。长期实践证明,寒热虚实确实是中医辨证的精髓,具有普遍意义。

7.7 预后

7.7.1 厥阴寒证愈候辨

【原文】

厥陰病,渴欲飲水者,少少與之愈。(329)

【提要】 厥阴阳复口渴,调护得当,可自愈。

【释义】 厥阴病消渴证,乃肝火灼伤胃津,必须治以酸甘滋阴、酸苦泄热的方剂,少少与饮之,是不能解决问题的。本条所述渴欲饮水,乃是厥阴寒证,邪退阳复的征象,口渴的程度决不会太甚,与消渴迥异,所以无需治疗,但注意调护,少少与饮以小量的水,胃中津液恢复则病可自愈。

【原文】

下利,有微熱而渴,脉弱者,今自愈。(360)

【提要】 寒利将愈的脉证。

【释义】 虚寒下利,出现微热消渴,乃阳复之征,应当注意口渴的程度,微渴才是阳复之兆;大渴为热盛耗津,不可误作愈候。脉弱是邪气衰退,阳复邪衰,所以断为愈候。

【原文】

下利脉數,有微熱汗出,今自愈。設復緊,爲未解。(361)

【提要】 寒利将愈的脉证及未解的脉象。

【释义】 虚寒下利,见到数脉,乃是阴证转阳,为病有向愈的趋势,伴有微热汗出,证明确属阳气来复,因之断为自愈。然而数脉一般主热,何以知不是热利,而是阳复,何以又知不属阳复太过,而断为今自愈,这乃是通过脉证合参而推知的。因为热利与阳复太过,均不会是微热汗出。至于条文末尾提出“设复紧,为未解”,可知原是紧脉,未提属于省文。由紧转数,为邪去阳复。假使又见脉紧,是寒邪又盛,所以说未解。由此可见,临床辨证,不但需要脉证合参,还需注意前后联系,比较权衡。

7.7.2 厥阴虚寒证死候辨

【原文】

傷寒六七日,脉微,手足厥冷,煩躁,灸厥陰,厥不還者,死。(343)

【提要】 阴盛阳绝的危候。

【释义】 脉微,是阴盛阳虚,不能外温四末,则手足厥冷,但阳气虽虚,尚能与邪抗争,故烦躁,可灸厥阴俞穴以温阳祛寒。灸后厥冷依然不见好转,表明阳气衰绝,所以为死候。文中只提出灸厥阴,没有说明经穴名称,张令韶主张灸行间和章门穴,可作参考。

【原文】

傷寒發熱,下利,厥逆,躁不得卧者,死。(344)

【提要】 阴盛阳亡神越的危候。

【释义】 厥阴寒证的发热,有阳复和阳亡两种可能,必须细致分析,不可轻下结论。如属阳复,则利止厥回;今发热与下利厥冷同时存在,可见不是阳复,而是虚阳外亡。其病机与少阴病阴盛格阳证一样，加之躁不得卧，则心神已完全浮越于外，所以断为死候。

【原文】

傷寒發熱，下利至甚，厥不止者，死。(345)

【提要】 阴竭阳绝的危候。

【释义】 本条发热下利厥冷的病机与上条同，虽然不是躁不得卧，但下利至甚，阴液行将涸竭，厥冷不止，阳气已难回复，阴竭阳绝，所以亦为死候。

【原文】

傷寒六七日不利，便發熱而利，其人汗出不止者，死。有陰無陽故也。(346)

【提要】 病情突变，有阴无阳的危候。

【释义】 从病史来看，伤寒六七日不利，说明病情本来不重，六七日后，忽然发生下利，且汗出不止。发热似为阳复之象，但是阳复不当有下利与汗出不止，可见病势不是减轻而是趋于严重。下利为阴邪甚，发热为阳外亡，故称有阴无阳，阳虚不固则汗出，汗出不止则阳气尽，故为死候。

【原文】

下利，手足厥冷，無脉者，灸之。不温，若脉不還，反微喘者，死。少陰負趺陽者，爲順也。(362)

【提要】 厥证危证，从足部脉推断预后。

【释义】 下利，手足厥冷，无脉，病情十分危险，使用汤药恐怕缓不济急，所以用灸法急救。灸后手足转温，脉搏微续，病尚可治。如果灸后手足仍然不温，脉搏依然不起，反而增加微喘症状，这是肾气绝于下，肺气脱于上，已成死候。与“少阴病六七日，息高者，死”(299)的机理相同。

当患者手腕部的脉搏切不出时，应当诊察足部脉搏，来诊断预后的吉凶。足部脉有太溪与趺阳两处，太溪脉属肾，趺阳脉属胃，两脉相较，趺阳脉尤其重要，“少阴负趺阳”，则胃气犹盛，生化有源，仍有治疗余地，所以为顺。对于危重病人的预后，诊察趺阳脉，很有价值。

钱天来说：“阴寒下利而手足厥冷，至于无脉，是真阳已竭，已成死证，故虽灸之，亦不温也。若脉不还，反见微喘，乃阳气已绝，其未尽之虚阳随呼吸而上脱，其气有出无入，故似喘非喘而死矣。夫少阴，肾也，水中有火，先天之阳也；趺阳、胃脉也，火生之土，后天之阳也。此承上文下利而言，凡少阴证中诸阳虚阴盛之证，而至于下利，及下利清谷之证，皆由寒邪太盛，非惟少阴命门真火衰微，且火不能生土，中焦胃脘之阳不守，故亦败泄而为下利，少阴脉虽微细欲绝，而为阴寒所胜，则为少阴之真阳负矣。若趺阳脉尚无亏损，则是先天之阳，虽为寒邪之所郁伏，而后胃脘之阳尚在，为真阳犹未磨灭，所谓有胃气者生，故为顺也。若趺阳亦负，则为无胃气而死矣。”

【原文】

下利後脉絶，手足厥冷，晬時脉還，手足温者生，脉不還者死。(368)

【提要】 下利后阳气脱绝，决死生于晬时之后。

【释义】 下利后脉绝，手足厥冷，当是因急性泄泻，津液过度损失，阳气一时脱绝，以致手足厥冷与脉伏不见。其机理与“利止，亡血也”的四逆加人参汤证(385)，“利止，脉不出者”(317)的通脉四逆汤证略同。这种病证,多属暂时性的暴脱,所以经过周时之后,阳气尚有来复的可能。如得肢温脉还,即有生机;如果厥仍不回,脉仍不起,才是死候。本条未出治法,应是省文,决不意味着消极等待,灸法与四逆加人参汤一类方剂都可采用。

【原文】

傷寒,下利,日十余行,脉反實者,死。(369)

【提要】 证虚脉实,预后不良。

【释义】 虚寒性的下利,脉象应该沉而微细,今下利日十余行,脉反弹指有力,是胃气已经败绝的征兆,即《内经》所说“真脏脉见”,所以为死候。

7.7.3 厥阴虚寒下利转归辨

【原文】

下利,寸脉反浮數,尺中自濇者,必清膿血①。(363)

【词解】 ① 清脓血:清与“圊”通,清者,厕也。清脓血即大便脓血。

【提要】 阳复太过,下利转为便脓血。

【释义】 虚寒下利,脉多沉迟无力,今寸脉反浮数,标志着阴证转阳,这是病机转化的一个方面,然而浮数仅见于寸脉,而尺脉自涩,涩为血行不畅,为热伤血络,蒸腐为脓,则可能大便脓血。

【原文】

下利,脉數而渴者,今自愈。設不瘥,必清膿血,以有熱故也。(367)

【提要】 虚寒下利,有转愈与化热两种转归。

【释义】 虚寒下利,见到脉数,口渴,这是阳复阴退,下利当自愈。假使下利未见好转,脉数口渴依然,则是阳复太过,转化为热证,热伤下焦血分,可能发生大便脓血。其便脓血的机转与363条相同。

【原文】

下利,脉沉弦者,下重也。脉大者,爲未止;脉微弱數者,爲欲自止,雖發熱不死。(365)

【提要】 据脉辨下利的转归。

【释义】 本条下利,是指阳复太过,热伤下焦血分的便脓血证。脉沉弦,沉脉主里,弦脉主痛,为里气壅滞之象,大肠气机滞涩,所以有后重的症状;脉大是邪势方张,所以知下利未止;脉微弱数,微弱是邪衰,数为阳复,所以知利欲自止,虽发热不死。本证的发热,应是微热,它的病机与360条“下利,有微热而渴,脉弱者,今自愈”相同,可以互参。本条辨证似乎以脉为主,乃举脉略证,实际仍是脉证合参。

附 备考原文

【原文】

厥陰中風,脉微浮爲欲愈,不浮爲未愈。(327)

【原文】

發熱而厥,七日下利者,爲難治。(348)

【原文】

下利后,更煩,按之心下濡者,爲虚煩也,宜梔子豉湯。(375)

厥阴篇小结

厥阴病是邪正相争的危重阶段。临床证候多寒热夹杂,因此,它的性质为寒热错杂证。其主要机转有二:一是阴阳各趋其极的上热下寒证,如提纲“消渴,气上撞心,心中疼热,饥而不欲食,食则吐蛔,下之利不止”,即是典型证候,治应土木两调,清上温下,乌梅丸为代表方剂。二是厥热交替发作的阴阳胜复证。可据厥热时间的长短以辨病势的进退。厥为阴胜,热为阳复,因此,厥多于热为病进,热多于厥为病退,厥热相等为病愈。发热不罢,是阳复太过,亦为病进。热伤上焦气分则发生喉痹,热伤下焦血分则发生大便脓血,热伤脉络则发生痈脓。

厥逆,是《厥阴篇》的主要内容之一,但是,除乌梅丸主治的蛔蚘致厥与当归四逆汤主治的血虚寒凝致厥以外,大多属于类证鉴别。如阴盛阳虚寒厥之用四逆汤;热盛阳郁热厥之用白虎汤和承气汤;胸中痰食致厥之用瓜蒂散;胃中停水致厥之用茯苓甘草汤等,皆不是厥阴本病。

下利,是《厥阴篇》的另一主要内容,除肝热下迫的热利用白头翁汤以外,亦多属于类证鉴别。如热结旁流下利之用小承气汤,虚寒下利发生格阳之用通脉四逆汤;以及虚寒下利兼表,先里后表的治则等。

呕哕,也是《厥阴病》比较多见的证候。由于肝寒犯胃,发生干呕,吐涎沫,头痛证。治宜温降肝胃,泄浊通阳的吴茱萸汤。厥阴转出少阳,证见呕而发热,治宜和解枢机的小柴胡汤。哕有虚实之辨,胃中虚冷,治宜温降,邪实致哕,应视其前后,选用利水或通下方法。

至于厥阴的预后决诊,同样是据正邪消长的情况而决定。大抵正气盛,阳气回的,预后良好;反之,阳亡阴竭的,预后不良。

8 辨霍乱病脉证并治

霍乱，是以卒然发作、上吐下泻为主要临床表现的病证。霍，有迅速、急骤、卒然的意思；乱，即变乱。因其病起于顷刻之间，吐泻交作，挥霍撩乱，故名霍乱。

霍乱多发生于夏秋季节，因其病与感受外邪有关，并常伴见头痛、发热、恶寒、身疼等症，而与伤寒相类似，故亦属伤寒类证之一。

【原文】

問曰：病有霍亂者何？答曰：嘔吐而利，此名霍亂。(382)

【提要】 论霍乱的主要证候。

【释义】 本条以问答形式，揭示了霍乱病的症状。霍乱病证的特点，为吐泻交作，挥霍变乱而生于仓卒之间，故名曰“霍乱”。《灵枢·五乱》谓：“清气在阴，浊气在阳，营气顺脉，卫气逆行，清浊相干，乱于肠胃，则为霍乱。”说明霍乱是由于胃肠功能紊乱，清气不升则泻，浊气不降则吐，清浊相干，升降失常，故吐利交作。

《内经》认为霍乱属太阴湿土之为病，如《素问·六元正纪大论》说：“太阴所至，为中满，霍乱吐下”“土郁之发，民病呕吐、霍乱。”后世医家，根据临床表现的不同，将霍乱分为湿霍乱与干霍乱两类，其中以卒然发作，上吐下泻为主症的称为“湿霍乱”；而卒然腹中绞痛，欲吐不能吐，欲泻不能泻的，则为“干霍乱”。本论所述之霍乱，因以呕吐而利为主症，故当属湿霍乱。

中医所说的霍乱，实际上包括了多种急性胃肠病变在内，对西医所说的由霍乱弧菌引起的霍乱同样也有参考价值。

成无己说：“三焦者，水谷之道路。邪在上焦，则吐而不利；邪在下焦，则利而不吐；邪在中焦，则既吐且利，以饮食不节，寒热不调，清浊相干，阴阳乘隔，遂成霍乱。轻者止曰吐利，重者挥霍撩乱，名曰霍乱。”

张令韶说：“霍者，忽也。谓邪气忽然而至，防备不及，正气为之仓忙错乱也。胃居中土，为万物之所归，故必伤胃，邪气与水谷之气，交乱于中，上呕吐而下利也。吐利交作，正邪分争，是名霍乱。”

【原文】

問曰：病發熱頭痛，身疼惡寒，吐利者，此屬何病？答曰：此名霍亂。霍亂自吐下，又利止，復更發熱也。(383)

【提要】 论霍乱的表里证，并与伤寒加以鉴别。

【释义】 由于霍乱也是感受外邪，故亦可发热恶寒，头痛身疼同时并见，乃是病在表。此证属太阳伤寒，只有当邪气内传，影响里气不和，脾胃升降失常之时，才见呕吐下利。今初病即见吐利，并与表证同见，故不属伤寒而属霍乱。霍乱的表里同病，而以吐利的里证为主。“霍乱自吐下”一语，是说病从内发，而不是受表邪的影响。因表里不和，则吐利与寒热并见；若下利止，但见发热，说明里气虽和，而表证未解。

太阳与阳明合病，亦可见吐利，与本条之霍乱兼表证相似，必须加以鉴别。太阳与阳明合病，是二阳俱受邪，邪盛于表，而影响及里，升降失常，以致或必自下利，或不下利但呕，表邪解则里自和而吐利止；霍乱兼表证，是脾胃不和，胃肠功能紊乱，清浊相干，升降失常，而又兼外邪束表，其里不和之吐利并非由表邪所引起，亦不受表邪所影响，故表邪虽解，而里气仍可不和，或吐利虽止，而寒热表证仍可存在。

《巢氏病源》说："霍乱者，由人温凉不调，阴阳清浊二气，有相干乱之时，其乱在于肠胃之间者，因遇饮食而变，发则必腹绞痛，其有先心痛者则先吐，先腹痛者则先利，心腹并痛者，则吐利俱发，挟风而实者，身发热头痛体痛而复吐利，虚者但吐利，心腹刺痛而已。"

《医宗金鉴》说："此承上条，以详出其证也。头痛，身痛，发热，恶寒，在表之风寒暑热为病也；呕吐泻利，在里之饮食生冷为病也，具此证者，名曰霍乱。若自呕吐已，又泻利止，仍有头痛、身痛、恶寒，更复发热，是里解而表不解也。"

【原文】

傷寒，其脉微澀者，本是霍亂，今是傷寒，却四五日，至陰經上，轉入陰必利；本嘔，下利者，不可治也。欲似大便，而反失氣，仍不利者，此屬陽明也。便必鞕，十三日愈。所以然者，經盡故也。下利后，當便鞕，鞕則能食者愈。今反不能食，到后經中，頗[1]能食，復過一經能食，過之一日當愈；不愈者，不屬陽明也。(384)

【词解】 ① 颇：此处不作"甚"字解，应作"稍微"的意思理解。《汉书·高帝纪》有"颇取山南太原之地益属代"一语。颜师古注"少割以益之，不尽取也"，将"颇"作"少"字解，其义为是。

【提要】 辨霍乱与伤寒的脉证异同及病的转归。

【释义】 此条的"伤寒，其脉微涩者……"至"不可治也"，是说伤寒脉见微涩，是因先患霍乱，经吐利后，津液大伤，血流不畅，今又感伤寒，故脉见微涩。至于下利一证，伤寒与霍乱不同。伤寒受邪，多经四五日后邪传入阴，方见下利；霍乱则得病便见吐利。两病治法，不可误施。自"欲似大便"至"经尽故也"止，是说欲似大便而反失气，乃邪不入阴而转属阳明的反映。既转属阳明，则大便必硬，可用调和胃气之法治之。然亦有经行两周再过一日，即十三日，经尽而愈者。自"下利后"至"不属阳明也"止，言下利后，津液伤而肠燥，大便当硬。便硬而能食，是胃气和，故愈；若反不能食，是胃气弱，到后经中，稍微能食，复过一经能食者增，乃是胃气逐渐恢复之象，所以说过之一日当愈，以复过一日，即上十三日当病愈之义同。若到后经中能食而病不愈，此即不属于以上所论的十三日经尽自愈之阳明证。

成无已说："微为亡阳，涩为亡血，伤寒脉微涩，则本是霍乱，吐利亡阳、亡血，吐利止，伤寒之邪未已，还是伤寒。却四五日邪传阴经之时，里虚遇邪，必作自利，本呕者，邪甚于上，又利者，邪甚于下，先霍乱里气大虚，又伤寒之邪，再传为吐利，是重虚也，故为不治。若欲似大便，而反失气仍不利者，利为虚，不利为实，欲大便而反失气，里气热也，此属阳明，便必硬也。十三日愈者，伤寒六日，传遍三阴之阳，后六日再传经尽，则阴阳之气和，大邪之气去而愈也。"

《医宗金鉴》说："此承上条，辨发热头痛，身疼恶寒，吐利等证，为类伤寒之类也。若有前证，而脉浮紧，是伤寒也。今脉微涩，本是霍乱也。然霍乱初病，即有吐利；伤寒吐利，却在四五日后，邪传入阴经之时，始吐利也。此本是霍乱之即呕吐，即下利，故不可作伤寒治之，俟之自止也。若止后，似欲大便，而矢空气，仍不大便，此属阳明也。然属阳明者，大便必硬，虽大便硬，乃伤津液之硬，未可下也。当俟至十三日经尽，胃和津回，便利自可愈矣。若过十三日，大便不利，为之过经不解，下之可也。下利后，肠胃空虚，津液匮乏，当大便硬，硬则能食者，是为胃气复，至十三日，津回便利，自当愈者。今反不能食，是为未复，俟到十三日后，过经之日，若颇食亦能愈也。如其不愈，是为当愈不愈者，则可知不属十三日过经便硬之阳明；当属吐利后，胃中虚寒，不食之阳明，或属吐利后，胃中虚燥之阳明也。此则非药不可，俟之终不能自愈也。理中、脾约，择而用之可矣。"

【原文】

恶寒，脉微而復利，利止，亡血[①]也。四逆加人参湯主之。(385)

【词解】 ① 亡血：这里作亡失津液解。

【提要】 辨霍乱亡阳脱液的脉证与治法。

【释义】 症见恶寒、脉微，是属阳虚，不是表实。因于霍乱吐利，气随津泄，故使阳虚。阳虚不能温化水谷，敛摄津液，又致泄利不止。若下利自止，而见烦热欲去衣被，手足温者，是阳气来复，疾病向愈的佳兆。今下利虽止，而仍见恶寒、脉微，是阳亡液脱、津液内竭、无物可下，故曰"利止亡血也"。《金匮玉函经》所谓"水竭则无血"，即指此证而言。治用四逆加人参汤，回阳救逆，益气生津。

成无己说："恶寒脉微而利者，阳虚阴盛也。利止则津液内竭，故云亡血。《金匮玉函》曰：水竭则无血。与四逆汤温经助阳，加人参生津液益血。"

【治法】 回阳救逆，益气生津。

【方药】 四逆加人参汤方

甘草二两(炙)　附子一枚(生，去皮，破八片)　干姜一两半　人参一两

上四味，以水三升，煮取一升二合，去滓。分温再服。

【方义】 本方由四逆汤加人参组成。方用附子、干姜、炙甘草即四逆汤以回阳救逆，加人参益气固脱，生津滋液。张路玉对此方义分析的至为透彻，他说："亡血本不宜用姜附以损阴……此以利后恶寒不止，阳气下脱已甚，故用四逆以复阳为急也。其所以用人参者，不特护持津液，兼阳药得之，愈加得力耳。"

【参考资料】 医案选录

雷××，4岁。1958年冬患麻疹，高热，咳嗽气喘，曾入某医院服中西药治疗一星期，热退疹收，病愈出院。出院第三天忽然腹泄，日十余次，神疲纳呆，至第五天前来邀诊。患儿困倦异常，神志若明若昧，身热、肢冷。腹泻每日七至八次，粪水清稀，睡眠露睛，囟门凹陷，呼吸急促，脉微弱而数，乃予四逆汤加味：熟附子、干姜、炙甘草加吉林参、五味子。服药两剂，利止热退。继用异功散合生脉散调理而安。(《新中医》编辑室《老中医医案医话选》)

【原文】

霍亂，頭痛，發熱，身疼痛，熱多欲飲水者，五苓散主之。寒多不用水者，理中丸主之。(386)

【提要】 辨霍乱有表里寒热的不同证治。

【释义】 霍乱吐利交作，并见头痛、发热、身疼痛等症，说明兼有表邪不解，是表里俱病。其治当根据病人的具体证候，分别表里寒热之轻重而定。若其人表现为热多而渴欲饮水的，

表明邪在阳分，表不解而里不和，气化不行、升降失常，津液不能上承，水液偏走于胃肠，不能渗泄于膀胱，故必见小便不利，当治以五苓散外疏内利，两解表里，使汗出，小便利，表里通达，则热去，吐利止；若其人寒多而口和不渴的，表明邪在阴分，中焦虚寒，寒湿内盛，腹中冷痛是其必见证，当治以理中丸温中散寒，燮理阴阳以复其升降。

沈明宗说："此言霍乱须分寒热而治也。头痛，发热，身疼痛者，风寒伤于表也。外风而挟内热饮食，以吐利必欲饮水，当以五苓散两解表里，使表邪从汗出，里邪即从小便而去；不欲饮水者，寒多无热，胃肠气虚，当以理中丸温中散寒为主。此以表里寒热治病也。"

【治法】 或外疏内利，或温中散寒。

【方药】 五苓散方（见《太阳病篇》）

理中丸方

人参　干姜　甘草（炙）　白术各三两

上四味，捣筛，蜜和为丸如鸡子黄许大。以沸汤数合和一丸，研碎，温服之，日三四，夜二服。腹中未热，益至三四丸，然不及汤。汤法：以四物依两数切，用水八升，煮取三升，去滓。温服一升，日三服。若脐上筑[①]者，肾气动也，去术加桂四两；吐多者，去术加生姜三两、下多者还用术；悸者，加茯苓二两；渴欲得水者，加术，足前成四两半；腹中痛者，加人参，足前成四两半；寒者，加干姜，足前成四两半；腹满者，去术，加附子一枚。服汤后，如食顷[②]，饮热粥一升许，微自温，勿发揭衣被。

【词解】 ① 脐上筑：筑者捣也，形容脐上跳动不安如有物捶捣。

② 食顷：吃一顿饭的时间。

【方义】 方用人参、甘草健脾益气，干姜温中散寒，白术健脾燥湿。脾阳健运，寒湿得去，则中州升降调和而吐利自止。本方为治疗太阴虚寒病证的主方，因其具有温运中阳、调理中焦的治疗作用，故取名"理中"。第 159 条所谓"理中者，理中焦"正是此意。

理中丸为一方二法，既可制成丸剂，亦可煎汤服用。病情缓而需久服者，可用丸；病势急或服丸效差者，当用汤剂。服药后，腹中由冷而转有热感者，说明有效，可续服；若腹中未热，说明效不显或无效，是病重药轻，当增加丸药的服用量，由一丸加至三四丸，或改用汤剂。为增强药物疗效，温养中气，服药后约一顿饭的时间，可喝些热粥，并温复以取暖。

加减法如下：

若见脐上悸动，是肾虚水气冲动之象，应去术之壅滞，加桂枝以温肾降冲。

若吐多，是胃寒而气逆，因白术补脾而使气壅，故减去不用，加生姜温胃散饮，下气以止呕。

若下利严重，是脾阳不升，水湿下趋，故还需用白术健脾燥湿以止泻利。

若见心下悸，是水邪凌心，当加茯苓淡渗利水宁心定悸。

若渴欲饮水，属脾不散精，水津不布者，宜重用白术健脾气，助运化以行津液。

若腹中痛，因于中气虚者，应加重人参用量，以补中益气。

若中阳虚里寒较甚，表现为腹中冷不解，始终不欲饮水者，应重用干姜温中祛寒。

若腹中胀满，属寒凝气滞不行者，当去白术之壅滞，加附子辛温通阳以破阴。

本方《金匮要略方论》又名人参汤，主治虚寒性胸痹证。

【参考资料】 医案选录

林××，男，60 岁。六月中旬，恣食生冷之品。患吐泻病，四肢厥冷、头汗淋漓，面黑唇白，目眶下陷，上吐食物，下泻液样便，不臭而腥，腹雷鸣不痛，两足抽筋不息，脉象微细欲绝，断为寒性吐泻，亟宜大剂温中回阳，拟理中汤加味主之。

处方：党参 15 克　焦术 9 克　干姜 9 克　炙甘草 3 克　炮附子 9 克　油桂 3 克　半夏 9 克　伏龙肝 30 克　连服三剂，即获痊愈。（录自《伤寒论方医案选编》）

【原文】

吐利止而身痛不休者，當消息[①]和解其外，宜桂枝湯小和之。（387）

【词解】 ① 消息：斟酌的意思。

【提要】 霍乱里已和而表未解的证治。

【释义】 霍乱吐利止，说明里已和，升降复，大病已去。唯身痛不休者，是小邪不尽，营卫不和，表证未解。表不解，即应解表。但考虑在霍乱吐利之后，故当视其正邪盛衰情况，斟酌用药以和解其外。因为吐利之后，脾胃气弱，不耐麻黄汤峻汗，故宜用桂枝汤微发汗、调营卫以和其表。

《伤寒论译释》认为："本条消息二字寓有灵活变通、随证选药的意思，如吐利止身痛不休，必须兼有脉浮、头痛，发热、恶寒等表证，才适合用桂枝汤。如见表证而脉沉迟，身体疼痛不休，此为阴液受耗，筋脉失养，当用桂枝新加汤。若卫虚多汗而身痛的，可用黄耆建中汤，不必以桂枝汤一方为拘。"

成无已说："吐利止，里和也，身痛不休，表未解也，与桂枝汤小和之。"

张令韶说："本经凡言小和微和者，谓微邪而毋庸大攻也。"

方有执说："消息，犹斟酌也。小和，言少少与服，不令过度之意也。"

【原文】

吐利，汗出，發熱，惡寒，四肢拘急[①]，手足厥冷者，四逆湯主之。（388）

【词解】 ① 拘急：拘挛紧急，俗称抽筋。

【提要】 辨吐利亡阳的证治。

【释义】 霍乱吐利交作，轻则仅伤脾阳，甚则伤肾阳。阳伤则不敛，欲脱于外，致使肌表不固，腠理开泄，故见汗出；阳虚则生外寒，故证见恶寒而手足厥冷。阳虚阴盛，阴来格阳于外，故又见发热。此证不仅损其阳，而且，亦内耗其阴，阴阳为之两虚，则筋脉失于温养柔润，故又四肢拘紧挛急。治疗急以四逆汤固护阳气，俾阳固津敛，阳生阴长，不治阴而阴亦可复。

张志聪说："吐利、汗出，乃中焦津液外泄。发热、恶寒，表气虚也。四肢拘急，津液竭也。手足厥冷者，生阳之气，不达于四肢，故主四逆汤，启下焦之生阳，温中焦之土气。"

【原文】

既吐且利，小便復利而大汗出，下利清谷，内寒外熱，脉微欲絶者，四逆湯主之。（389）

【提要】 吐利阳亡里寒外热的证治。

【释义】 霍乱既吐且利，即吐泻交作，使津伤液耗。小便本应短少而不利，今小便清利而长，说明非为津亏，而是阳亡。元阳随吐利伤亡，"下焦虚有寒，不能制水"，以摄敛津液，所以小便清长而通利。阳虚不能固护肌表，腠理开泄，津液外脱，因而大汗出。少阴肾阳既虚，则脾胃中阳亦衰，饮食水谷失于腐熟温化，故见下利清谷。阳愈虚，阴益盛，盛阴迫虚阳外越，则可形成"内寒外热"，即真寒假热的阴盛格阳证。阳气虚衰，无力鼓动血脉，所以见脉微欲绝，似有似无。本证虽有津液之耗，但仍以阳亡为主，故以四逆汤急救回阳。

以上两条均讲的是霍乱吐利而致元阳大伤，甚或阳气外亡的证候与救治方法，借以告诫医者，对霍乱病吐利绝不可掉以轻心，否则将顷刻之间发生亡阳脱液、阴盛格阳等危险恶候。吐利虽亦伤亡津液，但总以救阳回阳为急务，故用四逆汤治疗。若出现真寒假热证者，可根据“治寒以热，凉而行之”的原则，采取热药凉服的方法，以避免格拒不受。

吴人驹说：“既吐且利而大汗出，则泄路尽开，而小便又复利，云复利者，反不欲其利而为收藏之地也。下利清谷，内寒外热，且脉微欲绝，一线之微阳挽回，诚为不易，四逆之施，讵可缓乎！”

钱天来说：“吐利则寒邪在里，小便复利，无热可知。而汗大出者，真阳虚衰而卫气不密，阳虚汗出也。下利完谷，胃寒不能杀谷也。内寒外热，非表邪发热，乃寒盛于内，格阳于外也。阴寒太甚，阳气寖微，故脉微欲绝也。急当挽救真阳，故以四逆汤主之。”

【原文】

吐已下斷[①]，汗出而厥，四肢拘急不解，脉微欲絶者，通脉四逆加猪膽汁湯主之。(390)

【词解】 ① 吐已下断：指吐利因无物而停止。

【提要】 霍乱吐利致阳亡阴竭的证治。

【释义】 霍乱吐利停止，若属阳回欲愈的，必见四肢转温，六脉俱平；而今吐利虽止，但厥逆不回，脉微欲绝，说明吐利虽止，并非阳回欲愈之象，而是由于大吐大利使阳亡而阴竭，以致无物可吐而自已，无物可下而自断。阳亡欲脱，津液不摄，故使汗出淋漓；阳亡阴竭，四肢筋脉失于温养柔润，所以四肢拘急。在“吐已下断”之后，“汗出而厥，四肢拘急”仍不得缓解，反映病势更为重笃。尤在泾说：“吐下已止，阳气当复，阴邪当解，乃汗出而厥，四肢拘急，而又脉微欲绝，则阴无退散之期，阳有散亡之象，于法为较危矣。”其治当急以通脉四逆加猪胆汁汤，在回阳救逆之中，兼以益阴和阳。

张令韶说：“吐已下断者，阴阳气血俱虚，水谷津液俱竭，无有可吐而自已，无有可下而自断也。故汗出而厥，四肢拘急之亡阴证，与脉微欲绝之亡阳证仍然不解，更宜通脉四逆加猪胆汁，启下焦之生阳，而助中焦之津液。”

【治法】 回阳救逆，益阴和阳。

【方药】 通脉四逆加猪胆汁汤方

甘草二两(炙)　干姜三两(强人可四两)　附子大者一枚(生，去皮，破八片)　猪胆汁半合

上四味，用水三升，煮取一升二合，去滓，内猪胆汁。分温再服，其脉即来。无猪胆，以羊胆代之。

【方义】 本方由通脉四逆汤加猪胆汁组成。以通脉四逆汤破阴回阳而救逆。猪胆汁苦寒而性滑，一可借其性寒，引姜附大辛大热药物入阴，以制盛阴对辛热药物之格拒不受，具有“甚者从之”之意；二则借其苦润以润燥滋液，既可补益吐下后之液竭，又可制约姜附辛热伤阴劫液之弊，此所谓益阴和阳之法。

本证与四逆加人参汤证，皆属阳亡液竭的证候，但有轻重之分，须加鉴别。四逆加人参汤证病势轻，故只见恶寒、脉微、厥逆、下利止而亡血等症；本证病势重，即不仅阳亡势急，阴竭亦甚，而且多有格拒之势，故表现为吐已下断、汗出而厥、四肢拘急不解、脉微欲绝等症。

【参考资料】 医案选录

周×,年届弱冠,大吐大泻之后,汗出如珠,厥冷转筋,干呕频频,面如土色,肌肉削弱,眼眶凹陷,气息奄奄,脉象将绝,此败象毕露,许为不治矣!而病家苦苦哀求,姑尽最后手段。着其即觅大猪胆两个,处方用炮附子三两,干姜五两,炙甘草九钱。一边煎药一边灌猪胆汁,幸胆汁纳入不久,干呕渐止,药水频投,徐徐入胃矣。是晚再诊,手足略温,汗止,惟险证尚在,再处方:炮附子二两,川干姜一两五钱,炙甘草六钱,高丽参三两,即煎继续投服。翌日巳时过后,其家人来说:"昨晚服药后呻吟辗转,渴饮,请先生为之清热。"观其意嫌昨日用姜附太多也。讵至则见病人虽有烦躁,但能诉出所苦,神志渐佳,诊其脉亦渐显露,凡此皆阳气复振机转,其人口渴,心烦不耐,腓肌硬痛等证出现,原系大吐大泻之后,阴液耗伤过甚,无以濡养脏腑肌肉所致。阴病见阳证者生,且云今早有小便一次,俱佳兆也。照上方加茯苓五钱,并以好酒用力擦其硬痛处,如是两剂而烦躁去,诸证悉减,再两剂而神清气爽,能起床矣;后用健运脾胃,阴阳两补法,佐以食物调养数日复原。(《广东医学·祖国医学版》1963年第2期)

【原文】

吐利,發汗,脉平[①],小煩者,以新虚不勝谷氣故也。(391)

【词解】 ① 脉平:脉见平和之象。

【提要】 论霍乱病后,当注意饮食调护。

【释义】 霍乱吐利发作之后,脉持平和,说明大邪已去,阴阳调、表里和,升降复,病为欲愈。如仍有微烦不适者,是因霍乱吐利之后新虚,脾胃气尚弱,饮食水谷不得消化所致。可适当节其饮食即愈。

《医宗金鉴》说:"霍乱吐利已断,汗出已止,脉平和者,内外俱解也。法当食,食之小烦者,以吐下后新虚不胜谷气故也,节其饮食,自可愈也。"

小　结

霍乱是以卒然发作、上吐下泻为主症的一种急性胃肠病。其病因多由内伤饮食,亦有兼感外邪六淫者。后世根据其临床表现的不同,将霍乱分为湿霍乱与干霍乱两大类。本篇所论当属湿霍乱。霍乱常因感受外邪,而见发热、恶寒、头身疼痛等表证,与伤寒初起邪在太阳相类似,故本论设霍乱篇,作为伤寒类证以与之比较鉴别。霍乱初起即见吐利,伤寒要经过一定的时间,当邪陷入深,转入阴经,才见下利,这是两者的最大不同点。

霍乱病的证治:水湿之邪而小便不利者,治以五苓散;寒湿之邪而大便作泻者,治以理中丸(汤);如见恶寒、脉微而利反止者,治以四逆加人参汤;若吐已下断,汗出而厥,四肢拘急不解,脉微欲绝,属阳亡而液竭者,则治以通脉四逆加猪胆汁汤。

9　辨阴阳易差后劳复病脉证并治

大病初愈，气血未复，正气尚虚，余邪未尽，若稍有疏忽，起居无常，饮食失节，均有引起疾病复发的可能。其中，有因劳而复发的，则谓之劳复；有因饮食而复发的，则谓之食复。此外，还有发热、腰下水气，气逆欲吐，胸上有寒等辨证方法。本篇殿于大论之后，不仅扩大了六经证治的范围，并且开拓了辨证论治的领域，而且提示人们对病后的调养护理的重要性，不可加以忽视，所以，本篇有其一定的实践意义。

【原文】

大病[①]差后，勞復[②]者，枳實梔子豉湯主之。（393）

【词解】　① 大病：指伤寒热病而言。

② 劳复：大病初愈，因过劳而复发。

【提要】　辨差后劳复的证治。

【释义】　大病初愈，阴阳未平，气血未复，余热未尽，若妄动作劳，如多言多虑以劳其神，久立久坐以劳其形，皆可导致其病的复发。本条只言劳复之名，未提出具体证候，从治以枳实栀子豉汤去理解，当有发热、脘腹胀满等症，自在言外。

钱天来说："凡大病新差，真元大虚，气血未复，精神倦怠，余热未尽，但宜安养，避风节食，清虚无欲，则元气日长，少壮之人，岂惟复旧而已哉。若不知节养，必犯所禁忌，而有劳复，女劳复，食复，饮酒复剧诸证矣。夫劳复者，如多言多虑，多怨多哀，则劳其神，梳洗沐浴，早坐早行，则劳其力，皆可令人重复发热，如死灰之复燃，为重复之复，故谓之复。但劳复之热，乃虚热之从内发者，虽亦从汗解，然不比外感之邪，可以辛温发散取汗也。故以枳实栀子豉汤主之。唯女劳复，虽为劳复之一，而其见证危险，治法迥别矣，多死不救。所以吴绶谓前人有大病新差，如大水浸墙，水退墙酥，不可轻犯之喻也。"

【治法】　清热除烦，宽中行气。

【方药】　枳实栀子豉汤方

枳实三枚（炙）　栀子十四个（擘）　香豉一升（绵裹）

上三味，以清浆水[①]七升，空煮取四升，内枳实、栀子，煮取二升，下豉，更煮五六沸，去滓。温分再服。覆令微似汗。若有宿食者，内大黄如博棋子大[②]五六枚，服之愈。

【词解】　① 清浆水：吴仪洛说："一名酸浆水。炊粟米熟，投冷水中浸五六日，味酸生花，色类浆，故名。若浸至败者害人。其性凉善走，能调中宣气，通关开胃，解烦渴，化滞物。"徐灵胎认为米泔水放酸即为清浆水。

② 博棋子大：即围棋子大小。《千金方》羊脂煎方后注云："棋子大小如方寸匕。"又《服食门》云："博棋子长二寸，方一寸。"

【方义】　枳实宽中行气，栀子清热除烦，豆豉宣散透邪，用清浆水煮药，取其性凉善走，调中开胃以助消化。若兼有宿食停滞，而见腹痛，大便不通者，可加大黄以荡涤肠胃，下其滞结。

本方药味组成与栀子厚朴汤仅一味之差，其主治有所不同。彼方枳实、厚朴同用而不用豆豉，重在行气宽中，消胀除满，故其证以腹满为主；本方用豆豉且量大，重在清宣胸膈之郁热，更以清浆水煮药，取其调中开胃，对于差后复热、烦闷懊侬、脘痞食少胃呆者，尤为适宜。

【原文】

傷寒差以后，更發熱，小柴胡湯主之。脉浮者，以汗解之；脉沉實者，以下解之。(394)

【提要】　差后更发热的治法。

【释义】　伤寒差后，更见发热，有属大邪已去，尚有余邪未尽的；亦有因病后体虚，起居不慎又复感外邪的，其治当凭脉辨证作出决断。若无表里证，只是病后体虚余热不尽的，治以疏利和解，扶正去邪，用小柴胡汤；若见脉浮，说明有表邪不解，治当发汗以解表；若见脉沉实，说明里有积滞，治当泻下以和里。

本条提出差后发热或用小柴胡汤和解，或用汗法，或用下法，只是举例而已，并不能概括差后发热的全部证治，但其辨证的方法，却具有临床指导意义。

尤在泾说："伤寒差已后，更发热者，不因作劳，亦未过食，而未尽之热，自从内而达于外也，故与小柴胡汤因其势而解之。且人参、甘、枣，可以益病后之虚，黄芩、半夏，可以和未平之里也。脉浮者，邪气连表，汗之使之外解，脉沉实者，邪气居里，下之使从里解，亦因其势而利导之耳。"

【原文】

大病差后，從腰以下有水氣者，牡蠣澤瀉散主之。(395)

【提要】　差后腰以下有水气的治法。

【释义】　大病差后，由于气化不利，致使湿热壅滞，水气不行，停聚于腰下，可见腰以下肿满，二便不利，脉沉等证。根据《金匮要略》提出的"诸有水者，腰以下肿，当利小便"的法则，故用牡蛎泽泻散利水逐邪。

钱天来说："大病后，气虚则头面皆浮，脾虚则胸腹胀满。此因大病之后，下焦之气化失常，湿热壅滞，膀胱不泻，水性下流，故但从腰以下，水气壅积，膝胫足跗，皆肿也。以未犯中上二焦，中气未虚，为有余之邪，脉必沉数有力，故但用排决之法，而以牡蛎泽泻散主之。"

【治法】　逐水清热，软坚散结。

【方药】　牡蛎泽泻散方

牡蛎（熬）　泽泻　蜀漆（暖水洗去腥）　葶苈子（熬）　商陆根（熬）　海藻（洗去咸）　栝楼根各等分

上七味，异捣，下筛为散，更于臼中治之，白饮和服方寸匕，日三服。小便利，止后服。

【方义】　牡蛎、海藻软坚、散结、行水；葶苈子、泽泻宣泄上下，通调水道以利水；蜀漆、商陆根祛逐水饮，破水热之互结；栝楼根生津止渴，与牡蛎相伍，又能行津液、散结滞以和阴。用散剂而不用汤剂，取其散而速达水所而不助水气。以白饮和服，意在保胃存津而不伤正气。本方逐水之力较猛，过服则有伤正之弊，故方后注云："小便利，止后服。"

从大病差后，腰以下有水气的证治，可以得知：大病之后，不仅要注意调护正气，而且也要及时祛除邪气。虚者补之，实者泻之，有是病则用是方，不可拘于大病初愈，见邪不攻而畏虚贻患。当然，水饮为病，多有属本虚标实者，根据急则治其标，缓则治其本的法则，当先逐水祛邪以治其标，然后再补虚扶正以治其本。

【原文】

大病差后，喜唾[①]，久不了了，胸上有寒，當以丸藥温之，宜理中丸。（396）

【词解】 ① 喜唾：时时吐唾沫或痰涎。

【提要】 差后虚寒喜唾的证治。

【释义】 大病已差，若见一时性的咳吐痰饮涎沫，多属痰浊不清，肺气不利；若时时吐唾沫痰涎，久久不已，则属肺脾虚寒，而津液不摄。肺居胸中，为贮痰之器；脾主运化，为生痰之源。肺脾虚寒，水津不能温化，凝结而为痰饮涎沫，聚于胸膈，故为"胸上有寒"。因属寒饮为患，所以必见涎唾稀薄、口不渴、喜温畏寒、小便清白等症。治宜理中丸温运肺脾以敛摄津液。

一般认为理中丸（汤）只具温补中焦脾胃的效能，其实不然。从其所用之主要药物人参、干姜来看，不仅能温补足太阴，亦能温补手太阴，脾肺得温，则阳气得伸，津液敷布，胸上之寒自能解除，而喜唾病证亦随之而愈。

所以用丸不用汤者，是因证属虚寒，治疗宜缓不宜急。

方有执说："唾，口液也。寒以饮言。"

周禹载说："理中者，理中焦，利在下焦，已为非治。今寒在胃上，何宜理中乎？不知痰积膈上者，总胃虚不能健运也。设复以逐饮破滞之药与之，痰即出矣，独不虞今日之痰虽去，而明日之痰复积乎？惟温补其胃，自使阳气提以展布，而积者去，去者不复积也。"

【原文】

傷寒解后，虚羸[①]少氣，氣逆欲吐，竹葉石膏湯主之。（397）

【词解】 ① 虚羸：虚弱消瘦。

【提要】 伤寒解后，余热不清，气液两伤的证治。

【释义】 伤寒虽同是感受寒邪，但其病变转归，又随人体素质即阳气盛衰的不同而各异。一般地说，阳虚体质者，多损阳而化寒；阳盛体质者，而多伤阴化热。今伤寒病解之后，虽大热已去，但气液受伤，并有余热未尽，致使胃失和降，故其人身体虚弱消瘦，少气不足以息而气逆欲吐。治当清泄余热，益气养液，用竹叶石膏汤。

张隐庵说："此言差后而里气虚热也。伤寒解后，津液内竭，故虚羸，中土不足，故少气虚热上炎，故气逆欲吐，竹叶石膏汤主之。"

【治法】 清虚热、益气津。

【方药】 竹叶石膏汤方

竹叶二把　石膏一斤　半夏半升（洗）　麦门冬一升（去心）　人参二两　甘草二两（炙）　粳米半升

上七味，以水一升，煮取六升，去滓，内粳米，煮米熟，汤成，去米。温服一升，日三服。

【方义】 竹叶、石膏清热除烦以去热邪；人参、麦冬益气生津以补正虚；甘草、粳米和中养胃；半夏降逆止呕，并行人参、麦冬之滞而调和胃气。

本条叙证简略，根据用药推断病情，本证还应见发热、心烦、口渴、少寐、舌红苔少、脉虚数等证。

【参考资料】 医案选录

王××，女，19岁。以发冷发热6~7天，气促一天为主诉，于1964年10月30日入院。患者于10天前左小腿因蚊子咬抓破化脓，局部红肿热痛，未经特殊治疗，而于入院前6~7天局部结痂，但却发冷发热，次日觉颈硬，体温持续不退，最高达40℃，全身及腰部痠痛，无咳嗽，头痛，恶心，呕吐等症。入院前一天来门诊，劝其住院未被接受。回家当晚即开始气促，心悸，不能平卧，烦躁不安，偶有轻咳，无铁锈色痰、胸痛等，无尿痛、尿频、血尿等。去年左耳曾经流脓。

体检：体温39.6℃，脉搏120次/分，呼吸26次/分，血压124/74 mmHg。营养发育中等，神志清楚，急性病容，气促，半坐位，无紫绀。左小腿有四处抓伤已结痂，淋巴结无肿大。右外耳道有一针帽大脓点，右耳后耳下较肿胀，但无明显包块感及压痛，咽红，扁桃体不肿大，舌苔厚浊。颈部抵抗感，气管居中，双肺上、中部呼吸音粗糙，右肺底呼吸音减弱，双肺底腋中线及腋前线闻及湿啰音，右肺下部叩诊较浊，语颤双侧无明显差异，心尖区Ⅰ级收缩期杂音，心律整齐，心界无扩大。腹较胀气，肝在肋下可触及，下肢无浮肿。膝反射迟钝，克匿氏征（±），巴彬斯基氏征（-）。白细胞15 400，中性85%，淋巴12%，大单核2%，伊红球1%。胸透：右肺炎变。血先后共四次均培养出金黄色葡萄球菌。心电图提示：心室肥大，心肌劳损，窦性心动过速。

诊断为：① 金黄色葡萄球菌败血症。② 中毒性心肌炎。③ 肺炎。

入院后经金霉素加氢化考的松及红霉素、氯霉素、链霉素等治疗10天，患者精神较佳，食欲较差，血培养细菌也转阴性，但热度仍弛张在39℃左右，加用黄连解毒汤加减。三天后热度曾一度退至37.5℃，但两天后又上升至39.8℃，乃又单独用合霉素、呋喃西林、新型青霉素等治疗。此时病程已历三周，肺炎已吸收，心肌炎经心电图测定有改善，但热度仍不下降，以后又先后用新型青霉素、卡那霉素配合黄连解毒汤加减治疗达16天之久，热度一直波动在38.4~39.8℃之间，最高达40.8℃。

这时患者病程已是第37天，鉴于金黄色葡萄球菌败血症有效的抗生素均已用过，有的抗药，有的效果不大，乃全部停用抗生素，改用竹叶石膏汤加减治疗（竹叶　石膏　甘草　麦冬　连翘　黄芩　栀子　蒲黄）。第三天热度降至37.4℃，第四天即正常，此后仍用上法加减调养二星期，热度未再上升，痊愈出院。（《福建中医药》1965年第4期）

【原文】

病人脉已解[①]，而日暮微煩，以病新瘥，人强與谷，脾胃氣尚弱，不能消谷，故令微煩，損谷[②]則愈。（398）

【词解】 ① 脉已解：指病脉已解，即脉搏平和之意。

② 损谷：减少饮食。

【提要】 差后应注意饮食调节。

【释义】 病人脉搏平和，说明大病已去，唯日暮微烦，即每于傍晚时分见轻微的心烦，或见轻微的烦热，此乃大病初愈，其人脾胃机能尚弱，消化力差，因勉强进食，或食纳不易消化的食物所致。人与天气相应，日中阳气隆，日西而阳气衰。日暮脾胃阳气衰弱，不能消谷，食积而生热，故当其时而见烦热。因此本证之微烦，是由“强与谷”所致，故不须服药治疗，只要适当节制饮食，即可自愈。

《医宗金鉴》说：“病人脉已解，谓病脉悉解也。惟日暮微烦者，以病新差，强食谷早，胃气尚弱，不能消谷，故令微烦，不须药也，损谷则愈。”

附　备考原文

伤寒阴阳易之为病，其人身体重，少气，少腹里急，或引阴中拘挛，热上冲胸，头重不欲举，眼中生花，膝胫拘急者，烧裈散主之。（392）

烧裈散方

妇人中裈，近隐处，取烧作灰。

上一味，水服方寸匕，日三服。小便即利，阴头微肿，此为愈矣。妇人病取男子裈烧服。

小　结

伤寒属大病，在其病变过程中，密切观察病情，及时地给予相应的治疗，以防止传变。但病后的调养与治疗，亦不可忽视。因大病之后，阴阳未平，气血未复，余邪不尽，稍有疏忽，则有引起疾病复发的可能。病后调养以饮食起居最为重要，即不可过劳，亦不能强食。因劳而复，见烦热痞满者，可治以枳实栀子豉汤；兼有宿食者，可再加大黄；若属强进饮食，胃弱不胜谷气，而见日暮微烦者，可毋庸治疗，损谷则愈。差后诸证，亦当分别证情，给予相应的治疗。如复发热，属邪在表，当以汗解；里有实热，当用泻下；邪在少阳无表里证，则用小柴胡汤和解。腰以下有水气，用牡蛎泽泻散利小便，逐水邪。胸上有寒饮而喜唾，治用理中丸温化。虚羸少气，气逆欲吐者，治以竹叶石膏汤。差后用药，亦需谨慎，除应严格遵循辨证论治法则外，又应去邪不宜峻猛，补正需防恋邪，也是本篇提示给我们的基本精神。

附　录

（一）条文索引

(二) 方剂索引

（三）古今剂量折算表

汉代剂量	折合中药秤十六两制剂量	折合米制克剂量
一　两	一　钱	3　克
一　升	六钱至一两	18 克至 30 克
一方寸匕	二钱至三钱	6 克至 9 克
一 钱 匕	五分至六分	1.5 克至 1.8 克

按　关于剂量之标准古今不一。汉时六铢为一分,四分为一两,即二十四铢为一两。处方应用时,一方面根据前人考证的量制折算,更重要的是依据临床实践。除表中所列剂量外,又有云厚朴一尺者,折合米制克 30 克。云如鸡子大,折合 45 克。凡云若干升者,若作容量计算,以折合 60 至 80 毫升为宜。余如杏仁、桃仁、大枣、栀子、枳实、附子、水蛭、虻虫等以个数计算者,均结合临床之实际情况,比较他药的配伍,灵活运用。表中折合米制克剂量,是以中药秤十六两制之一两,折合 30 克约略计算。